Lea Schreiner

STRONG & POWERFUL

Krafttraining für Frauen

riva

INHALT

Lea Schreiner

STRONG & POWERFUL

VORWORT

Ich hatte schon immer einen großen Bewegungsdrang und habe viel Sport getrieben. Als Kind bin ich viel gelaufen, habe Leichtathletik gemacht und später Handball und Fußball gespielt. Damals gab es noch keine Mädchenmannschaften, deshalb musste ich mit den Jungs spielen.

Außerdem hat *GNTM (Germany's Next Topmodel)* immer eine recht große Rolle in meinem Leben gespielt, ich wollte immer so sein wie die Mädels auf dem Laufsteg. Heidi Klum hatte damals auch immer betont, wie wichtig es ist, dass »ihre Mädels« auf Pommes, Nudeln und Co. verzichten, damit sie auch möglichst dünn bleiben.

Mit 18 bin ich für ein Jahr nach Amerika gegangen. Mein größtes Ziel: nicht zunehmen. In meiner Schule gab es Mädels, die teilweise mit 30 Kilogramm »Extragewicht« wiedergekommen sind, und das nicht im Koffer. Damit mir das nicht passiert, habe ich mir vorgenommen, gar kein Fast Food zu essen und weiter Sport zu machen. Denn so nimmt man ja nicht zu, richtig?

In Amerika habe ich dann auch weiter mein Cardio-Training gemacht, ich bin viel gelaufen, war Fahrrad fahren und auch im privaten Tennisklub schwimmen, denn in Kalifornien, wo ich trainiert habe, gab es auch einen Pool. Und was es außerdem gab: einen Hantelbereich. Was anders war als in Deutschland: Es war immer leer. So habe ich mich zum ersten Mal in den Hantelbereich getraut und Übungen ausprobiert. In Deutschland war ich zwar kurz vor meinem Amerikaaufenthalt auch in einem Gym angemeldet, da habe ich aber meistens nur das Laufband benutzt zum Kalorienverbrennen, denn im Langhantelbereich habe ich mich sehr unwohl gefühlt, da es dort nur Männer gab, und wenn ich an einem Gerät trainiert habe, kam meistens gleich ein Trainer gestürmt, da ich angeblich alles falsch gemacht hätte, wie er mich wissen ließ.

In Amerika war das jetzt aber anders und ich konnte superviel ausprobieren, habe mir Übungen im Internet rausgesucht und die vor dem Spiegel geübt. Nach meinem ersten »Leg Day« konnte ich dann auch fünf Tage nicht mehr richtig gehen, weil der

Muskelkater so unglaublich stark war. Ein paar Wochen später habe ich auch schon die ersten Erfolge gesehen und war begeistert, wie sich mein Körper verändert und geformt hat. Zurück in Deutschland, wollte ich dann unbedingt weitermachen mit dem Kraftsport und war sehr motiviert und voller Vorfreude. Leider wurde meine Motivation etwas gedämpft, denn immer wenn ich meinen Freundinnen von meinem neuen Hobby erzählt habe, kamen Bemerkungen wie: »Aber Kraftsport ist doch für Männer« oder: »Du musst aufpassen, zu viel Kraftsport, und du siehst bald aus wie ein Mann.« Mein persönliches Highlight hörte ich, als ich einmal beim Arzt war: »Na, möchten Sie denn Bauarbeiter werden, oder warum machen Sie Kraftsport?«

Das hat mich dann motiviert, zu zeigen, dass Kraftsport nicht männlich macht, sondern ganz im Gegenteil – ich baue und forme meinen Körper so, wie ich ihn gerne haben möchte, und das wollen doch die meisten, die ins Fitnessstudio gehen.

Mit meinem Buch möchte ich Frauen dazu inspirieren, die Welt des Kraftsports für sich zu entdecken. Krafttraining ist weit mehr als nur das Heben von Gewichten, es ist ein Weg, den eigenen Körper neu kennenzulernen, ihn bewusst zu stärken und Schritt für Schritt an Selbstbewusstsein zu gewinnen. Viele Frauen fühlen sich im Fitnessstudio anfangs unsicher oder fehl am Platz, besonders im freien Trainingsbereich. Genau hier setzt dieses Buch an: Es vermittelt dir fundiertes Wissen, du findest darin praktische Tipps und einen Weg zu mentaler Stärke, damit du dich selbstbewusst im Training bewegst und dich in deinem Körper wohlfühlst.

Auch wenn der Titel *Krafttraining für Frauen* lautet, sind die Inhalte nicht nur auf ein Geschlecht beschränkt. Muskeln unterscheiden nicht zwischen Frau und Mann – sie reagieren bei allen Menschen nach denselben Prinzipien. Dieses Buch richtet sich deshalb nicht nur an Frauen, die vielleicht noch zögern, den Weg ins Krafttraining zu gehen, sondern genauso an Männer, die ihr Training strukturierter und nachhaltiger gestalten wollen.

Mein Ziel mit diesem Buch ist es, dir ein Werkzeug in die Hand zu geben: das Wissen, wie du Training richtig aufbaust, welche Grundlagen du verstehen solltest und wie du langfristig Fortschritte erzielst. Ob du gerade erst anfängst oder schon Erfahrung hast, du wirst hier Klarheit, Struktur und Motivation finden.

Ich schreibe dieses Buch, weil ich mir damals, als ich mit Krafttraining begonnen habe, genau so eine Orientierung gewünscht hätte. Jetzt möchte ich dir das geben, was mir gefehlt hat.

Am Ende geht es nicht darum, ob du Frau oder Mann bist. Es geht darum, dass du lernst, dein Potenzial auszuschöpfen und ein stärkeres, selbstbewussteres Ich aufzubauen.

Denn Kraftsport gibt dir nicht nur physische Stärke, sondern auch mentale Klarheit, Disziplin und ein neues Gefühl der Selbstbestimmung. Du lernst, wie du gezielt Muskeln aufbaust, Fett verlierst oder auch beides gleichzeitig. Wie du deine Ernährung gestalten kannst und deine Gesundheit langfristig stärkst, ganz ohne dich verbiegen zu müssen oder dich an gesellschaftliche Schönheitsideale anzupassen. Dieses Buch ist dein Begleiter auf dem Weg zu einem kraftvollen Ich – stark, selbstbewusst und voller Energie.

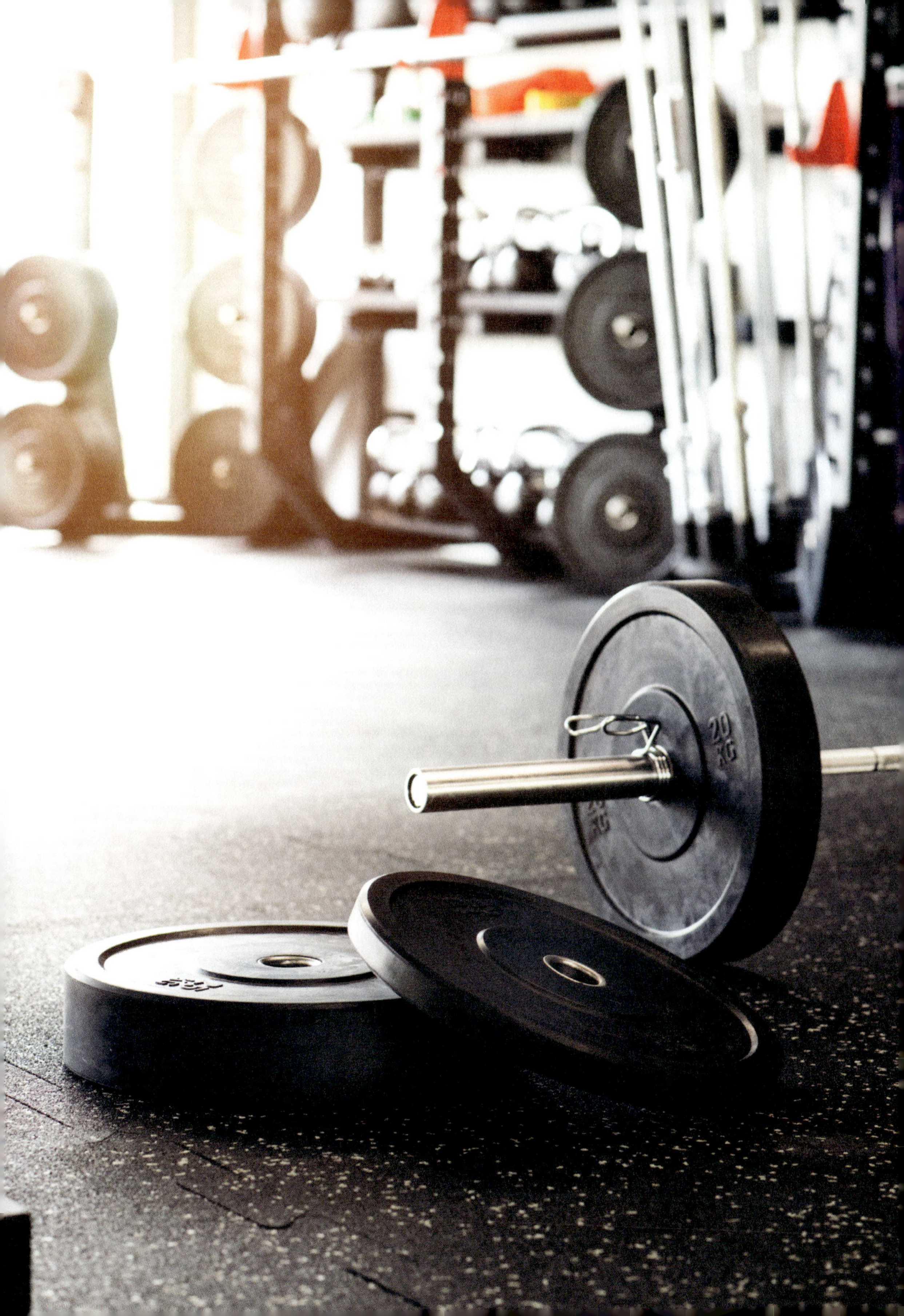
20 KG

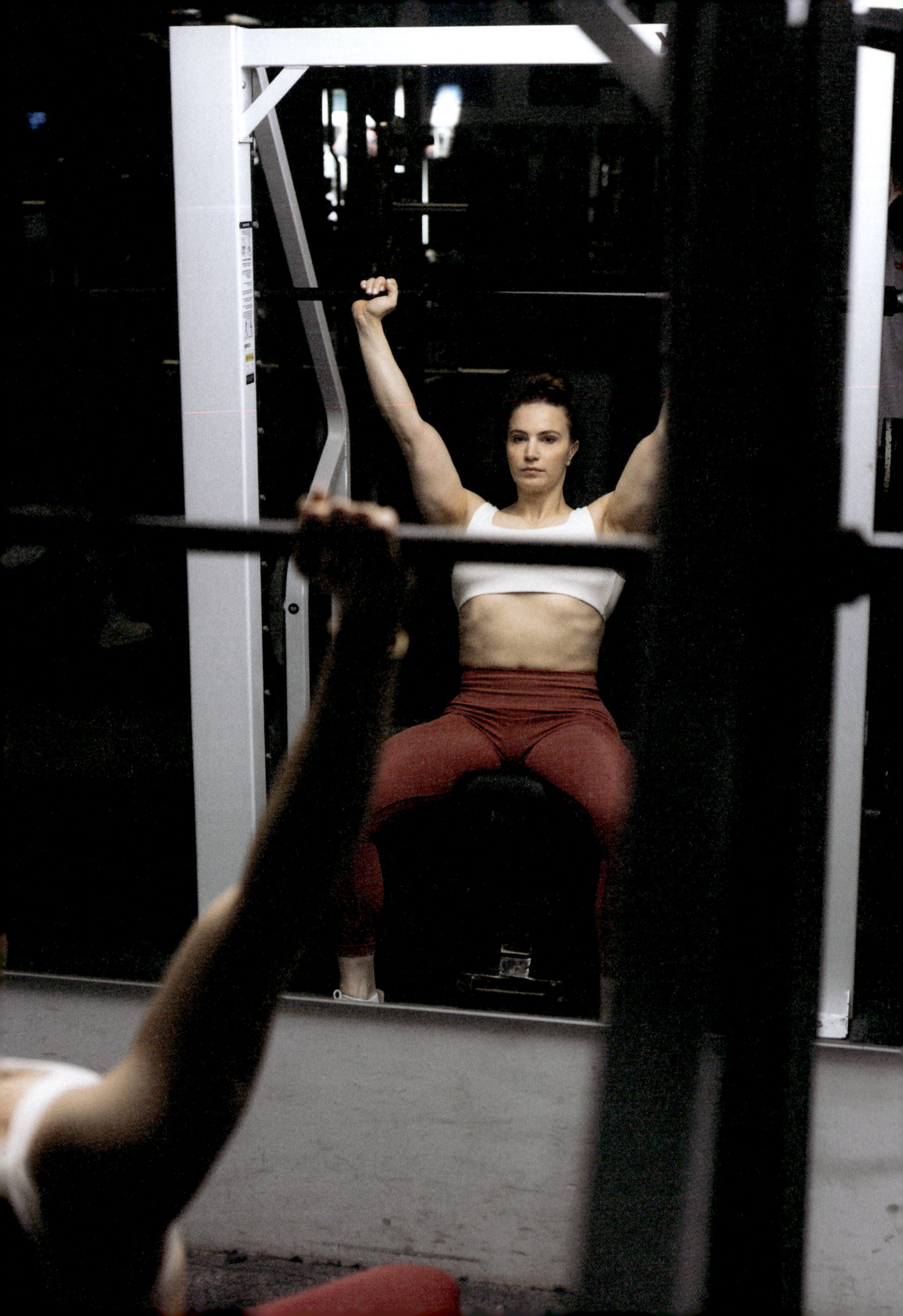

KAPITEL EINS

KRAFTTRAINING FÜR FRAUEN

Dieses Buch ist für dich geschrieben, für Frauen, die stark werden wollen. Stark im Training, stark im Alltag, stark im Kopf. Lange Zeit wurde Krafttraining vor allem mit Männern verbunden. Doch diese Zeiten sind vorbei. Immer mehr Frauen entdecken die unglaubliche Wirkung von Hanteln, Langhanteln und gezieltem Training: mehr Kraft, mehr Selbstbewusstsein, ein gesünderer Körper und ein klarer Geist.

GRUNDLAGEN DER ANATOMIE

Dieses Kapitel ist dein Startpunkt auf dem Weg zu einem stärkeren und selbstbewussteren Ich. Bevor wir in Trainingspläne, Übungen und Techniken eintauchen, legen wir das Fundament: das Verständnis für den Körper.

Krafttraining bedeutet nicht nur, Gewichte zu bewegen, es bedeutet zu verstehen, wie Muskeln arbeiten, wie Knochen als Hebel agieren und wie Gelenke Bewegungen ermöglichen. Damit du dich darin sicher orientieren kannst, brauchst du eine Sprache, die jeder Mensch teilt: die Sprache der Anatomie.

Stell dir vor, du betrittst einen unbekannten Wald. Ohne Karte oder Kompass verlierst du leicht die Orientierung. Genauso verhält es sich mit dem Training: Ohne die anatomischen »Karten« und »Kompassnadeln«, die klaren Lage- und Richtungsbezeichnungen, fehlt dir die Grundlage, Bewegungen richtig einzuordnen und auszuführen. Dieses Kapitel liefert dir genau diesen Kompass.

NOMENKLATUR: DIE SPRACHE DER ANATOMIE

Warum sind Anatomiekenntnisse wichtig für dich als angehende Kraftsportexpertin oder Trainerin? Weil es dir erlaubt, Übungen klar und unmissverständlich zu beschreiben. Du kannst die Ausführung detailliert erklären, potenzielle Fehler identifizieren und präzise Anweisungen geben, welche Muskeln wann arbeiten sollen. Ohne diese Grundlagen bliebe vieles vage und schwer vermittelbar. Lerne hier die wichtigsten Begriffe kennenlernen, die dir helfen, den Körper anatomisch korrekt zu verorten und Bewegungen zu definieren:

- **Anterior/posterior:** Diese Begriffe beschreiben die Vorder- und Rückseite des Körpers. Dein Brustkorb ist *anterior* (vorne), dein Rücken ist *posterior* (hinten). Wenn du eine Übung ausführst und sagst »Ich bewege die Hantel in *anteriorer* Richtung«, meinst du, dass du sie nach vorn bewegst.

- **Superior/inferior:** *Superior* bezeichnet eine Lage, die näher am Kopf oder oberhalb eines anderen Körperteils liegt. So ist der Kopf *superior* zum Brustkorb. *Inferior* bezeichnet eine Lage näher an den Füßen oder unterhalb eines anderen Körperteils. So ist der Magen *inferior* zu den Lungen.
  Merke: *Superior* = oben; *inferior* = unten
- **Medial/lateral:** Diese Begriffe beschreiben die Lage bezogen auf die Mittellinie des Körpers. Alles, was *medial* ist, liegt näher an der Körpermitte, zum Beispiel ist der Bauchnabel *medial* zum Hüftknochen. Alles, was *lateral* ist, liegt weiter von der Körpermitte entfernt, zum Beispiel deine Arme sind *lateral* zu deinem Rumpf.
- **Proximal/distal:** Diese Begriffe werden hauptsächlich für Gliedmaßen verwendet und beschreiben die Entfernung zum Rumpf. Der Ellenbogen ist *proximal* zum Handgelenk, also näher am Rumpf, während der Fuß *distal* zum Knie ist, das heißt weiter vom Rumpf entfernt.
- **Superfiziell/profund:** Diese Begriffe beschreiben die Tiefe im Körper. Ein Muskel, der *superfiziell* liegt, ist näher an der Oberfläche, zum Beispiel der Bizeps. Ein *profunder* Muskel liegt tiefer, zum Beispiel der *Musculus brachialis* unter dem Bizeps.
- **Unilateral/bilateral:** Diese Begriffe geben an, ob eine Bewegung einseitig: *unilateral*, zum Beispiel beim einarmigen Rudern, oder beidseitig, also *bilateral*, zum Beispiel bei Kniebeugen, ausgeführt wird.

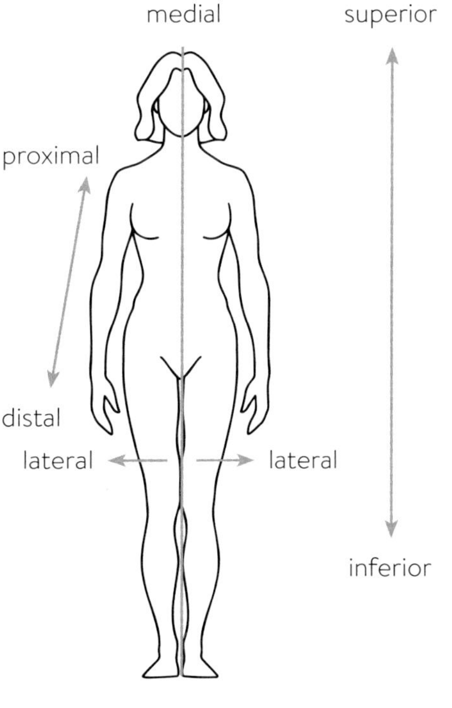

Mithilfe der anatomischen Richtungsbezeichnungen wird genau beschrieben, wo sich die Körperteile befinden beziehungsweise wohin sie bei einer Übung bewegt werden.

Durch die Anwendung dieser präzisen Begriffe wirst du nicht nur ein besseres Verständnis für die Anatomie entwickeln, sondern auch in der Lage sein, deine Trainingsanweisungen und Analysen auf ein professionelleres Niveau zu heben. Sie sind das A und O für eine effektive Kommunikation im Krafttraining.

DAS SKELETTSYSTEM: DEIN FUNDAMENT

Stell dir ein Haus vor: Es braucht ein stabiles Fundament und ein tragfähiges Gerüst, sonst würde es bei der kleinsten Belastung in sich zusammenfallen. Genauso ist es mit deinem Körper. Dein Skelettsystem ist dieses Fundament und Gerüst. Es besteht aus Knochen, Knorpel und Bändern und hat im Krafttraining eine zentrale Bedeutung.

Warum es wichtig ist, die Grundlagen des Skeletts zu kennen? Weil die Muskeln nicht einfach im Raum schweben. Sie setzen an Knochen an und nutzen diese als Hebel, um Bewegungen zu erzeugen. Wenn du weißt, welche Knochen beteiligt sind, verstehst du besser, wie eine Übung funktioniert und welche Belastungen auf bestimmte Bereiche wirken. Das hilft dir, Übungen effektiver auszuführen und Verletzungen vorzubeugen.

Dein Skelett erfüllt dabei mehrere lebenswichtige Funktionen:

- **Stützfunktion:** Es gibt deinem Körper Form und Stabilität.
- **Schutzfunktion:** Es umgibt und schützt deine inneren Organe (zum Beispiel schützt der Brustkorb das Herz und die Lungen, der Schädel schützt das Gehirn).
- **Bewegung:** Zusammen mit den Muskeln und Gelenken ermöglicht es dir, dich zu bewegen.
- **Speicherfunktion:** Knochen speichern Mineralien wie Kalzium und Phosphat.
- **Blutbildung:** Im Knochenmark werden Blutzellen gebildet.

Fürs Krafttraining konzentrieren wir uns vor allem auf die Stütz- und Bewegungsfunktion. Im Folgenden findest du die wichtigsten Knochen und Knochenstrukturen beschrieben, die du kennen solltest.

WICHTIGE KNOCHEN FÜRS KRAFTTRAINING

Ein solides Verständnis dieser Knochenstrukturen ist dein erstes Fundament im Krafttraining. Es hilft dir nicht nur, deinen eigenen Körper besser zu verstehen, sondern auch, anderen präzise und sichere Anweisungen zu geben.

Die Wirbelsäule

Sie ist die zentrale Achse deines Körpers und besteht aus 33 bis 34 Wirbeln, die in verschiedene Abschnitte unterteilt sind:

- **Halswirbelsäule (HWS):** 7 Wirbel (C1 bis C7) – sehr beweglich, trägt den Kopf.
- **Brustwirbelsäule (BWS):** 12 Wirbel (Th1 bis Th12) – relativ steif, da Rippen ansetzen.
- **Lendenwirbelsäule (LWS):** 5 Wirbel (L1 bis L5) – trägt den Großteil der Körperlast, sehr anfällig für Fehlbelastungen.
- **Kreuzbein (*Os sacrum*):** 5 miteinander verschmolzene Wirbel, bildet das hintere Becken.
- **Steißbein (*Os coccygis*):** rudimentärer Rest

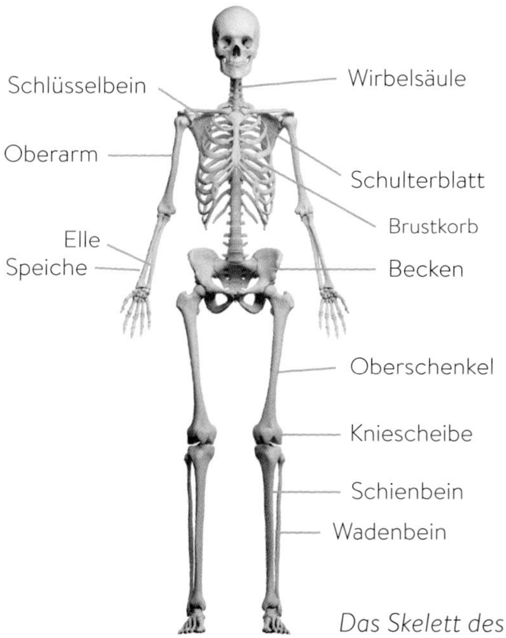

Das Skelett des menschlichen Körpers

Die Gesundheit und Stabilität deiner Wirbelsäule ist im Krafttraining von größter Bedeutung. Bei Übungen wie Kniebeugen oder Kreuzheben spielt sie eine tragende Rolle und muss optimal stabilisiert werden.

Der Schultergürtel

Dieser komplexe Bereich verbindet die oberen Extremitäten mit dem Rumpf und besteht hauptsächlich aus:

- **Schlüsselbein *(Clavicula)*:** ein S-förmiger Knochen, der zwischen Brustbein und Schulterblatt liegt
- **Schulterblatt *(Scapula)*:** ein dreieckiger flacher Knochen auf der Rückseite des Brustkorbs

Der Schultergürtel ermöglicht die enorme Beweglichkeit deines Arms in alle Richtungen. Viele Schulter- und Rückenübungen sind nur durch das Zusammenspiel dieser Knochen und der umliegenden Muskulatur möglich.

Die oberen Extremitäten (Arme)

- **Oberarmknochen *(Os humeri)*:** der einzige Knochen des Oberarms, der vom Schultergelenk bis zum Ellenbogengelenk reicht
- **Unterarmknochen Speiche *(Radius)*** und **Elle *(Ulna)*:** Diese beiden Knochen ermöglichen die Drehbewegung des Unterarms (Pronation und Supination) und bilden das Gelenk mit der Hand.

Diese Knochen sind entscheidend für alle Drück- und Zugbewegungen im Oberkörper, wie Bankdrücken, Klimmzüge oder Rudern.

Das Becken (Pelvis)

Das Becken ist ein großer, ringförmiger Knochenkomplex, der aus den beiden Hüftbeinen und dem Kreuzbein gebildet wird. Es dient als:

- Verbindung zwischen Rumpf und Beinen
- Schutz für innere Organe
- Ansatzpunkt für viele kräftige Bein- und Rumpfmuskeln, zum Beispiel der Gesäßmuskeln und des Hüftbeugers
- Eine stabile Beckenposition ist grundlegend für eine korrekte Ausführung vieler Unterkörper- und Rumpfübungen.

Die unteren Extremitäten (Beine)

- **Oberschenkelknochen *(Os femoris)*:** der längste und stärkste Knochen des Körpers, auch Femur genannt
- **Unterschenkelknochen:** Schienbein *(Tibia)* und Wadenbein *(Fibula)*. Das Schienbein trägt den Großteil des Gewichts, während das Wadenbein hauptsächlich der Stabilität dient.
- **Kniescheibe *(Patella)*:** ein kleiner Sesambein-Knochen, der in die Quadrizepssehne eingebettet ist und die Kraftübertragung im Kniegelenk optimiert

Diese Knochen bilden die Grundpfeiler für alle Beinübungen wie Kniebeugen, Kreuzheben, Ausfallschritte und Beinpressen. Sie sind massiven Belastungen ausgesetzt und ihre Stabilität ist entscheidend für deine Leistungsfähigkeit.

Der Brustkorb (Thorax)

Er besteht aus dem Brustbein *(Sternum)* und den zwölf paarig angelegten Rippen, die sich hinten mit der Brustwirbelsäule verbinden. Er schützt lebenswichtige Organe wie Herz und Lunge und spielt eine Rolle bei der Atmung und der Stabilität des Oberkörpers bei Drückübungen.

DAS MUSKELSYSTEM: DIE KRAFTPAKETE

Nachdem du das stabile Gerüst deines Körpers – das Skelettsystem – kennengelernt hast, geht es nun weiter zu den Motoren, die es überhaupt erst in Bewegung setzen: den Muskeln. Im Krafttraining sind sie der Dreh- und Angelpunkt. Sie sind die Kraftpakete, die Gewichte heben, den Körper stabilisieren und jede Bewegung, die du ausführst, ermöglichen.

Ein tiefgehendes Verständnis der Muskulatur ist absolut entscheidend für ein effektives und sicheres Training. Es ermöglicht dir nicht nur, die richtige Übungsausführung zu meistern, sondern auch, gezielt Muskelgruppen zu treffen, Disbalancen zu erkennen und dein Training präzise auf deine Ziele abzustimmen.

GRUNDLAGEN DER MUSKELAKTION UND BIOMECHANISCHE FUNKTIONEN

Um zu verstehen, wie Muskeln funktionieren, ist es wichtig, ihre grundlegenden Eigenschaften und die Bewegungen zu betrachten, die sie erzeugen.

Ursprung und Ansatz. Jeder Muskel hat mindestens zwei Befestigungspunkte an Knochen: den Ursprung und den Ansatz. Der Ursprung ist meist der fixere Punkt (näher am Körperstamm), während der Ansatz der beweglichere Punkt ist. Wenn ein Muskel kontrahiert, zieht er den Ansatz in Richtung des Ursprungs, wodurch eine Bewegung entsteht. Das Verständnis dieser Punkte hilft dir zu visualisieren, wie ein Muskel arbeitet.

Agonist, Antagonist, Synergist: In fast jeder Bewegung arbeiten Muskeln in Teams zusammen:

- Der **Agonist** ist der Hauptmuskel, der die gewünschte Bewegung ausführt.
- Der **Antagonist** ist der Gegenspieler des Agonisten. Er muss sich entspannen, damit die Bewegung stattfinden kann, oder bremst die Bewegung ab.
- **Synergisten** sind Muskeln, die den Agonisten unterstützen und die Bewegung stabilisieren oder feiner steuern.

Muskelkontraktionen: Muskeln können sich auf verschiedene Weisen zusammenziehen.

- **Konzentrisch:** Der Muskel verkürzt sich unter Spannung. Das ist der positive oder hebende Teil einer Bewegung, wenn du das Gewicht nach oben drückst oder ziehst.
- **Exzentrisch:** Der Muskel verlängert sich unter Spannung, während er dem Gewicht entgegenwirkt. Dies ist der negative oder absenkende Teil einer Bewegung.
- **Isometrisch:** Der Muskel erzeugt Spannung ohne Längenänderung. Das passiert, wenn du ein Gewicht hältst, ohne es zu bewegen.

Biomechanische Funktionen (Bewegungen): Muskeln erzeugen spezifische Bewegungen in Gelenken. Hier sind die wichtigsten Begriffe:

- **Flexion (Beugung):** Verkleinerung des Winkels zwischen zwei Knochen im Gelenk, zum Beispiel den Arm im Ellenbogen beugen, das Bein im Knie beugen.
- **Extension (Streckung):** Vergrößerung des Winkels zwischen zwei Knochen im Gelenk, zum Beispiel den Arm im Ellenbogen strecken, das Bein im Knie strecken.
- **Abduktion (Abspreizen):** Bewegung eines Körperteils weg von der Körpermittellinie, zum Beispiel den Arm seitlich heben, das Bein zur Seite spreizen.
- **Adduktion (Heranführen):** Bewegung eines Körperteils hin zur Körpermittellinie, zum Beispiel den Arm zum Körper führen, das Bein zum anderen Bein führen.
- **Rotation (Drehung):** Drehung eines Körperteils um seine Längsachse. Man unterscheidet:
  - **Innenrotation:** Drehung zur Körpermitte hin.
  - **Außenrotation:** Drehung vom Körper weg.

- **Pronation:** Drehung des Unterarms, sodass die Handfläche nach unten zeigt, der Daumen also nach innen zum Körper hin weist.
- **Supination:** Drehung des Unterarms, sodass die Handfläche nach oben zeigt und der Daumen nach außen weist.
- **Elevation (Anheben):** Anheben eines Körperteils, oft des Schulterblatts, zum Beispiel beim Hochziehen der Schultern.
- **Depression (Absenken):** Absenken eines Körperteils, oft des Schulterblatts, zum Beispiel beim Senken der Schultern.
- **Retraktion (Zurückziehen):** Zurückziehen eines Körperteils, oft des Schulterblatts, zum Beispiel beim Zusammenziehen der Schulterblätter.
- **Protraktion (Vorschieben):** Vorschieben eines Körperteils, oft des Schulterblatts, zum Beispiel beim Nach-vorn-Schieben der Schulterblätter.
- **Verkürzte Stellung (kontrahierte Position):** Die Gelenkpartner nähern sich an, der Muskel ist maximal verkürzt und entwickelt in dieser Position oft weniger Kraft als in der mittleren Position.
- **Gedehnte Stellung (verlängerte Position):** Die Gelenkpartner entfernen sich voneinander, der Muskel ist maximal gedehnt und entwickelt in dieser Position oft weniger Kraft als in der mittleren Position. Das Training in dieser Position unter Last kann jedoch besonders wachstumsfördernd sein.

WICHTIGE MUSKELGRUPPEN IM KRAFTTRAINING

Um dein Training gezielt zu gestalten, solltest du die Funktionen der wichtigsten Muskelgruppen kennen.

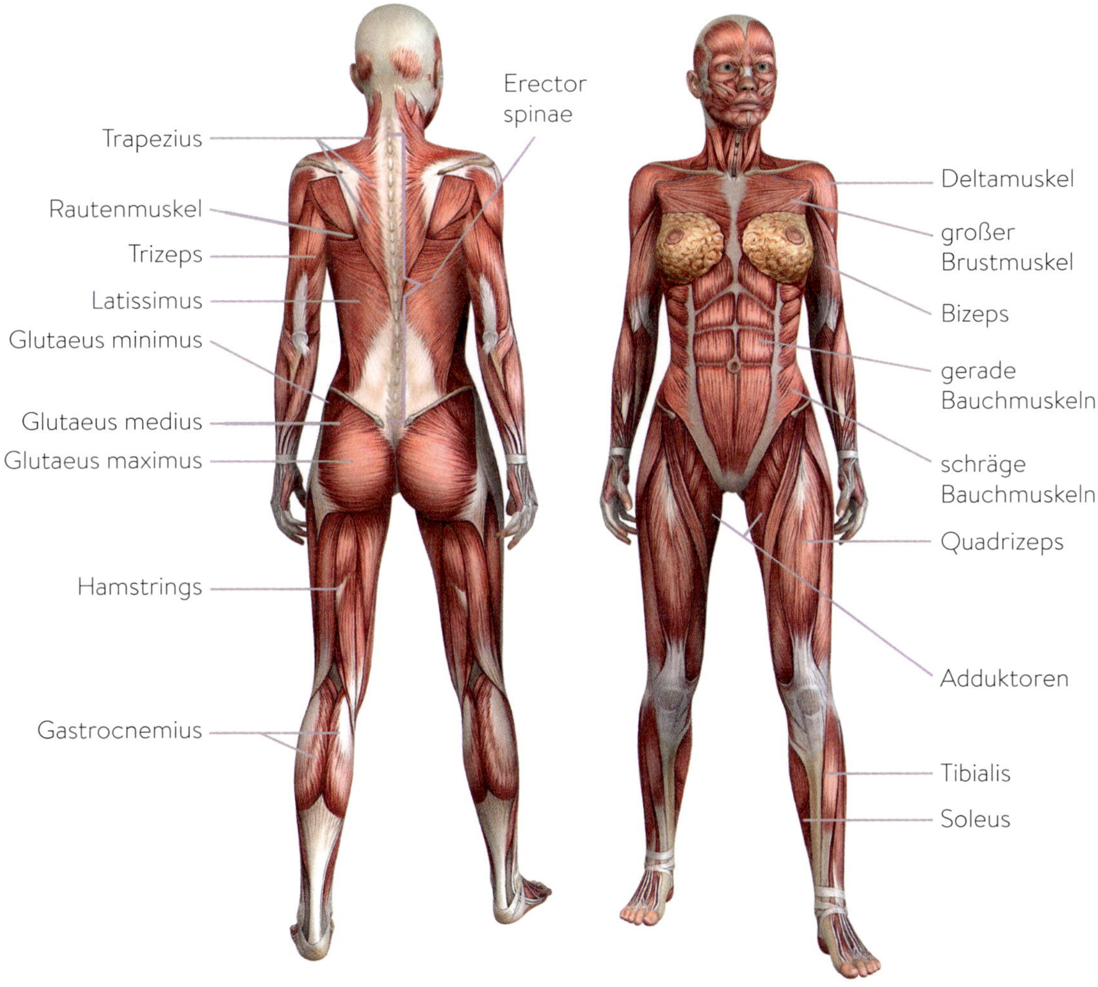

Die Muskeln im menschlichen Körper

BEIN- UND GESÄSSMUSKELN FÜR EIN STABILES FUNDAMENT

Die Muskeln in den Beinen und am Gesäß bilden eine der größten und kräftigsten Muskelgruppen des Körpers. Sie sind nicht nur für Bewegung unerlässlich, sondern auch für Stabilität, Kraftübertragung und eine aufrechte Haltung. Ein genauerer Blick auf die wichtigsten Muskeln in diesem Bereich zeigt, welche im wahrsten Sinne des Wortes tragende Rolle sie für den Körper spielen.

Die Beinmuskulatur

Quadrizeps

Der Quadrizeps oder genauer *Musculus quadriceps femoris* ist eine Muskelgruppe an der Vorderseite des Oberschenkels und besteht aus vier Köpfen *(rectus femoris, vastus medialis, vastus lateralis, vastus intermedius)*. Sein Name bedeutet »vierköpfiger Oberschenkelmuskel«.

- **Funktion:** Hauptaufgabe ist die Kniestreckung, die nahezu bei allen Bewegungen im Alltag und Sport gebraucht wird, etwa beim Aufstehen aus dem Sitzen, beim Gehen, Laufen, Springen oder Treppensteigen. Der *rectus femoris* übernimmt zusätzlich eine Funktion als Hüftbeuger, da er über das Hüftgelenk zieht.

Hamstrings

Die *Hamstrings*, auch ischiocrurale Muskulatur genannt, sind eine Gruppe von drei Muskeln an der Oberschenkelrückseite (*biceps femoris, semitendinosus, semimembranosus*).

- **Funktion:** Sie sind die Hauptbeuger des Knies und gleichzeitig wichtige Strecker der Hüfte. Eine Doppelrolle, die sie besonders für viele sportliche Bewegungen unverzichtbar macht. Sie stabilisieren das Kniegelenk, unterstützen das Gehen, Laufen und Springen und sind zentral bei Übungen wie Kreuzheben, Kniebeugen und Beincurls.

Gesäßmuskeln

Die Gesäßmuskeln – beziehungsweise die Glutealmuskulatur –, oft einfach englisch *Glutes* genannt, bestehen aus drei Hauptmuskeln:

Musculus glutaeus maximus: Der größte und oberflächlichste Gesäßmuskel, der maßgeblich für die Form des Gesäßes verantwortlich ist.

- **Funktion:** hauptsächlich für die Streckung und Außenrotation der Hüfte zuständig, also entscheidend bei Bewegungen wie Kniebeugen, Kreuzheben und Sprinten

Musculus glutaeus medius: Liegt seitlich unter dem *Musculus glutaeus maximus.*

- **Funktion:** wichtigster Abduktor (Abspreizer) des Beins zur Seite und Stabilisator des Beckens, besonders beim Gehen und Stehen auf einem Bein

Musculus glutaeus minimus: Er ist der kleinste und tiefste der Gesäßmuskeln.

- **Funktion:** Unterstützt den *Musculus glutaeus medius* bei der Abduktion und Stabilisierung des Beckens.

Wadenmuskeln

Die Wadenmuskeln befinden sich an der Rückseite des Unterschenkels und bestehen hauptsächlich aus zwei Muskeln.

Musculus gastrocnemius: Der oberflächlichere, zweiköpfige Wadenmuskel, der oft als Wadenmuskel bezeichnet wird. Er ist gut sichtbar und verleiht der Wade ihre Form.

- **Funktion:** Er hebt die Ferse an (Plantarflexion des Fußes) und beugt auch das Knie. Er ist wichtig beim Gehen, Laufen und Springen.

Musculus soleus: Liegt unter dem *Musculus gastrocnemius.*

- **Funktion:** Hauptsächlich für die Plantarflexion des Fußes zuständig, besonders wenn das Knie gebeugt ist, zum Beispiel beim sitzenden Wadenheben. Er ist ein wichtiger Haltungsmuskel.

Diese Muskeln arbeiten beim Krafttraining, aber auch bei alltäglichen Bewegungen und Sportarten eng zusammen, um dir Kraft, Stabilität und Mobilität zu ermöglichen.

Ein starker Rücken

Der Rücken ist das Fundament der Oberkörperkraft und entscheidend für eine aufrechte Haltung sowie die Stabilität des gesamten Rumpfes. Er ist ein komplexes System aus vielen Muskeln, die zusammenarbeiten, um Zugbewegungen zu ermöglichen, die Wirbelsäule zu schützen und eine gesunde Körperhaltung zu gewährleisten. Für das Krafttraining ist es unerlässlich, die Hauptakteure dieser Muskelgruppe zu kennen: den *Musculus latissimus dorsi*, den *Musculus trapezius*, den *Musculus erector spinae* und die *Musculi rhomboidei*.

Breiter Rückenmuskel

Der *Musculus latissimus dorsi*, oft kurz »Lat« genannt, ist der größte Muskel des Rückens und verleiht ihm die charakteristische V-Form. Er ist ein Schlüsselmuskel für alle Zugbewegungen.

- **Lage:** Dieser weit gefächerte Muskel bedeckt einen großen Teil des unteren und mittleren Rückens. Er entspringt von der Lendenwirbelsäule, dem Kreuzbein, dem Beckenkamm und den unteren Rippen und zieht sich nach oben zum Oberarmknochen *(Humerus)*, wo er an der Innenseite des Oberarms ansetzt.
- **Funktion:** Seine Hauptfunktionen sind die Adduktion, also das Heranziehen des Arms zum Körper, die Extension, das Zurückführen des Arms, und die Innenrotation des Oberarms. Stell dir vor, du ziehst dich bei einem Klimmzug nach oben, ruderst ein Gewicht zu dir oder ziehst den Arm beim Latzug nach unten – hier ist der Latissimus der Haupttreiber. Er ist auch entscheidend für Bewegungen wie Klettern oder Schwimmen.

Kapuzenmuskel

Der *Musculus trapezius* ist ein großer trapezförmiger Muskel, der sich über den Nacken, die Schultern und den oberen Rücken erstreckt. Er ist ein wahrer Multitasker und wird in drei funktionelle Teile unterteilt.

Oberer Trapezius

- **Lage:** Liegt im Nackenbereich und zieht sich zu den Schultern.
- **Funktion:** Hauptsächlich für das Anheben der Schultern (Elevation) zuständig, zum Beispiel bei Shrugs. Er ist auch an Nackenbewegungen beteiligt.

Mittlerer Trapezius

- **Lage:** Verläuft horizontal zwischen den Schulterblättern.
- **Funktion:** Seine primäre Aufgabe ist das Zusammenziehen der Schulterblätter (Retraktion) in Richtung Wirbelsäule, zum Beispiel beim Rudern. Dies ist entscheidend für eine gute Haltung und die Stabilität des Schultergürtels.

Unterer Trapezius

- **Lage:** Zieht sich von der Mitte der Wirbelsäule schräg nach unten außen zu den Schulterblättern.
- **Funktion:** Zieht die Schulterblätter nach unten (Depression) und stabilisiert sie, besonders bei Überkopfbewegungen. Er ist wichtig, um die Schulterblätter in einer physiologischen Position zu halten.

Ein ausgewogenes Training aller drei Teile des Trapezius ist entscheidend für eine gesunde Schulterfunktion und eine aufrechte Haltung.

Rückenstrecker

Der Rückenstrecker, lateinisch *Musculus erector spinae*, ist kein einzelner Muskel, sondern eine kräftige Gruppe von Muskeln, die beidseitig entlang der gesamten Wirbelsäule verläuft, vom Becken bis zum Schädel. Sie bilden die primären Muskeln, die den Oberkörper aufrecht halten.

- **Lage:** Die Gruppe besteht aus mehreren Strängen *(Musculus spinalis, Musculus longissimus, Musculus iliocostalis)*, die sich in verschiedenen Tiefen und Verläufen entlang der Wirbelsäule anordnen.
- **Funktion:** Die Hauptfunktion des Rückenstreckers ist die Streckung des Rumpfes, also das Aufrichten aus einer vorgebeugten Position, und die Stabilisierung der Wirbelsäule. Er ist absolut entscheidend für Übungen, bei denen der Rücken die Last trägt oder stabilisiert werden muss, wie Kreuzheben, Kniebeugen und Good Mornings. Eine starke Rückenstreckermuskulatur ist der beste Schutz vor Rückenbeschwerden und ermöglicht es dir, hohe Lasten sicher zu bewegen.

Rautenmuskeln

Als Rhomboideen, lateinisch *Musculi rhomboidei*, werden zwei Muskeln bezeichnet – der *Musculus rhomboideus major* und der *Musculus rhomboideus minor* –, die unter dem Trapezius liegen und oft übersehen werden, obwohl sie eine wichtige Rolle spielen.

- **Lage:** Sie verlaufen schräg von der Wirbelsäule zu den inneren Rändern der Schulterblätter.
- **Funktion:** Ihre Hauptaufgabe ist das kräftige Heranziehen der Schulterblätter zur Wirbelsäule (Retraktion) und das Anheben der Schulterblätter (Elevation). Sie sind entscheidend für die Stabilisierung und Positionierung der Schulterblätter und arbeiten eng mit dem mittleren Trapezius zusammen.

Im Krafttraining sind die Rhomboideen bei allen Ruderbewegungen und Übungen, die ein kontrolliertes Zurückziehen der Schulterblätter erfordern, wie zum Beispiel Face Pulls, stark involviert. Eine Schwäche dieser Muskeln kann zu einer nach vorne gerundeten Schulterhaltung führen.

Brustmuskulatur

Die Brustmuskulatur ist für viele im Krafttraining ein zentraler Fokus. Sie bildet nicht nur einen ästhetisch ansprechenden Bereich, sondern ist auch entscheidend für eine Vielzahl von Drückbewegungen, die wir im Alltag und beim Sport ausführen. Deine Brust besteht im Wesentlichen aus zwei Hauptmuskeln: dem *Musculus pectoralis major* und dem darunterliegenden *Musculus pectoralis minor*.

Großer Brustmuskel

Der *Musculus pectoralis major* ist der größere und oberflächlichere der beiden Brustmuskeln. Er ist der Muskel, der der Brust ihre Form und Fülle verleiht, und ist ein Hauptakteur bei allen Drückbewegungen.

Lage: Er bedeckt den Großteil des Brustkorbs, vom Brustbein *(Sternum)* und Schlüsselbein *(Clavicula)* bis hin zum Oberarmknochen *(Humerus)*. Man teilt ihn oft in drei Bereiche ein, basierend auf seinen Ursprüngen:

- ***Pars clavicularis* (Schlüsselbeinteil):** der obere Teil, der vom Schlüsselbein entspringt
- ***Pars sternocostalis* (Brustbein-Rippen-Teil):** der größte Teil, der vom Brustbein und den oberen Rippen entspringt
- ***Pars abdominalis* (Bauchteil):** der unterste Teil, der vom vorderen Blatt der Rektusscheide (bindegewebige Bauchmuskelhülle) kommt. Dieser Teil verschmilzt beim Ansatz weitgehend mit Fasern der *Pars sternocostalis*.
- **Funktion:** Die Hauptfunktionen des *Musculus pectoralis major* sind das Adduzieren des Arms (den Arm zum Körper hinbewegen), die Innenrotation des Arms und die Flexion des Arms (den Arm nach vorn anheben). Die verschiedenen Teile des Muskels haben dabei leicht unterschiedliche Schwerpunkte:
- Die ***Pars clavicularis*** ist besonders aktiv bei Drückbewegungen mit leicht geneigter Bank (Schrägbankdrücken) oder wenn der Arm nach schräg oben gedrückt wird.
- Die ***Pars sternocostalis*** ist der Hauptmuskel beim horizontalen Drücken, zum Beispiel beim Flachbankdrücken oder bei Liegestützen und beim Heranziehen des Arms von der Seite.
- Die ***Pars abdominalis*** unterstützt vor allem bei Drückbewegungen nach unten oder wenn der Arm von einer erhöhten Position nach unten geführt wird.

Im Krafttraining ist der Große Brustmuskel bei Übungen wie Bankdrücken (flach, schräg, negativ), Liegestützen, Dips und fliegenden Bewegungen intensiv beteiligt.

Kleiner Brustmuskel

Der *Musculus pectoralis minor* ist ein kleinerer, dreieckiger Muskel, der unter dem *Musculus pectoralis major* liegt und somit nicht direkt sichtbar ist. Trotz seiner geringeren Größe spielt er eine wichtige Rolle für die Stabilität und Bewegung des Schulterblatts.

- **Lage:** Er entspringt an den Rippen, meist der dritten bis fünften Rippe, und setzt am Rabenschnabelfortsatz des Schulterblatts, also dem *Processus coracoideus scapulae*, an.
- **Funktion:** Seine Hauptfunktionen sind das Herunterziehen des Schulterblatts (Depression), das Verschieben des Schulterblatts nach vorn (Protraktion) und das Kippen des Schulterblatts (wichtig für die Rotation des Schulterblatts bei Armbewegungen).

Im Krafttraining ist der Kleine Brustmuskel kein primärer Bewegungsmuskel wie der Große Brustmuskel. Seine Funktion liegt eher in der Stabilisierung des Schulterblatts während vieler Oberkörperübungen. Eine Schwäche oder Verkürzung dieses Muskels kann jedoch zu Haltungsproblemen wie einem sogenannten Rundrücken und Schulterbeschwerden führen, da er das Schulterblatt in eine ungünstige Position ziehen kann. Daher ist es wichtig, nicht nur den Großen Brustmuskel zu trainieren, sondern auch auf die Balance und Beweglichkeit der gesamten Schultergürtelmuskulatur zu achten, zu der der Kleine Brustmuskel gehört.

Starke Schultern für weitreichende Mobilität

Die Schulter ist eines der komplexesten und beweglichsten Gelenke des Körpers. Sie ermöglicht dem Arm, sich in fast jede erdenkliche Richtung zu bewegen. Diese enorme Mobilität geht jedoch oft auf Kosten der Stabilität, was die Schulter anfälliger für Verletzungen macht. Im Krafttraining ist ein fundiertes Verständnis der Schultermuskulatur daher unerlässlich, um sie gezielt zu stärken und gleichzeitig zu schützen.

Der Deltamuskel: Der äußere Schulterumhang

Der *Musculus deltoideus* ist der große, sichtbare Muskel, der die Schulter umhüllt und ihr ihre rundliche Form gibt. Er ist der Hauptbeweger des Oberarms und wird klassischerweise in drei Köpfe unterteilt, die jeweils unterschiedliche Funktionen haben.

Vorderer (anteriorer) Kopf des Deltoideus

- **Lage:** Liegt an der Vorderseite der Schulter, entspringt am Schlüsselbein (*Clavicula*).
- **Funktion:** Hauptsächlich für das Anheben des Arms nach vorn (Flexion), wie beim Frontheben, und die Innenrotation des Arms zuständig. Er ist stark an Drückbewegungen nach vorn beteiligt, zum Beispiel am Bankdrücken und Schulterdrücken.

Mittlerer (lateraler) Kopf des Deltoideus

- **Lage:** Liegt an der Seite der Schulter, entspringt am Schulterdach *(Acromion)*.
- **Funktion:** Seine primäre Aufgabe ist das seitliche Abspreizen des Arms (Abduktion) wie beim Seitheben – besonders in einem Winkel von etwa 15 bis 90 Grad.

Hinterer (posteriorer) Kopf des Deltoideus

- **Lage:** Liegt an der Rückseite der Schulter, entspringt an der Schulterblattgräte *(Spina scapulae)*.
- **Funktion:** Verantwortlich für das Zurückführen des Arms (Extension), wie beim vorgebeugten Seitheben, und die Außenrotation des Arms. Er ist bei Zugbewegungen stark beteiligt, zum Beispiel beim Rudern und bei Face Pulls.

Das Zusammenspiel dieser drei Köpfe ermöglicht die komplexen Bewegungen des Arms im Schultergelenk. Ein ausgewogenes Training aller drei Köpfe ist entscheidend für eine rund geformte, starke und gesunde Schulter.

Übrigens: Während wir den Deltoideus für Trainingszwecke in drei Hauptköpfe unterteilen, zeigen detaillierte anatomische Studien – beispielsweise aus der Forschung, die auf den Erkenntnissen von Wissenschaftlern wie Adolf Fick (1829–1901) aufbaut –, dass der Deltoideus tatsächlich in bis zu sieben separate funktionelle Segmente unterteilt werden kann.

Die Rotatorenmanschette

Eine Gruppe von vier tief liegenden Muskeln bildet die sogenannte Rotatorenmanschette, deren Sehnen sich manschettenartig um den Kopf des Oberarmknochens legen. Ihre Hauptfunktion ist nicht nur die Rotation des Arms, sondern vor allem die Stabilisierung des Schultergelenks – des beweglichsten, aber auch instabilsten Gelenks im Körper. Sie ziehen den Oberarmkopf fest in die kleine Gelenkpfanne des Schulterblatts und sind somit entscheidend für die Gesundheit und Leistungsfähigkeit der Schulter, besonders bei schweren Lasten oder Überkopfbewegungen. Die vier Muskeln der Rotatorenmanschette ergänzen sich in ihren unterschiedlichen Funktionen.

Obergrätenmuskel *(Musculus supraspinatus)*

- **Lage:** Liegt oberhalb der Schulterblattgräte auf der Rückseite des Schulterblatts und verbindet das Schulterblatt mit dem Oberarmkopf.
- **Funktion:** Er ist der Initiator der Abduktion des Arms und hebt den Arm in den ersten circa 15 Grad an, bevor der Deltoideus übernimmt. Er spielt auch eine wichtige Rolle bei der Stabilisierung des Oberarmkopfs in der Gelenkpfanne.

Untergrätenmuskel *(Musculus infraspinatus)*

- **Lage:** Liegt unterhalb der Schulterblattgräte auf der Rückseite des Schulterblatts.
- **Funktion:** Ein kräftiger Außenrotator des Arms, er dreht den Arm nach außen. Er hilft auch bei der Extension des Arms.

Kleiner Rundmuskel *(Musculus teres minor)*

- **Lage:** ein kleiner Muskel, der unter dem *Musculus infraspinatus* liegt
- **Funktion:** ebenfalls ein wichtiger Außenrotator des Arms und ein Stabilisator des Schultergelenks

Unterschulterblattmuskel *(Musculus subscapularis)*

- **Lage:** Liegt auf der Vorderseite des Schulterblatts, zwischen Schulterblatt und Rippen.
- **Funktion:** Er ist der einzige Muskel der Rotatorenmanschette, der primär für die Innenrotation des Arms zuständig ist. Er stabilisiert die Schulter auch von vorn.

Ein gezieltes Training der Rotatorenmanschette, oft mit leichteren Gewichten und höheren Wiederholungszahlen, ist unerlässlich, um Disbalancen vorzubeugen und die Schulter vor Verletzungen zu schützen.

Armmuskulatur

Die Arme sind weit mehr als nur Anhängsel; sie sind die primären Werkzeuge für Zug-, Druck- und Haltebewegungen im Alltag und beim Training. Während der Bizeps und Trizeps die Stars des Oberarms sind, spielt die oft unterschätzte Unterarmmuskulatur eine entscheidende Rolle für die Griffkraft und die Stabilität der Hände.

Die Muskeln des Oberarms

Diese beiden Muskeln sind die Hauptantagonisten (Gegenspieler) im Oberarm und maßgeblich für die grundlegenden Bewegungen im Ellenbogengelenk.

Der Ellenbogenbeuger: *Musculus biceps brachii* (Bizeps oder zweiköpfiger Oberarmmuskel)

- **Lage:** Der prominenteste Muskel an der Vorderseite des Oberarms, der sichtbar wird, wenn du deinen Arm beugst. Er hat zwei Köpfe, die am Schulterblatt entspringen und sich am Unterarmknochen (Speiche) vereinen.
- **Funktion:** Hauptsächlich für das Beugen des Ellenbogens (Flexion) zuständig, wie beim Bizeps-Curl. Er ist auch ein starker Supinator des Unterarms, was bedeutet, dass er die Handfläche nach oben dreht, zum Beispiel beim Eindrehen einer Schraube.
- **Der versteckte Helfer:** Direkt unter dem Bizeps liegt der *Musculus brachialis*. Er ist der stärkste und reinste Ellenbogenbeuger, da seine Kraft direkt auf die Elle wirkt, unabhängig von der Handstellung.

Der Ellenbogenstrecker: *Musculus triceps brachii* (Trizeps oder dreiköpfiger Oberarmmuskel)

- **Lage:** Er bedeckt die gesamte Rückseite des Oberarms und ist der direkte Gegenspieler des Bizeps. Seine drei Köpfe entspringen am Schulterblatt und Oberarmknochen und vereinen sich am Ellenbogen (Elle).
- **Funktion:** Die Hauptaufgabe des Trizeps ist die Streckung des Ellenbogens (Extension), also das Wegdrücken des Unterarms vom Oberarm. Stell dir Drückbewegungen wie Bankdrücken, Schulterdrücken oder Dips vor – hier ist der Trizeps in Aktion. Der lange Kopf des Trizeps unterstützt zudem die Bewegung im Schultergelenk.

Ein ausgewogenes Training von Bizeps und Trizeps ist entscheidend für Kraft, Ästhetik und die Gelenkgesundheit der Ellenbogen.

Die Unterarmmuskulatur: Die Basis der Griffkraft

Die Muskeln des Unterarms sind ein komplexes Netzwerk, das für die Bewegungen des Handgelenks, der Finger und die Drehung des Unterarms (Pronation und Supination) verantwortlich ist. Fürs Krafttraining sind sie von immenser Bedeutung für die Griffkraft, die bei fast jeder Übung eine Rolle spielt.

Die Unterarmmuskulatur kann grob in zwei Hauptgruppen unterteilt werden:

Vordere Gruppe: Flexoren und Pronatoren

- **Lage:** Diese Muskeln liegen auf der Innenseite des Unterarms (Handflächenseite) und sind oft die »fleischigere« Seite. Sie entspringen überwiegend am inneren Ellenbogenknochen *(Epicondylus medialis)*.
- **Funktion:** Sie sind verantwortlich für das Beugen des Handgelenks und das Schließen der Finger zur Faust. Sie sind auch für die Pronation, also die Drehung des Unterarms nach innen, sodass die Handfläche nach unten zeigt, zuständig.
- **Wichtige Muskeln:** Hierzu gehören Muskeln wie der *Musculus brachioradialis*, der auch den Ellenbogen beugt, besonders im Hammergriff, sowie diverse Flexoren des Handgelenks und der Finger, zum Beispiel der *Musculus flexor carpi radialis*, *Musculus flexor carpi ulnaris*, *Musculus flexor digitorum*. Diese sind die Hauptakteure für die Griffkraft beim Halten von Hanteln, bei Klimmzügen oder beim Rudern.

Hintere Gruppe: Extensoren und Supinatoren

- **Lage:** Diese Muskeln liegen auf der Außenseite des Unterarms (Handrückenseite) und entspringen überwiegend am äußeren Ellenbogenknochen *(Epicondylus lateralis)*.
- **Funktion:** Sie sind verantwortlich für das Strecken des Handgelenks und das Öffnen der Finger. Sie sind auch für die Supination, also die Drehung des Unterarms, sodass die Handfläche nach oben zeigt, zusammen mit dem Bizeps, zuständig.
- **Wichtige Muskeln:** Dazu gehören diverse Extensoren des Handgelenks und der Finger, zum Beispiel der *Musculus extensor carpi radialis*, *Musculus extensor carpi ulnaris*, *Musculus extensor digitorum* und der *Musculus supinator*.

Eine starke Unterarmmuskulatur ist nicht nur für die Maximierung der Leistung bei vielen Übungen entscheidend, sondern auch für die Prävention von Überlastungserscheinungen wie dem sogenannten Tennis- oder Golferellenbogen. Um dem entgegenzuwirken, integriere gezielte Unterarmübungen oder achte auf Übungen, die deine Griffkraft herausfordern.

Rumpfmuskulatur: Kraftzentrum für Stabilität und Bewegung

Der Rumpf oder auch Core ist weit mehr als nur Bauchmuskeln. Er ist das zentrale Kraftwerk des Körpers, eine muskuläre Einheit, die die Wirbelsäule stabilisiert, Kraft zwischen Ober- und Unterkörper überträgt und jede Bewegung einleitet und kontrolliert. Ein starker Core ist das A und O für Leistungsfähigkeit im Training, eine gesunde Haltung und die Prävention von Rückenschmerzen.

Die Hauptmuskeln deines Cores, die wir hier betrachten, sind die folgenden.

Die primären Core-Muskeln: Die inneren Stabilisatoren

- **Querliegender Bauchmuskel *(Musculus transversus abdominis)*:** Das ist der tiefste Bauchmuskel, der wie ein Gürtel um die Taille verläuft. Er ist entscheidend für die Stabilisierung der Lendenwirbelsäule und die Erzeugung von intraabdominellem Druck, wie ein inneres Korsett. Er wird oft als natürlicher Gewichthebergürtel bezeichnet.
- **Multifidi:** Eine Gruppe kleiner, tief liegender Muskeln, die direkt entlang der Wirbelsäule verlaufen. Sie sind extrem wichtig für die Segmentstabilität jedes einzelnen Wirbels.
- **Beckenbodenmuskulatur:** Diese Muskeln bilden den Boden des Beckens und unterstützen die inneren Organe. Sie arbeiten eng mit dem *Musculus transversus abdominis* zusammen für die Core-Stabilität.
- **Zwerchfell (Diaphragma):** Das ist dein Hauptatemmuskel. Es bildet eine Art Dach des Core und arbeitet beim Atmen und bei der Erzeugung von intraabdominellem Druck mit.

Die sekundären Core-Muskeln: Die äußeren Bewegungs- und Stabilisierungsmuskeln

- **Gerader Bauchmuskel *(Musculus rectus abdominis)*:** Das ist der sichtbare Sixpack-Muskel. Er beugt den Rumpf nach vorn, zum Beispiel bei Crunches, und unterstützt die Rumpfspannung.
- **Äußere und innere schräge Bauchmuskeln *(Musculus obliquus externus* und *Musculus obliquus internus)*:** Diese Muskeln verlaufen seitlich am Rumpf und sind für die Rotation und seitliche Beugung des Rumpfes verantwortlich, zum

Beispiel bei Russian Twists oder seitlichen Beugungen. Sie unterstützen auch die Rumpfbeugung.

- **Rückenstrecker (*Musculus erector spinae*):** Hier handelt es sich um eine Gruppe von Muskeln, die entlang der gesamten Wirbelsäule verlaufen. Sie sind für die Streckung und Stabilisierung des Rumpfes zuständig, zum Beispiel beim Kreuzheben oder bei Hyperextensions.
- **Quadratischer Lendenmuskel (*Musculus quadratus lumborum*):** Das ist ein tief liegender Muskel im unteren Rücken, der für die seitliche Beugung des Rumpfes und die Stabilisierung des Beckens wichtig ist.
- **Großer Gesäßmuskel (*Musculus glutaeus maximus*):** Obwohl primär ein Beinmuskel, trägt er als kräftiger Hüftstrecker maßgeblich zur Stabilität des Beckens und des unteren Rückens bei.
- **Hüftbeuger (insbesondere Iliopsoas):** Diese Muskeln verbinden die Wirbelsäule und das Becken mit den Oberschenkeln. Sie spielen eine Rolle bei der Hüftbeugung, aber auch bei der Stabilisierung des Rumpfes, besonders in Verbindung mit Beinbewegungen.

Zusammen bilden all diese Muskeln ein komplexes System, das für die Körperhaltung, Bewegung und die Übertragung von Kraft von entscheidender Bedeutung ist – nicht nur im Krafttraining, sondern im gesamten Alltag.

GELENKE: DIE BEWEGUNGSACHSEN UND KÖRPEREBENEN

Nachdem wir die passiven Strukturen des Skeletts und die aktiven Kraftpakete der Muskeln betrachtet haben, kommen wir nun zu den entscheidenden Verbindungsstücken, die all dies in Bewegung setzen: den Gelenken. Gelenke sind die Scharniere des Körpers, die die Bewegung zwischen zwei oder mehr Knochen ermöglichen. Ihr Aufbau bestimmt die Art und den Umfang der möglichen Bewegungen. Um diese Bewegungen präzise zu verstehen und zu beschreiben, nutzen wir zwei grundlegende Konzepte aus der Anatomie: die Körperebenen und die Bewegungsachsen. Jede Bewegung findet in einer bestimmten Ebene und um eine spezifische Achse statt. Die Kenntnis dieser Konzepte ist im Krafttraining von unschätzbarem Wert, denn sie hilft dir:

- die korrekte Übungsausführung zu visualisieren,
- zu verstehen, welche Muskeln bei bestimmten Bewegungen primär arbeiten,
- Fehlhaltungen und Disbalancen besser zu erkennen,
- dein Training gezielter zu planen.

Die drei Körperebenen: Der dreidimensionale Raum

Der Körper kann durch drei imaginäre Ebenen geteilt werden, die sich jeweils senkrecht zueinander befinden und den Raum definieren, in dem Bewegungen stattfinden.

Sagittalebene (Pfeilebene)

- **Verlauf:** Diese Ebene verläuft vertikal durch den Körper und teilt ihn in eine linke und eine rechte Hälfte. Stell dir vor, ein Pfeil würde dich von vorn nach hinten durchbohren.
- **Bewegungen in dieser Ebene:** Hauptsächlich Beugung (Flexion) und Streckung (Extension) finden in der Sagittalebene statt, zum Beispiel Kniebeuge, Bizeps-Curl, Laufen.

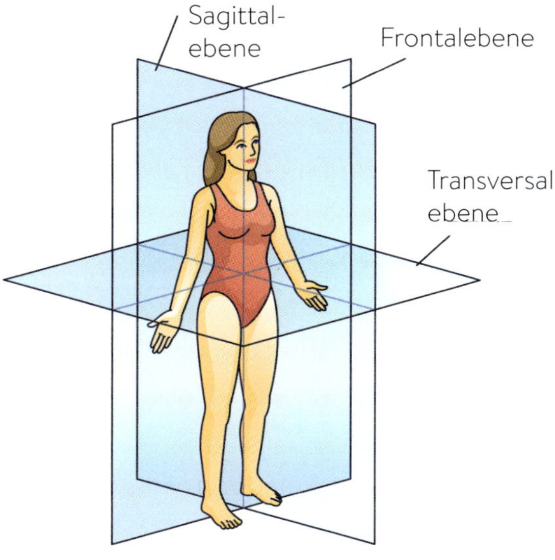

Die drei Körperachsen

Frontalebene (Stirnebene oder Koronalebene)

- **Verlauf:** Diese Ebene verläuft ebenfalls vertikal, aber senkrecht zur Sagittalebene. Sie teilt den Körper in eine vordere und eine hintere Hälfte. Stell dir vor, eine Glasplatte würde dich von der Seite durchtrennen.
- **Bewegungen in dieser Ebene:** Hier finden Abspreizung (Abduktion) und Heranführung (Adduktion) statt, zum Beispiel Seitheben, Bein zur Seite spreizen.

Transversalebene (Horizontalebene oder Querebene)

- **Verlauf:** Diese Ebene verläuft horizontal durch den Körper und teilt ihn in eine obere und eine untere Hälfte. Stell dir vor, du wirst in der Mitte durchgeschnitten.
- **Bewegungen in dieser Ebene:** Primär Drehbewegungen (Rotationen) finden in der Transversalebene statt, zum Beispiel Rumpfrotation, Kopf drehen.

Die drei Bewegungsachsen: Die Drehpunkte der Gelenke

Jede Bewegung in einem Gelenk findet um eine spezifische Achse statt. Diese Achsen stehen senkrecht zu den jeweiligen Ebenen, in denen die Bewegung stattfindet.

Frontalachse (auch: Horizontalachse oder Transversalachse)

- **Verlauf:** Diese Achse verläuft horizontal von links nach rechts durch das Gelenk und steht senkrecht zur Sagittalebene.
- **Bewegungen um diese Achse:** Um die Frontalachse finden die Bewegungen der Beugung (Flexion) und Streckung (Extension) statt, zum Beispiel Bizeps-Curl, Kniebeuge, Beinpresse.

Sagittalachse (auch: Pfeilachse oder anteroposteriore Achse)

- **Verlauf:** Diese Achse verläuft horizontal von vorn nach hinten durch das Gelenk und steht senkrecht zur Frontalebene.
- **Bewegungen um diese Achse:** Um die Sagittalachse finden die Bewegungen des Abspreizens (Abduktion) und Heranführens (Adduktion) statt, zum Beispiel Seitheben, Adduktorenmaschine, Abduktorenmaschine.

Longitudinalachse (auch: Längsachse oder Vertikalachse)

- **Verlauf:** Diese Achse verläuft vertikal durch das Gelenk, parallel zur Längsachse des Körperteils, und steht senkrecht zur Transversalebene.
- **Bewegungen um diese Achse:** Um die Longitudinalachse finden die Bewegungen der Rotation statt (Innenrotation und Außenrotation). Du findest diese Bewegung in Russian Twists sowie Außenrotationen für die Rotatorenmanschette.

Die Gelenkgrade: Wie viele Achsen ein Gelenk hat

Man kategorisiert Gelenke auch nach der Anzahl der Achsen, um die sie sich bewegen können, den sogenannten Gelenkgraden.

- **Einachsige Gelenke (ein Gelenkgrad):** Bewegung nur um eine Achse. Beispiel: **Scharniergelenk** (wie das Ellenbogengelenk, das nur beugen und strecken kann)
- **Zweiachsige Gelenke (zwei Gelenkgrade):** Bewegung um zwei Achsen. Beispiel: **Eigelenk** (wie das Handgelenk, das beugen/strecken und seitlich bewegen kann) oder **Sattelgelenk** (wie das Daumengrundgelenk)
- **Dreiachsige Gelenke (drei Gelenkgrade):** Bewegung um alle drei Achsen. Beispiel: **Kugelgelenk** (wie das Schulter- oder Hüftgelenk, das alle Hauptbewegungen – Flexion/Extension, Abduktion/Adduktion, Rotation – ausführen kann)

Das Verständnis der Körperebenen, Bewegungsachsen und Gelenkgrade ist entscheidend, um die Komplexität menschlicher Bewegung zu erfassen. Im Krafttraining ermöglicht dieses Wissen eine präzisere Übungsauswahl, um alle Bewegungsebenen eines Gelenks abzudecken und somit ein umfassendes und funktionales Training zu gewährleisten.

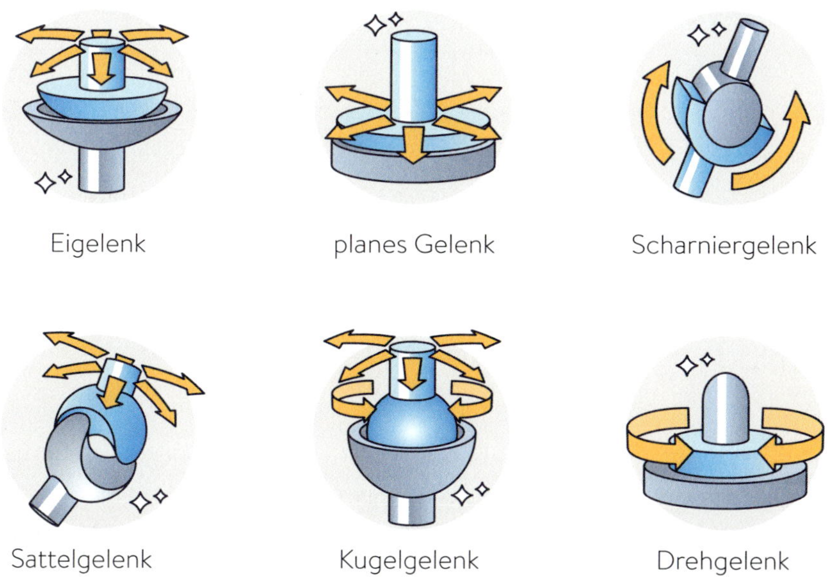

Die unterschiedlichen Gelenkarten und Bewegungsrichtungen

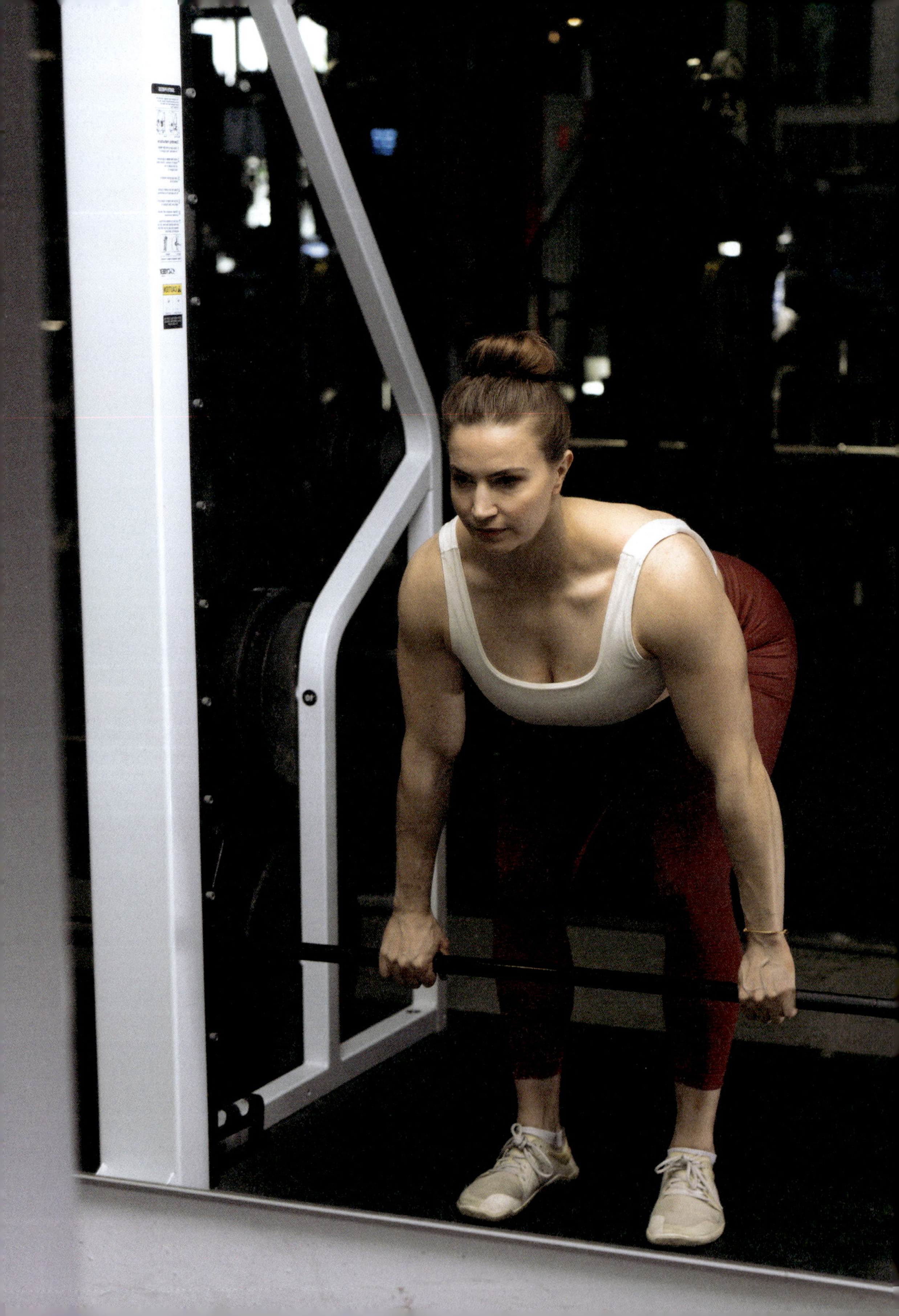

KAPITEL ZWEI

STRENGTH TRAINING MADE SIMPLE – GRUNDLAGEN DES KRAFTTRAININGS

Damit Krafttraining den gewünschten Erfolg zeigt, hast du mehrere Stellschrauben, an denen du drehen kannst. Dies betrifft die Trainingsgestaltung in all ihren Facetten: von der Motivation über die Übungsauswahl, den Trainingsablauf, Trainingshäufigkeit und -intensität bis hin zu Pausen zwischen einzelnen Übungen oder Trainingssätzen. Lerne die ganze Bandbreite der möglichen Tools kennen, die dir zur Verfügung stehen, um maximal davon zu profitieren und dein individuelles Training optimal umzusetzen.

DEIN WEG ZUM ERFOLG

Bevor du Hanteln in die Hand nimmst oder dich an eine Maschine wagst, müssen wir über das Wichtigste sprechen: deine Ziele. Krafttraining ist unglaublich vielseitig und kann dich auf unzählige Weisen unterstützen. Doch ohne ein klares Ziel läufst du Gefahr, im Kreis zu laufen oder die Motivation zu verlieren.

Deine Ziele sind dein Kompass. Sie geben dir Richtung und Motivation. Ein klares Ziel hilft dir, den Fokus zu behalten, Fortschritte zu messen und motiviert zu bleiben. Überlege dir dein »Warum«: Geht es dir um Stärke im Alltag, eine beeindruckende Figur, Gesundheit und Wohlbefinden oder sportliche Leistung? Dein »Warum« ist deine größte Antriebskraft.

Formuliere deine Ziele SMART:

- **Spezifisch:** Was genau möchtest du erreichen?
- **Messbar:** Wie kannst du deinen Fortschritt verfolgen?
- **Attraktiv/erreichbar:** Ist das Ziel realistisch und motivierend?
- **Relevant:** Passt das Ziel zu deinem »Warum« und deinem Lebensstil?
- **Terminiert:** Bis wann möchtest du dieses Ziel erreicht haben?

Für die meisten Frauen im Krafttraining geht es um eine Kombination aus Kraftaufbau, Muskelaufbau (Hypertrophie) und der Veränderung der Körperzusammensetzung. Dieses Buch hilft dir, genau diese Ziele zu erreichen.

WARUM ZIELE SO WICHTIG SIND

Ziele sind dein Kompass. Sie geben dir Richtung und Motivation. Ohne sie ist Training oft nur eine Aneinanderreihung von Übungen, die vielleicht Spaß machen, dich aber nicht wirklich voranbringen. Ein klares Ziel hilft dir, den Fokus zu behalten, Fortschritte zu messen und motiviert zu bleiben – selbst an Tagen, an denen es schwerfällt.

Finde dein »Warum«

Bevor wir über das »Was« sprechen, überleg dir dein »Warum«. Geht es dir um:

- Stärke im Alltag? Den Einkauf mühelos tragen oder fitter im Job sein?
- Eine beeindruckende Figur? Muskeln aufbauen und Kurven formen?
- Gesundheit und Wohlbefinden? Knochen stärken, Rückenschmerzen vorbeugen oder mehr Energie haben?
- Sportliche Leistung? Besser in deiner Sportart werden, einen Marathon laufen oder einen neuen Personal Record (persönlicher Rekord, kurz PR) im Bankdrücken aufstellen?

Dein »Warum« als deine größte Antriebskraft

Setze dir SMARTe Ziele. Jetzt, da dein »Warum« klar ist, formulieren wir deine Ziele. Nutze die SMART-Formel, um sie präzise und erreichbar zu machen:

- **Spezifisch:** Nicht: »Ich will fitter werden«, sondern: »Ich will x Kilo beim Kniebeugen schaffen.«
- **Messbar:** Zum Beispiel: Gewicht auf der Hantel, Anzahl der Wiederholungen, Umfangsmessung, Fotos.
- **Attraktiv/erreichbar:** Schätze die Zeit, die du für dein Ziel brauchst realistisch und machbar ein. Beispielsweise sind zehn Kilogramm in einem Monat abnehmen unrealistisch.
- **Relevant:** Passt das Ziel zu deinem »Warum« und deinem Lebensstil?
- **Terminiert:** Setze dir ein realistisches Datum.

Beispiele:

- »Ich möchte in 3 Monaten 5 Kilogramm Muskelmasse aufbauen und dabei meinen Körperfettanteil halten.«
- »Ich möchte in 6 Monaten 80 Kilogramm in der Kniebeuge für 5 Wiederholungen schaffen.«
- »Ich möchte in 4 Monaten sichtbar mehr Definition an Armen und Schultern haben.«

Was ist dein ultimatives Ziel?

Denk darüber nach, was dein größtes übergeordnetes Ziel ist. Für die meisten Frauen, die mit Krafttraining beginnen, geht es oft um eine Kombination aus:

- **Kraftaufbau:** stärker werden und mehr Gewicht bewegen können.
- **Muskelaufbau (Hypertrophie):** den Körper formen, straffer werden und sichtbare Muskeln entwickeln.
- **Körperzusammensetzung verändern:** Fett reduzieren und gleichzeitig Muskeln aufbauen.

Dieses Buch ist darauf ausgelegt, dir bei all diesen Zielen zu helfen. Sobald du deine Prioritäten gesetzt hast, können wir loslegen und dein Training genau darauf abstimmen.

WAS BEI DER ÜBUNGSAUSWAHL ZU BEACHTEN IST

Die Auswahl der passenden Übungen für deinen Trainingsplan ist eine höchst individuelle Entscheidung, die sich immer an deinen persönlichen Zielen und Umständen orientiert. Es gibt keine Patentlösung, da jeder Körper und jede Zielsetzung einzigartig ist.

Deine Übungswahl sollte sich stets an folgenden Schlüsselfragen ausrichten:

- **Langfristige Ziele (Makrozyklus):** Was möchtest du im großen Ganzen erreichen? Geht es dir um maximalen Muskelaufbau, die Steigerung deiner Maximalkraft in bestimmten Übungen oder die Verbesserung deiner Leistung in einer anderen Sportart?
- **Kurzfristige Ziele (Mesozyklus):** Welche spezifischen Fähigkeiten oder Grundlagen möchtest du in der aktuellen Trainingsphase betonen und entwickeln?
- **Muskuläre Schwächen und Stärken:** Wo liegen deine aktuellen Defizite, die du gezielt verbessern möchtest? Und welche deiner Stärken kannst du nutzen oder weiter ausbauen?

- **Verletzungshistorie:** Gibt es Übungen, die du aufgrund früherer Verletzungen meiden solltest oder sogar unbedingt integrieren musst, um Prävention zu betreiben?
- **Motivation und Spaß:** Welche Übungen bereiten dir Freude und welche kosten dich ständig unnötige Überwindung? Dein Training sollte dich motivieren, nicht frustrieren.
- **Verfügbares Equipment:** Welche Geräte und Materialien stehen dir zur Verfügung?
- **Faserausrichtung der Muskulatur:** Das Verständnis von Ursprung- und Ansatzhypertrophie der Muskeln erleichtert die gezielte Übungsauswahl, da so Faserverlauf inklusive dessen Funktion optimal adressiert werden können.

Diese und viele weitere Überlegungen beeinflussen nicht nur deinen langfristigen Trainingsplan, sondern vor allem die Gestaltung deiner jeweiligen Mesozyklen, also die mittelfristige Trainingsgestaltung, die sich auf spezifische sportliche Leistungsfähigkeit konzentrieren. Die perfekte Übungsauswahl ist dynamisch und entwickelt sich mit dir und deinen Zielen.

VERBUNDÜBUNGEN VERSUS ISOLATIONSÜBUNGEN

Manchmal wird der Begriff »Grundübungen« synonym für »Verbundübungen« verwendet, besonders im Kontext des Krafttrainings, da diese Übungen die Basis bilden. Neben diesen mehrgelenkigen Übungen gibt es auch sogenannte Isolationsübungen, die sich gezielt auf einen Muskel konzentrieren.

- **Verbundübungen *(Compound Exercises)*:** Dies sind Übungen, die mehrere Gelenke und Muskelgruppen gleichzeitig beanspruchen. Beispiele sind Kniebeugen, Kreuzheben, Bankdrücken, Rudern oder Schulterdrücken. Sie sind sehr effizient für den Aufbau von Kraft und Muskelmasse, da sie einen großen Teil des Körpers beanspruchen.
- **Isolationsübungen *(Isolation Exercises)*:** Diese Übungen konzentrieren sich hauptsächlich auf ein Gelenk und eine spezifische Muskelgruppe. Beispiele sind Bizeps-Curls, Trizeps-Drücken, Seitheben oder Beinstrecker-Übungen. Sie werden oft verwendet, um gezielt Schwächen auszugleichen oder bestimmte Muskeln gezielt aufzubauen.

FOKUS AUF MAXIMALKRAFT

Wenn du auf Kraft trainierst, sollten die Verbundübungen, in denen du stärker werden möchtest, den Kern deines Programms bilden. Im Fall eines Powerlifting-Trainings sind das beispielsweise die sogenannten Big Three: Kniebeugen, Bankdrücken und Kreuzheben.

Deine Assistenzübungen *(Accessory Work)*, zusätzliche unterstützende Übungen, solltest du gezielt danach auswählen, wie sie zur Verbesserung deiner Hauptübungen beitragen können. Die Kniebeuge, das Bankdrücken und das Kreuzheben sind nicht zwangsläufig immer die besten Übungen, um in jedem der beteiligten Muskeln maximales Wachstum zu erzielen. Daher sollten je nach individuellen Bedürfnissen andere Übungen ins Training integriert werden, um die Wettkampfübungen optimal zu ergänzen. Assistenzübungen können auch ausgewählt werden, um in bestimmten Teilen der Hauptübung stärker zu werden. Ein wichtiger Aspekt, um langfristig Fortschritte machen zu können und um zum Beispiel gezielt an der Technik zu arbeiten.

FOKUS AUF MUSKELAUFBAU

Auch wenn es wichtig ist, die Bewegungsmuster der Big-Three zu beherrschen, musst du kein so extremer Spezialist sein wie ein Powerlifter. Tatsächlich könnte es für die umfassende Entwicklung der gesamten Körpermuskulatur sogar suboptimal sein, sich ausschließlich auf nur drei Langhantelübungen zu konzentrieren.

Für Anfänger liegt die Priorität jedoch darin, so schnell wie möglich sicher und effizient die grundlegenden Hauptübungen zu beherrschen. Wenn du also gerade mit dem Bodybuilding beginnst oder sogar mit Krafttraining beginnst und dein primäres Ziel der Muskelaufbau, die Hypertrophie, ist, denk daran: Du wirst mit deutlich weniger Volumen pro Muskelgruppe wachsen als ein erfahrenerer Athlet.

Das bedeutet: Im Anfangsstadium brauchst du dir keine großen Gedanken darüber zu machen, Isolationsübungen in großem Umfang einzubeziehen. Anfänger erreichen eine globale Muskelhypertrophie auch ohne starken Fokus auf Isolationsübungen. Deine Zeit ist in dieser Phase besser investiert, um die grundlegenden Fähigkeiten des Krafttrainings zu erlernen.

FASERAUSRICHTUNG DER MUSKULATUR

Die Faserausrichtung – oder der Faserverlauf – eines Muskels spielt eine entscheidende Rolle bei der Übungsauswahl, weil Muskeln nur in die Richtung Kraft ausüben können, in der ihre Fasern verlaufen. Wenn du die spezifische Ausrichtung der Muskelfasern kennst, kannst du Übungen so wählen oder anpassen, dass sie diese Fasern optimal entlang ihrer Zugrichtung belasten. Das Verständnis von Ursprung- und Ansatzhypertrophie der Muskeln erleichtert die gezielte Übungsauswahl, da so Faserverlauf inklusive dessen Funktion optimal adressiert werden können.

WANN ÜBUNGSVARIATION WICHTIG WIRD

Forschungsergebnisse zeigen, dass Muskeln am besten wachsen, wenn du sie mit verschiedenen Übungen trainierst und dich nicht nur auf eine einzige Übung pro Muskelgruppe beschränkst. Zwar ist das Gesamt-Trainingsvolumen entscheidend für Muskelwachstum, jedoch bestimmt die Vielfalt der Übungen, wo genau dieses Wachstum stattfindet. Wenn du verschiedene Übungen für deinen Quadrizeps ausführst, führt das beispielsweise zu einem gleichmäßigeren Wachstum über alle vier Köpfe des Muskels, während eine reine Konzentration auf Kniebeugen möglicherweise nur zwei davon stark stimuliert. Bei der Kniebeuge werden vor allem der laterale und der mediale Kopf stark belastet, der *Rectus femoris* erfährt kaum eine Längenveränderung (während der Kniebeuge wird das Knie gestreckt, aber gleichzeitig wird die Hüfte gebeugt, wodurch der *Rectus femoris* kaum eine Längenveränderung aufweist) und der *Vastus intermedialis* wird nur gering beansprucht. Ähnliche Ergebnisse wurden auch für das Ganzkörpertraining festgestellt: Wer für jede Muskelgruppe abwechselnd verschiedene Übungen trainierte, zeigte ein ausgewogeneres Muskelwachstum über den ganzen Körper verteilt als jemand, der immer die gleichen Übungen machte.

Allerdings kann zu viel Abwechslung den Fortschritt behindern. Das Erlernen einer sauberen Technik erfordert Zeit und Wiederholung. Wenn du ständig die Übungen wechselst, fehlt die nötige Konsistenz, um eine Form zu meistern. Eine unkontrollierte Vielfalt erschwert auch die Fortschrittskontrolle: Wie willst du wissen, ob du stärker wirst, wenn du ständig und willkürlich die Übungen tauschst? Das Konzept der Muskelverwirrung als Anreiz für Muskelwachstum ist hier irreführend und funktioniert nicht, wie von Befürwortern suggeriert wird.

Der Schlüssel liegt in der kontrollierten und konsistenten Vielfalt. Ein Trainingsprogramm kann von Tag zu Tag Abwechslung bieten, solange die Übungen Woche für Woche gleich bleiben. Diese Regelmäßigkeit ermöglicht es dir, deinen Fortschritt bei jeder einzelnen Übung zu messen.

FORTSCHRITT UND STAGNATION ALS GRADMESSER FÜR VARIATION

Wähle eine Handvoll Übungen, die zu deinen Zielen passen, und bleibe für eine Weile dabei. Werde in diesen Bewegungen besser und beobachte, wie deine Kraft über die Zeit zunimmt. Solange du Fortschritte machst, gibt es keinen Grund, Übungen im Trainingsplan auszutauschen, besonders nicht als Anfänger.

Wenn dein Fortschritt nach einigen Monaten stagniert oder dir deine Workouts langweilig werden, tausche ein paar Übungen aus, um das Training frisch und interessant zu halten. Wechsle aber nicht alle auf einmal, sonst verlierst du den Überblick und weißt am Ende nicht mehr, was funktioniert oder nicht funktioniert hat.

ÜBUNGSREIHENFOLGE UND PRIORISIERUNG VON SCHWACHSTELLEN

Sobald du deine Übungen ausgewählt hast, musst du deren Reihenfolge im Trainingsplan festlegen. Bedenke dabei, dass du Übungen, die du zu Beginn einer Einheit ausführst, wenn du noch frisch bist, mit einem höheren Volumen absolvieren kannst. Das bedeutet, dass Verbundübungen mit Langhanteln in den meisten Fällen zuerst ausgeführt werden sollten. Diese Übungen sind am komplexesten, ermüden die Muskulatur am meisten, haben das höchste Verletzungsrisiko und stimulieren gleichzeitig den größten Muskelaufbau pro Wiederholung, da sie mehrere Muskelgruppen auf einmal trainieren.

Wenn du zusätzlich einen »schwachen« Muskel beziehungsweise eine Muskelgruppe zum Wachsen bringen willst, solltest du diese ebenfalls mehr zu Beginn einer Trainingseinheit trainieren. Wenn beispielsweise die Gesäßmuskulatur deine Schwachstelle ist, ist es sinnvoll, den Hip Thrust als erste Übung im Training zu platzieren.

Willst du deine Armmuskulatur »verbessern« beziehungsweise den Umfang deiner Arme vergrößern, ist es sinnvoll, Übungen für die Arme zu Beginn der Trainingseinheit auszuführen, auch wenn sonst Übungen für die Beine auf dem Programm stehen.

Der Einfluss der Übungsreihenfolge ist jedoch nicht so groß, dass Übungen nicht in einem vernünftigen Rahmen verschoben werden können. Wenn du beispielsweise Beinbeuger vor einer Langhantel-Kniebeuge oder Kniebeuge-Bewegung ausführst, kannst du so die Kniegelenksstabilität fördern und dich dementsprechend gut für Kniebeugen mit schwerem Gewicht aufwärmen, ohne deine Kraftleistung signifikant zu behindern. Es gibt also Ausnahmen, aber die Regel, Verbundübungen eher früher als später in der Einheit zu platzieren, ist eine gute Faustregel. Hier gilt: Probiere gern aus, was für dich gut funktioniert und zu den gewünschten Ergebnissen führt.

Vielleicht beobachtest du auch, dass die Muskeln einer Körperhälfte etwas größer oder stärker sind als auf der anderen, besonders wenn du mit Krafttraining beginnst. Es ist nicht unüblich, auf einer Seite acht Wiederholungen zu schaffen, aber auf der anderen nur drei Wiederholungen. Der Körper ist asymmetrisch, was, obwohl nicht grundsätzlich schlecht für Gesundheit oder Leistung, aus ästhetischen Gründen korrigiert werden kann. In diesem Fall ist die beste Lösung, die Schwachstelle zu priorisieren, indem du sie zuerst trainierst.

KADENZ: DER AUGENBLICK DER ZERBRECHLICHKEIT

Wie lange die einzelnen Phasen einer Kraftübung dauern, wird Kadenz genannt. Jede Bewegung im Krafttraining besteht aus vier Schlüsselphasen:

- **Exzentrische Phase (negativ/nachgebend):** Hier gibst du dem Gewicht kontrolliert nach, während der Muskel sich verlängert.
- **Exzentrisch-konzentrischer Umkehrpunkt:** Das ist der kurze Moment des Innehaltens zwischen der Abwärts- und der Aufwärtsbewegung (isometrisch).
- **Konzentrische Phase (positiv/überwindend):** Hier überwindest du den Widerstand und hebst das Gewicht, während der Muskel sich verkürzt.
- **Konzentrisch-exzentrischer Umkehrpunkt:** Das ist der kurze Moment des Innehaltens zwischen der Aufwärts- und der Abwärtsbewegung (isometrisch).

Diese vier Phasen werden durch eine Zahlenkombination dargestellt, die ihre Dauer in Sekunden angibt. Nehmen wir das Beispiel einer Kadenz von 3-1-X-1 bei der Kniebeuge:

- **Phase 1:** 3 Sekunden: Du gehst langsam und kontrolliert nach unten (exzentrische Phase).
- **Phase 2:** 1 Sekunde: Du verweilst kurz am tiefsten Punkt der Kniebeuge (exzentrisch-konzentrischer Umkehrpunkt).

- **Phase 3:** X (explosiv): Du drückst dich so schnell und kraftvoll wie möglich nach oben (konzentrische Phase).
- **Phase 4:** 1 Sekunde: Du pausierst kurz am oberen Punkt der Bewegung, bevor die nächste Wiederholung beginnt (konzentrisch-exzentrischer Umkehrpunkt).

Die große Frage ist nun: Gibt es eine optimale Kadenz und wie sollte diese in verschiedenen Trainingsphasen aussehen? Ein Blick auf die wissenschaftlichen Erkenntnisse gibt darüber Aufschluss.

Für eine optimale Kadenz im Krafttraining gibt es abseits einer Wiederholungsdauer von unter zehn Sekunden eine klare wissenschaftliche Vorgabe: Die exzentrische (nachgebende) Phase sollte stets kontrolliert ausgeführt werden. Dies schafft die Voraussetzung dafür, dass die anschließende konzentrische (überwindende) Phase so explosiv wie möglich gestaltet werden kann.

Beachte dabei: »Explosiv« bedeutet hier die Intention hinter der Bewegung, nicht unbedingt die sichtbare Geschwindigkeit. Schwere Lasten lassen sich nicht schnell bewegen, aber die Absicht, die konzentrische Phase maximal schnell zu überwinden, ist entscheidend für den Muskelwachstumsreiz. Der Weg zu mehr Muskelmasse lautet also: kontrollierte Exzentrik und explosiv intendierte Konzentrik.

Bei leichteren Lasten und höheren Wiederholungszahlen ab etwa zehn bis zwölf Wiederholungen aufwärts ist es jedoch vorteilhafter, die konzentrische Phase der ersten paar Wiederholungen, in der die Muskulatur noch nicht ermüdet ist, ebenfalls kontrollierter auszuführen. Zudem gibt es Situationen, in denen eine absichtlich langsame Wiederholung sinnvoll ist:

- **Bewegungslernen:** Solange du einen Bewegungsablauf noch nicht sicher beherrschst, solltest du ihn nicht schnell ausführen. Eine langsamere Kadenz und längere Pausen an den Umkehrpunkten helfen hierbei, die Technik zu festigen.
- **Nach Verletzungen:** Um nach einer Verletzung das Gefühl für die Bewegung oder den Muskel wiederherzustellen, ist eine reduzierte Bewegungsgeschwindigkeit oft zielführender und sicherer.

FREIE GEWICHTE VERSUS TRAINING AN MASCHINEN

In modernen Fitnessstudios findet sich eine beeindruckende Vielfalt an Trainingsgeräten: freie Gewichte, Maschinen, Kabelzüge und Mischformen wie Smith-Maschinen oder Übungen mit dem eigenen Körpergewicht. Doch welche Übungskategorie fördert den Muskelaufbau am effektivsten und unter welchen Umständen lohnt sich der Wechsel von freien Gewichten zu Maschinen oder umgekehrt?

Grundsätzlich lässt sich jede Übung entlang eines Spektrums einordnen. Ganz am Ende stehen die freien Gewichte: Lang- und Kurzhanteln, Kettlebells oder das eigene Körpergewicht, bei dem der Widerstand allein durch die Schwerkraft entsteht. Ihr besonderer Vorteil liegt in der uneingeschränkten Bewegungsfreiheit, die jedoch mehr Stabilität in Muskeln und Gelenken verlangt, da der Trainierende den exakten Bewegungsablauf und die Lastführung selbst kontrollieren muss.

Am anderen Ende des Spektrums stehen Kraftmaschinen, die den Bewegungsablauf fest vorgeben und so die Anforderungen an Rumpf- und Gelenkstabilität deutlich reduzieren. Je nach Bauart kann das Widerstandsprofil unterschiedlich aussehen – eine Besonderheit, die freie Gewichte nicht bieten. Zwischen diesen Extremen befinden sich Smith-Maschinen und Kabelzugstationen, die jeweils Merkmale beider Pole in sich tragen und damit die Brücke zwischen Stabilität und Freiheit schlagen.

Welche Seite des Spektrums ist nun für die Hypertrophie die bessere Wahl? Die aktuelle Studienlage besagt, dass sowohl freie Gewichte als auch Übungen an Maschinen zu ähnlich starken Muskelzuwächsen führen. Einige Studien berichteten leichte Vorteile für freie Gewichte, andere wiederum für Maschinen, insgesamt aber zeigten beide Übungsformen vergleichbare Erfolge.

Warum also sind beide Optionen gleichermaßen wirksam? Muskelwachstum entsteht primär durch mechanischen Stress und hohe Spannung über den Bewegungsumfang. Solange eine Übung die Zielmuskulatur bis knapp vor Muskelversagen reizt und dies über eine große Bewegungsamplitude geschieht, spielt es keine Rolle, ob die Last frei schwingt oder geführt wird.

VOR- UND NACHTEILE VON FREIEN GEWICHTEN

Vorteile:

- Mehr Muskelmasse wird aktiviert: Freihantelübungen erfordern typischerweise mehr Balance und Koordination, was eine höhere Aktivierung kleinerer, stabilisierender Muskeln bedeutet.
- Sie bieten mehr Vielseitigkeit: Kurzhanteln geben dir nahezu unzählige Optionen für jedes Bewegungsmuster und jede Muskelgruppe.
- Kostengünstige Ausrüstung: Du kannst ein Home-Gym mit einer Langhantel und Kurzhanteln für weniger Geld ausstatten, als du vielleicht an Mitgliedsbeiträgen in einem gehobenen Fitnessstudio zahlen würdest.
- Sie sind zugänglicher: Egal, wo du trainierst, eine 20-Kilo-Hantel bleibt eine 20-Kilo-Hantel. Aber 20 Kilogramm an einer Maschine in einem Fitnessstudio könnten sich schwerer oder leichter anfühlen als 20 Kilogramm an einer ähnlichen Maschine in einem anderen Studio.

Nachteile:

- Schwerer erlernbare Technik: Die Lernkurve kann für manche neue Trainierende entmutigend sein, besonders für diejenigen, die zu Hause trainieren oder keinen Zugang zu einem qualifizierten Coach im Fitnessstudio haben.
- Zeitaufwendiger Aufbau des Equipments: Um dich für Langhantelübungen vorzubereiten, brauchst du eine Stange, Gewichte, Verschlüsse und eine Bank, ein Power Rack und/oder ausreichend Bodenfläche.
- Ausführlicheres Aufwärmen erforderlich: Zu Hause oder im Fitnessstudio musst du mehr Zeit und Mühe investieren, um deinen Körper auf schwere Verbundübungen vorzubereiten. Das bedeutet entweder längere Workouts oder weniger Zeit für Assistenzübungen.

- Suboptimale Widerstandskurve: Viele Freihantelübungen bieten keinen kontinuierlichen Widerstand über den gesamten Bewegungsumfang. Ein Kurzhantel-Bizeps-Curl im Stehen zum Beispiel übt kaum Spannung auf den Bizeps aus, wenn dieser gedehnt ist (am tiefsten Punkt), und maximale Spannung, wenn der Ellenbogen 90 Grad erreicht. Viele Maschinen und Kabelzüge hingegen bieten die Möglichkeit das Widerstandsprofil an die Kraftkurve des Muskels anzupassen.

VOR- UND NACHTEILE VON ÜBUNGEN AN KRAFTMASCHINEN

Vorteile:

- Leichter erlernbare Technik: Da die Lernkurve geringer ist, können Maschinen für Einsteiger weniger einschüchternd wirken.
- Schneller und einfacher Aufbau des Equipments: Maschinen sind meist sofort einsatzbereit – Sitz einstellen, Gewicht auswählen und loslegen.
- Weniger Zeit für das Aufwärmen nötig: Da Maschinen weniger Stabilität und Koordination erfordern, kannst du nach nur ein oder zwei Aufwärmsätzen sicher mit dem Training beginnen.
- Bessere Muskelisolation: Der Vorteil einer geringeren Aktivierung von Stabilisatoren ist eine direktere Beanspruchung der Zielmuskeln.
- Überlegene Widerstandskurve: Viele Maschinen bieten einen kontinuierlicheren Widerstand über den gesamten Bewegungsumfang.

Nachteile:

- Geringere Aktivierung kleinerer, stabilisierender Muskeln: Maschinen mit festem Bewegungspfad erfordern weniger Balance und Koordination, was oft zu einer geringeren Aktivierung von Stabilisatoren führt.
- Manche Maschinen können verwirrend sein: Neuere Maschinen erfordern manchmal mehrere Einstellungen und haben viele bewegliche Teile. Selbst erfahrene Trainierende haben manchmal Schwierigkeiten, die Maschine richtig einzustellen.

- Geringere Vorhersehbarkeit: 20 Kilogramm an einer Maschine können sich ganz anders anfühlen als 20 Kilogramm an einer anderen Maschine, selbst wenn beide Maschinen für dieselbe Übung konzipiert sind. Sogar dieselbe Maschine kann in verschiedenen Fitnessstudios unterschiedlich kalibriert sein.
- Verfügbarkeit deiner Lieblingsmaschinen: Da kommerzielle Maschinen teuer sind, müssen Fitnessstudios diejenigen wählen, die zu ihrem Budget und ihrem Platzangebot passen. Wenn du das Fitnessstudio wechselst, findest du möglicherweise nicht alle Maschinen, die du in deinem vorherigen Studio hattest.
- Eingeschränkte Funktionalität: Die meisten Maschinen haben nur eine Funktion – eine Übung, einen Bewegungspfad. Du kannst nicht immer zu einer anspruchsvolleren Variante derselben Übung oder desselben Bewegungsmusters übergehen, damit sind sie weniger vielseitig. (Kabelzüge sind hier eine bemerkenswerte Ausnahme, da sie für eine Vielzahl effektiver Übungen verwendet werden können.)

Wer darüber hinaus spezifische Kraftziele oder sportliche Leistungsansprüche hat, kombiniert idealerweise beide Welten: Maximalkraft auf der Langhantel und gezielte Leistungssteigerung auf dem Gerät. In weniger gut ausgestatteten Studios oder Home-Gyms mag die Entscheidung ohnehin durch die verfügbare Ausrüstung vorgegeben sein. Doch unabhängig von Hanteln, Maschinen oder Kabelzügen gilt immer: Die gewählte Übung muss den Zielmuskel über den größtmöglichen Bewegungsbereich gegen ausreichenden Widerstand bis nahe an das Muskelversagen reizen, nur so entsteht der gewünschte Kraftzuwachs und die gewünschte Muskulatur.

PROGRESSIVE OVERLOAD

Die technische Definition von *Progressive Overload* lautet nach Kraemer et al. (2002) »eine schrittweise Erhöhung des Stresses, der durch Training auf den Körper ausgeübt wird«. Das Konzept ist recht einfach: Wir alle haben uns größtenteils bereits an die Belastungen angepasst, die wir unserem Körper routinemäßig zumuten. Ohne zusätzlichen Stress hat der Körper keinen Grund, größer und stärker zu werden. Wenn du möchtest, dass sich dein Körper weiter anpasst, also größer und stärker wird, als er jetzt ist, musst du ihm neue Herausforderungen geben. Das ist der sogenannte Overload.

Du musst dabei aber strategisch vorgehen. Der Overload sollte systematisch und vor allem inkrementell (schrittweise aufeinander aufbauend) erfolgen. Zu viel Overload, der zu früh oder zu willkürlich angewendet wird, verschwendet bestenfalls Zeit und Energie. Schlimmstenfalls kann er das Verletzungsrisiko erhöhen. Deshalb muss er progressiv sein und die Muskulatur Schritt für Schritt, Stufe für Stufe immer weiter fordern. Dabei spielt auch das Bewegungsmuster eine entscheidende Rolle, da saubere Technik die Grundlage für eine sichere und effektive Belastungssteigerung ist.

Um Muskeln aufzubauen, brauchst du ein hohes Maß an mechanischer Spannung, was bedeutet, dass du deine Trainingssätze vernünftigerweise nah ans Muskelversagen bringen musst. Das wird anfangs extrem herausfordernd sein. Während sich dein Körper jedoch anpasst und stärker wird, musst du die Herausforderung erhöhen.

Als Anfänger wird praktisch jedes Training eine Wachstumsreaktion hervorrufen. Doch mit zunehmender Kraft reichen die Workouts, die anfangs für schnelle Fortschritte sorgten, nicht mehr aus, um die Muskeln nah genug ans Muskelversagen zu bringen und weitere Zuwächse zu erzielen. Anstatt ein fortgeschrittener Athlet zu werden, bleibst du lebenslang im Mittelfeld.

Das Problem lässt sich ganz einfach lösen: Erhöhe entweder die Wiederholungszahlen oder das Gewicht, sodass du wieder ausreichend nah am Muskelversagen trainierst.

ALLGEMEINE ANSÄTZE FÜR PROGRESSIVE OVERLOAD

Die meisten Leute, die mit dem Konzept des Progressive Overload vertraut sind, denken, es bedeute lediglich, mehr Gewicht auf die Stange zu legen. Doch das ist nur eine von vielen Möglichkeiten, dieses Prinzip anzuwenden. Keine Overload-Strategie ist zwangsläufig besser als die andere. Du kannst je nach Kontext verschiedene Strategien wählen. Alle führen über die Zeit zu einer erhöhten Herausforderung für den Muskel und somit zu besserem Wachstum.

Fortschritt versus Progressive Overload

Es ist leicht, sich nur auf Kraftzuwächse zu versteifen. Wenn dein Ziel Kraft ist, solltest du natürlich über eine Zeitspanne hinweg die Gewichte steigern. Aber auch wenn dein Ziel Hypertrophie ist, solltest du über die Zeit mit immer schwereren Gewichten arbeiten.

Das soll nicht heißen, dass die reine Erhöhung des Gewichts Hypertrophie verursacht. Muskelwachstum entsteht durch die kumulative Spannung, die über die Zeit auf den Muskel wirkt. Allerdings sind größere Muskeln in der Regel auch stärkere Muskeln. Daher sollte Muskelwachstum letztendlich zu einer Kraftsteigerung führen.

Versteife dich aber nicht so sehr darauf, nur mehr Gewicht auf die Stange zu legen, als sei dies das Einzige, was zählt, oder dass dies der alleinige Grund für Hypertrophie ist. Es ist vielmehr umgekehrt: Eine erhöhte Kraft ist ein Zeichen dafür, dass du einen ausreichenden Overload brauchst, um Hypertrophie zu erreichen. Du musst nicht nur einen Spannungsreiz anwenden, indem du mit einer angemessenen Anstrengung (*Rate of Perceived Exertion*, kurz RPE) trainierst, damit der Muskel wächst, sondern auch sicherstellen, dass du genügend Spannung geliefert hast, was über ausreichend Volumen und/oder die Anzahl der Sätze gesteuert wird.

Wenn du bei den meisten Übungen stärker wirst, ist das ein gutes Zeichen dafür, dass du einen ausreichenden Overload für Muskelwachstum bereitstellst.

Strategie 1: Erhöhung des Gewichts

Das Erhöhen des Gewichts ist der gängigste und intuitivste Ansatz für Progressive Overload und wird auch als lineare Progression bezeichnet. Es ist die erste Strategie, die ich den meisten Anfängern empfehle, und in manchen Kontexten sogar die wichtigste.

Das folgende Beispiel zeigt, wie du Kniebeugen mit der Langhantel mit den gleichen Sätzen und Wiederholungen über einen Zeitraum von vier Wochen ausführst, während du schrittweise eine minimale Menge von 2,5 Kilogramm zum Gewicht hinzufügst:

Beispiel Langhantel-Kniebeuge

- **Woche 1:** 3 Sätze × 6 Wiederholungen à 60 kg
- **Woche 2:** 3 Sätze × 6 Wiederholungen à 62,5 kg
- **Woche 3:** 3 Sätze × 6 Wiederholungen à 65 kg
- **Woche 4:** 3 Sätze × 6 Wiederholungen à 67,5 kg

Bei der **linearen Progression** steigerst du also die Variablen um einen festen Betrag, während du alles andere gleich lässt. Wenn du das 52 Wochen lang durchziehen könntest, würdest du nach einem Jahr Training 6 Wiederholungen mit 180 Kilogramm Trainingsgewicht bewältigen. In der Praxis ist dies jedoch nicht möglich, denn das Trainingsgewicht lässt sich nicht ins Unendliche steigern. Wenn jeder bei jedem Training 2,5 Kilogramm zur Stange hinzufügen könnte, würden wir alle nach vier Jahren 450 Kilogramm beugen – doch dafür ist der Körper dann doch nicht ausgelegt.

Das realistischere Szenario ist, dass du mit einem mittelschweren Gewicht beginnst. Nachdem du das Gewicht über mehrere Wochen oder Monate linear erhöht hast, schaffst du irgendwann nicht mehr alle 6 Wiederholungen in allen 3 Sätzen.

An diesem Punkt bieten sich dir mehrere Möglichkeiten:

- **Erhöhe das Gewicht nur noch bei jedem zweiten oder dritten Training.** Du lässt deinem Körper so Zeit, sich an die neue Belastung anzupassen, und er zeigt dir, wann er für die nächste Herausforderung bereit ist.
- **Steigere das Gewicht in kleineren Schritten,** indem du Mikro- oder Fractional-Gewichtsscheiben verwendest. So kannst du den Fortschritt langsamer, aber stetiger gestalten.

Zu den Erwartungen an deinen Fortschritt

Dein Körper ist keine Maschine. Dennoch erwartest du vielleicht von deinem Training einen reibungslosen Fortschritt oder gar eine maschinenartige Konsistenz. Du denkst vielleicht, deine Kraft und dein Energielevel sollten jedes Mal genau gleich sein. Dein Körper funktioniert jedoch nicht so. Es ist völlig normal, dass die Leistung schwankt, und das aus verschiedenen Gründen: Stress im Privat- und Berufsleben, die Qualität und Quantität deines Schlafs, dein Ernährungs- und Hydratationsstatus. Es kann auch sein, dass du gerade krank wirst und noch gar nicht bewusst spürst, dass etwas nicht stimmt, bis dir mitten im Training die Puste ausgeht. All diese Faktoren können die Kraft beeinflussen.

Es wird Tage geben, an denen dein Körper nicht mit deinem Fortschrittsschema übereinstimmt. Dein Plan verlangt vielleicht, dass du diese Woche die Gewichte erhöhst, aber deine Muskeln können nicht einmal das Trainingsgewicht der letzten Woche bewältigen. Umgekehrt kann es sein, dass du dich so gut fühlst, dass sich alles, was du hebst, leichter anfühlt, als es sollte, selbst wenn es schwerer ist als jedes Gewicht, das du bisher in dieser Übung und in diesem Wiederholungsbereich verwendet hast. Aber genau dann, wenn du denkst, das sei dein neues Normal, schwankt deine Kraft wieder in die entgegengesetzte Richtung.

Genau dann ist es an der Zeit, andere Wege zu finden, um mit der Strategie des Progressive Overload zu arbeiten.

Strategie 2: Mehr Wiederholungen bei gleichem Gewicht

Irgendwann erreicht jeder den Punkt, an dem er kein zusätzliches Gewicht mehr hinzufügen kann und trotzdem alle gewünschten Wiederholungen schafft. Genau dann wechselst du die Strategie: Statt mehr Gewicht aufzulegen, konzentrierst du dich darauf, mehr Wiederholungen mit dem gleichen Gewicht zu schaffen.

Bleiben wir beim Beispiel der Langhantel-Kniebeuge:

Nehmen wir an, dank linearer Progression hast du dich auf 3 Sätze à 6 Wiederholungen mit 85 Kilogramm hochgearbeitet. Aber als du es mit 87,5 Kilogramm versucht hast, hast du nur 5 Wiederholungen geschafft.

Vorausgesetzt, du hattest keinen schlechten Tag, ist es wahrscheinlich an der Zeit, eine neue Overload-Strategie in Betracht zu ziehen. Jetzt erhöhst du nicht mehr das Gewicht bei einer festen Wiederholungszahl, sondern hältst das Gewicht konstant und erhöhst die Anzahl der Wiederholungen.

Beispiel Langhantel-Kniebeuge

- **Woche 1:** 3 Sätze × 6 Wiederholungen à 60 kg
- **Woche 2:** 3 Sätze × 7 Wiederholungen à 60 kg
- **Woche 3:** 3 Sätze × 8 Wiederholungen à 60 kg
- **Woche 4:** 3 Sätze × 9 Wiederholungen à 60 kg

Rep Overload *(Repetition Overload)* ist zwar ein effektives Werkzeug, doch seine Anwendbarkeit ist oft begrenzter als die lineare Gewichtssteigerung. Stell dir vor, du würdest jede Woche nur eine Wiederholung hinzufügen: Nach wenigen Monaten wärst du bei Sätzen von 20 Wiederholungen, nach ein paar Jahren sogar bei 100 – das ist schlichtweg unrealistisch.

Tatsächlich kann selbst das eben genannte Kniebeugen-Beispiel für viele Trainierende schnell anspruchsvoll werden. Mehr Wiederholungen zu bereits fordernden Gewichten hinzuzufügen, kann sehr rasch extrem anstrengend werden. Wenn die Wiederholungszahlen zu umfangreich werden, musst du nicht jeden Satz wöchentlich um eine Wiederholung steigern. Stattdessen könntest du dich darauf konzentrieren, nur einem einzigen Satz pro Woche eine Wiederholung hinzuzufügen. Das gibt dir mehr Zeit, um dich von 3 Sätzen à 6 Wiederholungen auf 3 Sätze à 9 Wiederholungen zu steigern.

Trotzdem wirst du auch bei dieser langsameren Progression irgendwann an eine Grenze stoßen, wenn du dich ausschließlich auf den Rep Overload verlässt. Aus diesem Grund ist es meiner Meinung nach am effektivsten, Rep Overload in Kombination mit anderen Progressionsmethoden zu nutzen, die ich im nächsten Abschnitt genauer erläutern werde.

Strategie 3: Double Progression

Bei der Double Progression arbeitest du mit zwei Variablen – Wiederholungen und Gewicht – anstatt nur mit einer. Das ist die Methode, wie Coaches Progressive Overload in der Regel umsetzen, und sie ist für die meisten Trainierenden intuitiv verständlich.

Beachte, dass das folgende Beispiel mit einem leichteren Gewicht beginnt als dem, mit dem du im vorherigen Beispiel dein Maximum erreicht hast, und du in einem Bereich von 6 bis 8 Wiederholungen arbeitest:

Beispiel Langhantel-Kniebeuge

- **Woche 1:** 3 Sätze × 6 Wiederholungen à 80 kg
- **Woche 2:** 3 Sätze × 7 Wiederholungen à 80 kg
- **Woche 3:** 3 Sätze × 8 Wiederholungen à 80 kg
- **Woche 4:** 3 Sätze × 6 Wiederholungen à 82,5 kg
- **Woche 5:** 3 Sätze × 7 Wiederholungen à 82,5 kg
- **Woche 6:** 3 Sätze × 8 Wiederholungen à 82,5 kg

Wie du siehst, sieht das allgemeine Muster vor, jede Woche eine Wiederholung hinzuzufügen, bis du das obere Ende des Wiederholungsbereichs erreichst (in diesem Fall 8 Wiederholungen). An diesem Punkt legst du etwas Gewicht auf und kehrst zum unteren Ende des Wiederholungsbereichs zurück (in diesem Fall 6 Wiederholungen).

Progressive Overload wird komplizierter, wenn du mit Kurzhanteln bei einer Isolationsübung arbeitest. Nehmen wir an, du beginnst beim Seitheben mit 5-Kilogramm-Hanteln, arbeitest dich auf ein Dutzend Wiederholungen hoch und erhöhst dann das Gewicht auf 7,5 Kilogramm. Wieder arbeitest du dich auf 12 Wiederholungen hoch und denkst, du bist bereit für 10-Kilogramm-Hanteln. Aber du schaffst nicht einmal 8 Wiederholungen, und die 7 Wiederholungen, die du schaffst, fühlen sich völlig anders an als gewohnt. Du spürst mehr Belastung im Schultergelenk und weniger Beanspruchung in den Deltamuskeln.

Es sind zwar nur 2,5 Kilogramm pro Arm, aber es ist auch eine Erhöhung um 33 Prozent. Das ist eine Menge zusätzliches Gewicht.

In solchen Fällen ist die beste Taktik, einen größeren Wiederholungsbereich festzulegen, zum Beispiel 8 bis 15 Wiederholungen, was dir mehr Spielraum gibt und erlaubt, den Rep Overload länger fortzusetzen, als es in den vorherigen Beispielen der Fall wäre.

Beispiel Kurzhantel-Seitheben

- **Woche 1:** 3 Sätze × 10 Wiederholungen à 7 kg
- **Woche 2:** 3 Sätze × 11 Wiederholungen à 7 kg
- **Woche 3:** 3 Sätze × 12 Wiederholungen à 7 kg
- **Woche 4:** 3 Sätze × 13 Wiederholungen à 7 kg
- **Woche 5:** 3 Sätze × 14 Wiederholungen à 7 kg
- **Woche 6:** 3 Sätze × 15 Wiederholungen à 7 kg
- **Woche 7:** 3 Sätze × 8 Wiederholungen à 9 kg
- **Woche 8:** 3 Sätze × 9 Wiederholungen à 9 kg

Strategie 4: Zusätzliche Sätze

Wenn du beim Seitheben zum Beispiel 3 Sätze à 12 Wiederholungen mit 9-Kilo-Kurzhanteln schaffst, aber dann an deine Grenzen stößt – schwerere Gewichte die Gelenke belasten oder die Technik bei mehr Wiederholungen leidet –, gibt es eine weitere Lösung: Füge einen zusätzlichen Satz hinzu, was sich Set Overload nennt. Das gibt deinen Zielmuskeln kurzfristig mehr Arbeit bei geringem Risiko. Doch diese Strategie hat auch ihre Tücken:

- **Begrenzte Praktikabilität:** Während der Sprung von 2 auf 3 Sätze natürlich ist und 3 auf 4 Sätze ein Plateau überwinden kann, wird es ab 4 Sätzen oft ineffizient. 5 oder 6 Sätze, besonders bei Isolationsübungen, sind oft nicht sinnvoll, weil das zu viel Zeit einnehmen würde.
- **Abnehmende Erträge:** Ab einem gewissen Punkt führen mehr Sätze nicht zu größeren Zuwächsen und können sogar kontraproduktiv sein (Stichwort »Junk Volume«, was bedeutet, dass kein Muskelzuwachs erreicht wird, sondern Müdigkeit entsteht).
- **Abnahme von Fokus und Energie:** Bei 3 Sätzen kannst du dich voll auf jeden Satz konzentrieren. Bei 6 Sätzen wird es schwerer, die gleiche Intensität aufrechtzuerhalten.
- **Erhöhter Ermüdungsfaktor:** Während du bei der Double Progression meist eine Wiederholung pro Satz pro Woche hinzufügst (also 3 Wiederholungen bei 3 Sätzen), bedeutet ein zusätzlicher Satz gleich 8 bis 15 Wiederholungen mehr! Das erhöht das gesamte Trainingsvolumen erheblich, was längere Workouts und eine längere Erholungszeit erforderlich machen kann.

Deshalb solltest du das Hinzufügen von Sätzen sparsam einsetzen. Es ist jedoch am effektivsten, wenn andere Progressionsmethoden bei einer bestimmten Übung nicht mehr greifen. Eine clevere Variante ist, das Set Overload als Teil einer Double Progression zu nutzen. Hierbei erhöhst du die Anzahl der Sätze bei einer festen Wiederholungszahl, anstatt die Wiederholungen bei einer festen Satzanzahl zu steigern.

Beispiel Beinstrecker

- **Woche 1:** 2 Sätze × 8 Wiederholungen à 45 kg
- **Woche 2:** 3 Sätze × 8 Wiederholungen à 45 kg
- **Woche 3:** 4 Sätze × 8 Wiederholungen à 45 kg
- **Woche 4:** 2 Sätze × 8 Wiederholungen à 50 kg
  (Gewicht erhöht, Sätze reduziert auf Anfangsanzahl)
- **Woche 5:** 3 Sätze × 8 Wiederholungen à 50 kg
- **Woche 6:** 4 Sätze × 8 Wiederholungen à 50 kg
- **Woche 7:** 2 Sätze × 8 Wiederholungen à 55 kg

SELBSTBEOBACHTUNG FÜR EIGENVERANTWORTLICHES TRAINING

Auch wenn zusätzliche Sätze ein starker Anreiz für neues Wachstum und das Überwinden von Plateaus sein können, erhöhen sie auch schnell den Erholungsbedarf. Überwache daher beim Set Overload genau, wie sich deine Erholung gestaltet. Achte auf plötzliche, unerklärliche Kraftabfälle oder übermäßige Erschöpfung – im Training und im Alltag. Wenn du das bemerkst, solltest du zu einer Satzanzahl zurückkehren, von der du dich gut erholen kannst, und eine andere Progressionsstrategie in Betracht ziehen.

Dein Ziel ist es, mit dem erhöhten Volumen den zweiten Teil deiner Double Progression zu erreichen: die Gewichtserhöhung. Jedes Mal, wenn du das Gewicht erhöhst, reduzierst du die Sätze wieder auf die Satzanzahl, mit der du ins Training gestartet bist.

Overload durch Technik

Die meisten Methoden des Progressive Overload setzen eine gleich bleibende Technik voraus. Doch erfahrene Athleten können ihre Technik gezielt anpassen, um die Muskelspannung oder -aktivierung zu erhöhen.

Eine Methode ist, die negative (exzentrische) Phase der Bewegung zu verlangsamen. Anstatt das Gewicht in deinem üblichen Tempo (etwa ein bis zwei Sekunden) abzusenken, nimmst du dir zwei bis drei Sekunden Zeit. Das verlängert die Zeit unter Spannung *(Time Under Tension)* des Muskels und macht den Satz ermüdender, ohne dass du Wiederholungen oder Gewicht erhöhen musst. Selbst wenn du die Abwärtsbewegung nur bei den letzten beiden Wiederholungen eines Satzes verlangsamst, stellt das eine neue Herausforderung für deine Muskeln dar.

Eine weitere Möglichkeit, durch Technik einen Overload zu erzielen, ist, am Punkt der größten Muskeldehnung eine Pause einzulegen. Beim Wadenheben könntest du beispielsweise am untersten Punkt kurz verharren und bewusst eine intensivere Dehnung spüren. Auch hier gilt: Selbst wenn du dies nur bei den letzten Wiederholungen anwendest, wirst du einen deutlichen Unterschied in der Muskelaktivierung spüren.

Du kannst auch den Bewegungsumfang *(Range of Motion)* erweitern. Du könntest zum Beispiel schrittweise die Tiefe deiner Kniebeuge erhöhen, sofern deine Mobilität dies zulässt. Oder du verwendest eine höhere Plattform für Step-ups. Wenn du Kreuzheben von Blöcken oder den Sicherungen eines Power Racks ausführst, das Gewicht also weiter oben platziert ist, kannst du die Höhe der Blöcke progressiv verringern, bis du das Gewicht vom Boden ziehst.

Overload durch Mind-Muscle-Connection

Wenn du dich bewusst auf den Muskel konzentrierst, den du gerade trainierst, wird von *Mind-Muscle-Connection* gesprochen. Studien deuten darauf hin, dass dies nicht nur die Aktivierung des Muskels im Moment erhöht, sondern auch langfristig zu mehr Muskelwachstum führen kann. Es ist eine Fähigkeit, die sich mit der Zeit und zunehmender Trainingserfahrung verbessert. Doch man sollte die Bedeutung von Mind-Muscle Connection nicht überschätzen.

Nur weil du deine Brustmuskeln beim Bankdrücken nicht explizit spürst, heißt das nicht, dass sie nicht arbeiten. Die Brustmuskeln sind die Hauptakteure bei der horizontalen Adduktion der Schulter, dem Drücken der Arme zur Körpermitte, und werden dabei aktiviert und trainiert, selbst wenn die bewusste Verbindung fehlt.

Tatsächlich kann die Mind-Muscle Connection unter bestimmten Umständen sogar ablenken. Wenn du mit relativ schweren Gewichten und wenigen Wiederholungen (8 oder weniger) trainierst, ist es oft sinnvoller, sich auf die äußere Bewegung des Körpers zu konzentrieren statt auf einzelne Muskeln. Das gilt besonders für komplexe Verbundübungen wie Kniebeugen und Kreuzheben, bei denen die Koordination der gesamten Bewegung im Vordergrund steht.

DIE ROLLE DER PERIODISIERUNG IM KRAFTTRAINING

Hast du dich jemals gefragt, warum deine Fortschritte im Training irgendwann stagnieren? Oder warum du trotz harter Arbeit nicht die gewünschten Ergebnisse siehst? Die Antwort liegt oft in der fehlenden Struktur und Planung des Trainings. Hier kommt die Periodisierung ins Spiel.

WAS IST PERIODISIERUNG?

Ganz einfach ausgedrückt handelt es sich um die systematische und strategische Planung des Trainings über längere Zeiträume hinweg. Es ist der bewusste Prozess, das Training in verschiedene Phasen und Zyklen zu unterteilen, um bestimmte Ziele zu erreichen und gleichzeitig eine kontinuierliche Leistungssteigerung zu gewährleisten. Stell es dir vor wie einen Bauplan für deinen Körper: Du beginnst mit dem Fundament (Grundlagenaufbau), arbeitest dich zu den Wänden hoch (Muskelwachstum), setzt das Dach auf (Maximalkraft) und kümmerst dich um das Finish (Wettkampfvorbereitung oder Leistungs-Peak). Ohne einen solchen Plan wäre das Bauwerk instabil und würde schnell einstürzen – beziehungsweise du würdest deine Grenzen erreichen.

WARUM PERIODISIERUNG IM KRAFTTRAINING ENTSCHEIDEND IST

Gerade im Krafttraining ist Periodisierung unerlässlich und ein absoluter Gamechanger für deinen Erfolg – und das aus mehreren wichtigen Gründen:

- **Kontinuierliche Leistungssteigerung und Vermeidung von Plateaus:** Der menschliche Körper ist hochgradig anpassungsfähig und folgt dem sogenannten *SAID-Prinzip (Specific Adaptation to Imposed Demands)*. Das bedeutet, er reagiert spezifisch auf die Art, Intensität und Dauer der gesetzten Belastung. Werden jedoch über längere Zeit identische Trainingsreize gesetzt, tritt ein Plateau ein: Die Leistungssteigerung stagniert, da der Organismus die Anforderungen bereits optimal kompensiert. Durch eine gezielte Periodisierung des Trainings lassen sich solche Stagnationen vermeiden. Indem systematisch Variationen in Volumen, Intensität und Übungsauswahl eingebaut werden, entstehen neue Anpassungsreize. Auf diese Weise wird der Trainingsfortschritt kontinuierlich gefördert und eventuelle Plateaus werden vermieden.

- **Prävention vor Übertraining, Verletzungen und Burn-out:** Harte Arbeit ist wichtig, aber zu viel des Guten ohne ausreichende Erholung führt ins Übertraining. Die Folgen sind Leistungsabfall, Müdigkeit, erhöhte Verletzungsanfälligkeit und sogar psychischer Stress. Periodisierung plant bewusst Phasen der Erholung, zum Beispiel Deloads, also Raum für Erholung, oder Übergangsphasen ein, die deinem Körper die notwendige Zeit zur Regeneration und Superkompensation – der Leistungssteigerung durch Anheben der Leistung auf ein neues Level – geben. Das schützt dich vor Überlastung und hält dich langfristig fit und motiviert.
- **Optimale Vorbereitung auf spezifische Ziele oder Wettkämpfe:** Egal, ob du eine neue Bestleistung aufstellen, an einem Powerlifting-Wettkampf teilnehmen oder einfach nur eine bestimmte Optik erreichen möchtest: Periodisierung ermöglicht es dir, dein Training gezielt auf diesen Höhepunkt hin auszurichten. Die Intensität und das Volumen werden so gesteuert, dass du genau zum richtigen Zeitpunkt deine Bestform erreichst.
- **Effiziente Anpassung an individuelle Fortschritte und Bedürfnisse:** Ein guter Periodisierungsplan ist flexibel. Er berücksichtigt, wie dein Körper auf das Training reagiert. Erreichst du eine bestimmte Stufe schneller als erwartet, können die Lasten angepasst werden. Brauchst du mehr Erholung, wird ein Deload – ein Zurückfahren der momentanen Parameter – eingelegt. Periodisierung ist kein starres Korsett, sondern ein dynamisches Werkzeug, das sich an deine individuellen Entwicklungen anpasst.
- **Motivation und Abwechslung:** Monotones Training ist auf Dauer ermüdend und demotivierend. Periodisierung bringt durch die wechselnden Schwerpunkte und Trainingsmethoden Abwechslung in deinen Trainingsalltag. Das hält die Begeisterung hoch und sorgt dafür, dass du langfristig am Ball bleibst.

FORTSCHRITT PERIODISCH PLANEN

Periodisierung ist nicht nur für Leistungssportler relevant. Sie ist das Fundament für nachhaltige und gesunde Fortschritte im Krafttraining, egal, auf welchem Niveau du dich befindest. Sie verwandelt zufälliges Training in einen zielgerichteten Prozess, der dich effizienter und sicherer an deine Ziele bringt.

GRUNDBEGRIFFE DER PERIODISIERUNG

Um das Konzept der Periodisierung vollständig zu verstehen, ist es wichtig, die grundlegenden Begriffe und ihre hierarchische Struktur zu kennen. Dein Trainingsplan wird in verschiedene Zeitabschnitte unterteilt, die aufeinander aufbauen und sich ergänzen:

- **Makrozyklus:** Dies ist die langfristige Planung des Trainings und umfasst typischerweise einen Zeitraum von sechs bis zwölf Monaten, manchmal sogar länger. Der Makrozyklus definiert die übergeordneten Ziele, die du in diesem Zeitraum erreichen möchtest, wie beispielsweise ein signifikantes Kraftplateau zu durchbrechen, dich auf einen spezifischen Wettkampf vorzubereiten oder eine massive Hypertrophiephase zu durchlaufen. Er bildet das große Gerüst eines gesamten Trainingsjahres.
- **Mesozyklus:** Ein Mesozyklus stellt die mittelfristige Zielsetzung dar und erstreckt sich meist über vier bis acht Wochen. Innerhalb eines Makrozyklus gibt es mehrere Mesozyklen, von denen jeder einen spezifischen Trainingsschwerpunkt hat. Das kann beispielsweise eine Phase sein, die sich auf den Aufbau von Muskelmasse konzentriert (Hypertrophie-Mesozyklus), gefolgt von einem Mesozyklus zur Steigerung der Maximalkraft. Innerhalb dieser Zyklen werden auch gezielte Erholungsphasen *(Deloads)* eingeplant.
- **Mikrozyklus:** Der Mikrozyklus ist die Wochenstruktur des Trainings und umfasst in der Regel eine Woche. Er ist die detaillierteste Ebene der Planung und legt

fest, wie Volumen, Intensität und Übungsauswahl innerhalb einer Trainingswoche variieren. Hier werden die konkreten Trainingseinheiten geplant, um die Ziele des jeweiligen Mesozyklus zu unterstützen.

- **Trainingseinheit:** Dies ist die einzelne Trainingseinheit oder Session. Sie ist die kleinste Einheit der Periodisierung und wird innerhalb des Mikrozyklus detailliert geplant. Hier legst du fest, welche Übungen du machst, wie viele Sätze und Wiederholungen es gibt, welche Gewichte du verwendest und wie deine Pausenzeiten aussehen. Jede Trainingseinheit ist ein Baustein, der zum Erfolg des Mikro-, Meso- und letztendlich des Makrozyklus beiträgt.

Durch dieses hierarchische System wird sichergestellt, dass jede einzelne Trainingseinheit einem größeren Plan folgt und du systematisch auf deine langfristigen Ziele hinarbeitest.

KLASSISCHE PERIODISIERUNGSMODELLE

Es gibt verschiedene Ansätze, um ein Training zu periodisieren, die jeweils ihre eigenen Stärken und Anwendungsbereiche haben. Hier sind die gängigsten Modelle:

Lineare Periodisierung

Die auch klassische Periodisierung genannte lineare Periodisierung ist der traditionellste Ansatz und oft der Ausgangspunkt für viele Trainierende. Charakteristisch ist eine stetige, unidirektionale – in nur eine Richtung erfolgende oder einen Parameter betreffende – Veränderung der Trainingsvariablen über einen längeren Zeitraum.

- **Wie es funktioniert:** Typischerweise beginnt man einen Makrozyklus von zum Beispiel zwölf Wochen mit einem hohen Volumen und geringerer Intensität. Das bedeutet, du führst eine Übung mit vielen Wiederholungen mit leichteren Gewichten aus, um eine solide Grundlage aufzubauen und Muskelmasse zu entwickeln (Fokus: Hypertrophie). Im Verlauf der Wochen erhöht sich schrittweise die Intensität, während das Volumen entsprechend sinkt. Du arbeitest dich also zu schwereren Gewichten mit weniger Wiederholungen vor, um Maximalkraft zu entwickeln. Zum Ende eines Zyklus hin kann eine sogenannte Peaking-Phase stattfinden, in der das Volumen stark reduziert und die Intensität extrem hoch ist, um eine maximale Leistungsabgabe für einen Wettkampf oder eine Bestleistung zu ermöglichen.

- **Vorteile:** Sie ist relativ einfach zu verstehen und zu planen, weshalb sie besonders für Anfänger und Athleten mit wenig Trainingserfahrung geeignet ist. Die klare Progression bietet eine gute Struktur.
- **Nachteile:** Fortgeschrittene Athleten stagnieren mit diesem Modell unter Umständen schneller, da der Körper sich an die vorhersagbare Steigerung gewöhnen kann. Es fehlt an Flexibilität für kurzfristige Anpassungen.

Wellenförmige Periodisierung

Im Gegensatz zur linearen Periodisierung, die eine gleichmäßige Progression über Wochen oder Monate verfolgt, variiert die wellenförmige Periodisierung die Intensität und das Volumen häufiger.

- **Wie es funktioniert:** Die Variation findet innerhalb eines Mikrozyklus, zum Beispiel täglich oder wöchentlich, statt. Anstatt Wochen nur auf Hypertrophie oder nur auf Kraft zu setzen, wechseln sich diese Schwerpunkte in kürzeren Abständen ab. In beiden Fällen geht es dabei um den in viel kürzeren Abständen vollzogenen Wechsel von steigender und fallender Intensität beziehungsweise Volumen. Ein Beispiel könnte sein: Montag Fokus auf Maximalkraft (2 bis 4, also wenige Wiederholungen, hohe Last), Mittwoch (4 bis 6, also moderate Wiederholungsanzahl, moderate Last), Freitag (6 bis 10, also viele Wiederholungen, geringe Last). An den verbleibenden zwei Trainingstagen reduziert sich die Intensität, um gezielt an individuellen Schwachstellen der Maximalkraft zu arbeiten. Im Gegenzug erhöht sich dabei das Trainingsvolumen.
- **Vorteile:** Sie bietet ein kurzweiliges Training, da ständig Wechsel einzelner Parameter stattfinden. Für Hypertrophie ist sie noch besser als lineare Periodisierung geeignet. Für Sportarten mit langer In-Season, also Wettkampfphase, geeignet.
- **Nachteile:** Sie ist komplexer in der Planung und erfordert ein besseres Verständnis der Trainingsprinzipien.

Blockperiodisierung

Die Blockperiodisierung ist ein spezialisierter Ansatz, der oft von erfahrenen Athleten und Leistungssportlern verwendet wird. Sie teilt den Makrozyklus in mehrere aufeinanderfolgende Blöcke ein, die jeweils einen klaren, dominierenden Trainingsschwerpunkt haben.

- **Wie es funktioniert:** Anstatt mehrere Fähigkeiten gleichzeitig zu trainieren, konzentriert sich jeder Block typischerweise zwei bis sechs Wochen lang auf eine oder wenige spezifische Eigenschaften, um maximale Anpassungen in diesem Bereich zu erzielen.
- **Hypertrophie-Block (Akkumulationsblock):** Dieser Block legt den Fokus auf Muskelwachstum und allgemeine Arbeitskapazität. Er zeichnet sich durch hohes Volumen und moderate Intensität aus. Ziel ist es, eine breite Basis für die folgenden Phasen zu schaffen.
- **Kraft-Block (Transformations- oder Transmutationsblock):** Hier liegt die Konzentration auf Maximalkraft und die Umwandlung der gewonnenen Muskelmasse in rohe Kraft. Dies wird mit einer höheren Intensität und geringerem Volumen erreicht.
- **Peaking-Block (Realisationsblock):** Ziel ist die maximale Leistungsabgabe für einen Wettkampf oder ein Event. Sehr hohe Intensität, stark reduziertes Volumen und Fokus auf spezifische Wettkampfübungen sind die Parameter, um Ermüdung zu minimieren und die neurologische Effizienz zu maximieren.
- **Vorteile:** Dieses Training ermöglicht hochspezialisierte Anpassungen und ist ideal für Athleten, die zu einem bestimmten Zeitpunkt ihren Leistungshöhepunkt erreichen müssen. Das Training ist kurzweilig, da ständiger Wechsel stattfindet. Dieser Block ist für Sportarten mit langer In-Season geeignet.
- **Nachteile:** Der Fokus auf eine Fähigkeit kann bedeuten, dass andere Fähigkeiten im jeweiligen Block nicht optimal trainiert oder sogar leicht reduziert werden. Dies erfordert eine sorgfältige Planung, um diese »Verluste« in den folgenden Blöcken wieder auszugleichen.

ZIELE DER PERIODISIERUNG

Periodisierung ist mehr als nur eine Trainingsplanung; sie ist eine Strategie, um deine Fitnessreise nachhaltig und erfolgreich zu gestalten. Indem du dein Training systematisch aufbaust, verfolgst du mehrere entscheidende Ziele:

- **Plateaus vermeiden:** Dein Körper ist unglaublich anpassungsfähig. Wenn du immer das Gleiche machst, gewöhnt er sich daran, und deine Fortschritte stagnieren. Durch die gezielte Variation von Intensität, Volumen und Übungen innerhalb der Periodisierung gibst du deinem Körper immer wieder neue Reize. Das zwingt ihn, sich kontinuierlich anzupassen und weiterzuentwickeln, sodass du immer wieder neue Leistungsstufen erreichen kannst.
- **Verletzungsrisiko minimieren:** Überlastung ist ein häufiger Grund für Verletzungen im Training. Periodisierung beugt dem vor, indem sie Belastungs- und Erholungsphasen systematisch einplant. Das gibt dem Körper ausreichend Zeit, sich zu regenerieren, sich an die Belastungen anzupassen und stärker zu werden. So schonst du Gelenke, Sehnen und Bänder und bleibst langfristig verletzungsfrei.
- **Maximale Leistung zum richtigen Zeitpunkt abrufen:** Egal, ob es sich um einen Wettkampf, einen geplanten *Personal Best* (PB) oder ein anderes wichtiges Event handelt – Periodisierung ermöglicht es dir, deine Bestform genau dann zu erreichen, wenn es darauf ankommt. Durch das gezielte Anpassen von Trainingsreizen im Vorfeld kannst du deine Leistungsfähigkeit zum gewünschten Zeitpunkt maximieren.
- **Psychische Erholung und Motivation steuern:** Ein konstant hartes Training kann nicht nur körperlich, sondern auch mental erschöpfen. Periodisierung berücksichtigt diesen Aspekt, indem sie Abwechslung ins Training bringt und bewusste Erholungsphasen einplant. Das verhindert Burn-out, hält die Motivation hoch und sorgt dafür, dass du mit Freude und Energie bei der Sache bleibst.

WARUM PERIODISIERUNG AUCH FÜR NICHT-WETTKAMPFATHLETEN SINNVOLL IST

Wenn du nicht auf Wettkämpfe hin trainierst, mag die Idee eines periodisierten Trainingsplans auf den ersten Blick nicht besonders reizvoll erscheinen. Das gilt besonders, wenn du noch stetige Fortschritte machst. Doch was, wenn du mehrere Ziele verfolgst, eine Kombination aus Kraft, Muskelaufbau, sportlicher Leistung und/oder Ausdauer? Oder du möchtest für ein bestimmtes Ereignis in Topform kommen – eine Hochzeit oder den Strandurlaub? Oder du weißt, dass dein Training aufgrund absehbarer Veränderungen in deinem Leben angepasst werden muss, beispielsweise für die Ankunft eines Babys oder viel berufsbedingtes Reisen? Oder du bist Student und weißt, dass du während der Semesterferien viel mehr Zeit zum Training hast?

In all diesen Fällen kann Periodisierung dir helfen, dein Training optimal an deine Ziele oder nicht-trainingsbezogene Prioritäten anzupassen:

- **Mehrere Ziele gleichzeitig verfolgen:** Wenn du mehrere Ziele hast, kann ein periodisierter Plan dir helfen, dich nacheinander auf jedes Ziel zu konzentrieren, anstatt deine Anstrengungen zu zerstreuen und bei keinem davon zufriedenstellende Fortschritte zu erzielen.
- **Gewünschtes Gewicht oder Körperform für ein Event:** Wenn dein Ziel ist, die perfekte Strandform zu erreichen, kann ein Mini-Cut oder eine sechsmonatige Version eines Makrozyklus, ähnlich dem eines Wettkampf-Bodybuilders, dir helfen, zuerst Muskeln aufzubauen und dann rechtzeitig für das Ereignis zu definieren.
- **Anpassung an Lebensphasen mit Einschränkungen:** Wenn du weißt, dass dein Training bald unterbrochen wird, kannst du einen Makrozyklus so gestalten, dass du das Volumen erhöhen kannst, solange es dein Zeitplan zulässt, und dann auf eine geringere Frequenz und Volumen umschalten, wenn deine Pflichten es erfordern.
- **Anpassung an Lebensphasen mit mehr Freiheit:** Umgekehrt kann dein Makrozyklus als Student beginnen, wenn die Vorlesungen enden. Dann hast du die Freiheit, mit höherem Volumen und höherer Frequenz zu trainieren, ohne deine Erholung zu gefährden. Bei Semesterbeginn schaltest du dann auf Erhaltungstraining um.

Dies sind nur einige Beispiele, wie du dein Training anpassen kannst.

WEITERE VARIABLEN FÜR EIN EFFEKTIVES KRAFTTRAINING

Neben den grundlegenden Prinzipien, die du im vorigen Abschnitt kennengelernt hast, gibt es weitere Trainingsvariablen, die dir helfen, effektiv zu trainieren. Dazu zählen das Volumen oder die Trainingsfrequenz und -intensität.

OPTIMALES VOLUMEN FÜR MAXIMALEN MUSKELAUFBAU

Volumen definiert, wie hoch die Satzanzahl in einer bestimmten Zeitspanne (Mikrozyklus) ist. In den beiliegenden Trainingsplänen beträgt die Zeitspanne zum Beispiel sieben Tage. Für das Volumen zählen nur die Arbeitssätze, das heißt die harten Sätze mit den Hauptübungen und nicht die Aufwärmsätze.

Nicht jede Muskelgruppe verträgt dasselbe Volumen. Es gibt Muskelgruppen, die ein optimales Volumen haben, das geringer ist, und andere haben ein optimales Volumen, das höher ist. In diesem Abschnitt erkunden wir einmal den Raum, in dem Hypertrophie (Muskelaufbau) optimal stattfindet, unter wissenschaftlichen Gesichtspunkten.

Ob mit zunehmender Muskelmasse auch eine Erhöhung des Volumens notwendig ist, lässt sich vermutlich nicht eindeutig beantworten. Entgegen der Ansicht einiger Athleten aus der Bodybuildingszene ist ein Satz pro Muskelgruppe zu wenig, um langfristig effizientes Wachstum auszulösen. Bei Personen mit weniger als einem Jahr Trainingserfahrung liegt der optimale Bereich für effizienten Muskelaufbau je nach Studie bei 9 bis 18 beziehungsweise 12 bis 20 Sätzen oder auch zum Beispiel 7 bis 15 Sätzen pro Muskelgruppe pro Woche.

Bei weniger als 9 und über 20 Sätzen ist der Trainingserfolg geringer oder zumindest nicht unbedingt größer. Persönlich plane ich bei Trainingsanfängern eher die untere Anzahl der notwendigen Sätze ein. Ich scheue mich auch nicht davor, weniger als die genannten 9 Sätze pro Woche zu planen, wenn es zeitlich besser passt.

Denk immer daran: Trainingsvolumen wirkt individuell! Nur weil eine Studie zeigt, dass ein sehr hohes Volumen im Durchschnitt am besten für den Muskelaufbau war, heißt das nicht, dass es für *jeden* Athleten optimal ist. Manche Studien zeigen sogar, dass die weit verbreitete Annahme »mehr ist besser« nicht immer zutrifft. Deshalb sollten diese Erkenntnisse mit einer gewissen Skepsis betrachtet werden. Intra- und interindividuelle Unterschiede sind groß. Es macht einen großen Unterschied, woher dieses Volumen kommt, ob es sich um 6 Sätze Kickbacks oder 6 Sätze Kniebeugen handelt. Nun muss man auch unterscheiden zwischen Sätzen pro Woche und Sätzen pro Einheit. Wenn man zum Beispiel 20 Sätze pro Woche ausführt, macht es einen Unterschied, ob ich diese Sätze in ein oder zwei Einheiten absolviere. Laut Studien gibt es eine maximale Satzanzahl pro Trainingseinheit. Wenn ich darüber hinauskomme, ist es Zeitverschwendung. Diese maximale Satzanzahl liegt ungefähr bei 10 bis 13 Sätzen pro Trainingseinheit.

Beachte stets deine persönliche Reaktion auf die Satzanzahl im Training. Was für den einen passt, kann für jemand anderen zu viel oder zu wenig sein. Das Trainingsvolumen ist entscheidend, wenn du Muskeln aufbauen willst. Es gibt klare Empfehlungen, wie viele Sätze pro Muskelgruppe du wöchentlich machen solltest, um optimale Ergebnisse zu erzielen:

- **Als Anfänger:** Strebe 9 bis 18 Sätze pro Muskelgruppe pro Woche an. Wichtig ist, dass du mindestens 4 Sätze schaffst, um einen Reiz zu setzen.
- **Als Fortgeschrittener:** Hier liegt das Optimum bei 10 bis 20 Sätzen pro Muskelgruppe pro Woche. Auch hier gilt: Mindestens 4 Sätze sollten es sein.

EMPFEHLUNG

Beim Wählen des Trainingsvolumens beachte den Grundsatz »Start low«. Starte am unteren Ende der Empfehlungen und beobachte zuerst, ob du mit deinem aktuellen Volumen bereits Fortschritte erzielst, bevor du es schrittweise erhöhst. Behalte dabei stets deine Erholung im Blick, um dein persönliches Optimum für maximalen Muskelaufbau zu finden.

OPTIMALES VOLUMEN FÜR MAXIMALKRAFT

In Bezug auf Maximalkraft und Kraftzuwachs gibt die Wissenschaft sehr klare Antworten. Diese Erkenntnisse helfen dabei, in jeder Phase des Trainings das optimale Volumen zu finden.

Für Anfänger gilt, dass bereits 3 Sätze pro Woche und pro Übung zu den gleichen Zuwächsen bei der Maximalleistung im Kniebeugen und Bankdrücken führen wie 9 oder sogar 15 Sätze. Das bedeutet, ein so geringes Volumen von 3 Sätzen pro Woche und pro Übung kann ausreichen, um die Maximalkraft optimal zu steigern. Mehr Sätze schaden zwar nicht, führen aber auch nicht zu deutlich größeren Fortschritten.

Für fortgeschrittene Athletinnen zeigt sich eine Tendenz, ähnlich wie beim Muskelaufbau, dass mehr Volumen notwendig ist, um so effektiv wie möglich an Maximalkraft zu gewinnen. Mit zunehmender Erfahrung und Stärke steigt das benötigte Volumen zur Steigerung der Maximalkraft. Das bedeutet, dass 12 bis 14 Sätze pro Übung und Woche für Jugendliche mit drei bis vier Jahren Trainingserfahrung ausreichen und 16 bis 18 Sätze pro Übung und Woche für Athleten erforderlich sind, die über fünf Jahre trainieren oder Kniebeugen mit mehr als dem doppelten Körpergewicht bewältigen.

Ähnlich wie beim Muskelaufbau gilt: Je stärker du wirst, desto höher muss das Volumen sein, um weiterhin effektiv Fortschritte in der Maximalkraft zu erzielen.

Die Frage, welches minimale Volumen unbedingt nötig ist, um die Maximalkraft zu erhalten, lässt sich klar beantworten: Laut Studien können 1 bis 4 Sätze ausreichend sein, um etwa 81 Prozent der Effektivität zu erzielen, die man mit 5 bis 12 Sätzen erreicht.

Diese Erfahrungswerte lassen erkennen, dass in Trainingszyklen, in denen der Hauptfokus woanders liegt, nur ein geringes Volumen an spezifischem Krafttraining benötigt wird, also mindestens 3 Sätze im relevanten Intensitätsbereich pro Übung, um die Maximalkraft in einem Zeitraum von einem Monat bis hin zu drei Monaten zu erhalten. Ein höheres Volumen führt, sofern machbar und sinnvoll, zu deutlicheren Verbesserungen.

Um die Maximalkraft direkt zu steigern, ist also das Trainingsvolumen eine entscheidende Trainingsvariable. Es gibt klare Empfehlungen, wie viele Sätze du wöchentlich machen solltest, um optimale Ergebnisse zu erzielen:

- **Für Anfänger:** Ziel ist es, 3 bis 10 Sätze pro Übung pro Woche zu absolvieren. Das absolute Minimum, um einen wirksamen Reiz zu setzen, liegt bei 3 Sätzen.
- **Für Fortgeschrittene:** Du solltest 10 bis 18 Sätze pro Übung pro Woche anstreben. Auch hier gilt ein unteres Limit von 3 Sätzen, um effektiv zu sein.

EMPFEHLUNG

Starte am unteren Ende des empfohlenen Spektrums und erhöhe das Volumen schrittweise, während du deine Fortschritte und Erholung sorgfältig im Blick behältst. So findest du das optimale Volumen, das dich am schnellsten und sichersten zu mehr Maximalkraft führt.

FREQUENZ

Die Trainingsfrequenz gibt an, wie oft du eine bestimmte Muskelgruppe oder Übung innerhalb eines festgelegten Zeitraums, meist pro Woche, trainierst. Sie unterscheidet sich also von der Trainingshäufigkeit, wie oft jemand in einem gewissen Zeitraum, meist auf eine Woche bezogen, trainiert.

Stell dir vor, du trainierst viermal pro Woche innerhalb einer Woche, also hast du vier Trainingseinheiten pro Woche. Dein Plan sieht zwei Oberkörper- (Upper Body) und zwei Unterkörper-Einheiten (Lower Body) vor. Zuerst berechnest du den Abstand zwischen den Belastungen einer Muskelgruppe:

Abstand (in Tagen) = Zyklusdauer (in Tagen) ÷ Anzahl der Trainingseinheiten der Muskelgruppe im Zyklus
Beispiel: Deine Brust wird an beiden Upper-Body-Tagen trainiert. Daraus folgt:
Abstand = 7 ÷ 2 = 3,5 Tage

> Die Trainingsfrequenz gibt an, wie oft eine Muskelgruppe innerhalb einer Woche trainiert wird. Sie wird berechnet, indem man die Anzahl der Einheiten pro Muskelgruppe im Zyklus durch die Zyklusdauer teilt und anschließend 7 Tage durch diesen Wert dividiert.

Anschließend berechnest du die Trainingsfrequenz pro Woche:

Frequenz pro Woche = 7 (7 Tage in der Woche) ÷ Abstand zwischen den Belastungen
Für die Brust ergibt das: 7 ÷ 3,5 = 2 → Die Brust wird 2-mal pro Woche trainiert.

In In diesem Beispiel trainierst du zwar viermal pro Woche insgesamt, aber jede deiner Muskelgruppen wird mit einer Frequenz von zweimal pro Woche trainiert.

Die optimale Trainingsfrequenz, um maximal Muskelmasse aufzubauen

Betrachtet man die verfügbaren Metastudien zum Thema, ergeben sich im Wesentlichen zwei zentrale Erkenntnisse:

Erstens: Eine Muskelgruppe nur einmal pro Woche zu trainieren ist zwar akzeptabel, doch jede Frequenz, die höher als einmal wöchentlich ist, liefert im wissenschaftlichen Durchschnitt bessere Ergebnisse. Für dein Training bedeutet das, dass du jede Muskelgruppe idealerweise mehr als einmal pro Woche belasten solltest.

Zweitens: Ein noch entscheidenderer Faktor als die Frequenz – und das nicht nur beim Muskelaufbau – ist das Gesamtvolumen. Da es einfacher ist, mehr Sätze unterzubringen, wenn du häufiger trainierst, ist eine höhere Trainingsfrequenz eine ausgezeichnete Methode, um deinem Körper ein höheres Volumen zuzuführen.

Um herauszufinden, wie viele Sätze pro Einheit du machen musst, kannst du deine gewünschte Satzanzahl pro Woche durch deine Frequenz pro Woche dividieren. Wenn du zum Beispiel 20 Sätze Rücken pro Woche trainieren möchtest, wären das bei einem unserem Upper-/Lower-Beispiel von vorhin, 10 Sätze pro Einheit.

Diese Grundsätze gelten uneingeschränkt auch für fortgeschrittene Athleten. Die Trainingsfrequenz, also wie oft du eine Muskelgruppe pro Woche trainierst, ist eine entscheidende Variable für den Muskelaufbau:

- **Für Anfänger:** Es ist optimal, jede Muskelgruppe mehr als einmal pro Woche zu trainieren.
- **Für Fortgeschrittene:** Auch hier gilt: Trainiere jede Muskelgruppe idealerweise mehr als einmal pro Woche.

EMPFEHLUNG

Tatsächlich können manche Muskelgruppen für optimales Wachstum eine geringere oder höhere Frequenz benötigen als andere. Zu Beginn deines Trainings musst du das aber nicht berücksichtigen, sonst wird die Planung viel zu kompliziert. Es ist am effektivsten für den Muskelaufbau, wenn du jede Muskelgruppe zwei- bis dreimal pro Woche trainierst, da sich das notwendige Trainingsvolumen so am besten über die Woche verteilen lässt.

Die optimale Trainingsfrequenz für Maximalkraft

Im Kontext Maximalkraft versteht man unter Frequenz die Häufigkeit, in welcher eine Übung oder eine verwandte Übung innerhalb einer Woche (oder innerhalb eines Mikrozyklus) trainiert wird.

Wie die Frequenz in Sachen Muskelaufbau ausgerechnet wird, haben wir zuvor betrachtet, hier nun ein Beispielszenario für eine mögliche Trainingsorganisation für die drei großen Lifts: Kniebeuge (Squat), Bankdrücken (Bench Press) und Kreuzheben (Deadlift).

- **Squat:** Montag und Freitag
  Das bedeutet, du trainierst Kniebeugen zweimal pro Woche.
- **Bench Press:** Montag, Dienstag und Donnerstag
  Das bedeutet, du trainierst Bankdrücken dreimal pro Woche.
- **Deadlift:** Montag und Mittwoch
  Das bedeutet, du trainierst Kreuzheben zweimal pro Woche.

Du trainierst fünfmal pro Woche insgesamt. Die Frequenzen für deine spezifischen Übungen sind:

- **Squat:** zweimal pro Woche
- **Bench Press:** dreimal pro Woche
- **Deadlift:** zweimal pro Woche

Dieses Beispiel zeigt, wie du trotz einer hohen Trainingshäufigkeit von fünfmal pro Woche unterschiedliche Frequenzen für einzelne Übungen haben kannst, je nachdem, wie du sie in deinen Split integrierst. Powerlifter nutzen oft höhere Frequenzen für Bench, da es für viele die Übung ist, die am besten auf häufiges Training anspricht.

Aus meiner eigenen Erfahrung, meinem Studium an der Deutschen Sporthochschule Köln und unzähligen Gesprächen mit international trainierenden Powerliftern und arbeitenden Coaches weiß ich: Schwerere Athleten, die mit sehr hohen Gewichten trainieren, neigen eher zu einer niedrigeren Trainingsfrequenz. Leichtere Athleten hingegen vertragen oft eine etwas höhere Frequenz bei etwas weniger Gewicht besser.

Die meisten Powerlifting-Programme legen ihren Fokus auf die Steigerung der Maximalkraft in den Grundübungen und setzen dabei auf spezifische Frequenzen: Typischerweise beinhalten sie rund zwei Kreuzhebe-, drei Kniebeuge- und vier oder mehr Bankdrück-Einheiten pro Woche.

Dabei ist es nicht zwingend notwendig, ausschließlich die Wettkampfübung zu absolvieren. Der Einsatz von Hybridübungen, also wettkampfähnlichen Varianten, bringt sogar Vorteile: Sie verteilen die Belastung auf unterschiedliche Muskeln und Gelenke, was die Erholung des Körpers fördert. Zudem steigert die Variation die Trainingsmotivation, wodurch tendenziell eine höhere Frequenz und ein größeres Volumen besser verkraftet wird. Ein weiterer Pluspunkt dieser angepassten Übungen ist die Möglichkeit, gezielt an individuellen Schwachstellen zu arbeiten und diese effektiv zu beheben.

Wenn dein Ziel die direkte Steigerung der Maximalkraft ist, spielt die Trainingsfrequenz eine wichtige Rolle:

- **Für Anfänger:** Am besten trainierst du jede Übung oder Übungskategorie zwei- bis viermal pro Woche.
- **Für Fortgeschrittene:** Auch hier liegt das Optimum bei zwei bis vier Trainingseinheiten pro Übung oder Übungskategorie pro Woche.

EMPFEHLUNG

Egal ob Anfänger oder fortgeschritten, eine Frequenz von zwei- bis viermal pro Woche für das Training der Hauptübungen oder Übungskategorien ist ideal, um die Maximalkraft effektiv zu steigern.

Split-Möglichkeiten für den Muskelaufbau

Der Begriff »Split« bedeutet nach Lehrbuch, das Training einzelner Muskelbereiche auf verschiedene Trainingseinheiten aufzuteilen. Im Grunde ist der Split die Organisation von Volumen und Frequenz in einem gewissen Zeitrahmen. Für langfristigen Erfolg ist die korrekte Organisation deines Trainingsplans entscheidend. Du willst deine Muskulatur optimal auf die verfügbaren Trainingstage verteilen. Letztlich geht es um Effizienzmaximierung. So entsteht mehr Ordnung und weniger Chaos. Die Wahl des richtigen Splits hängt von deinen Zielen, deiner Erholungskapazität und deiner verfügbaren Zeit ab.

Hier sind die gängigsten Möglichkeiten, eine Trainingswoche basierend auf der Anzahl der Trainingstage zu strukturieren:

- **Bei zwei Trainingstagen pro Woche:** Am häufigsten wird hier ein Ganzkörpertraining (1er-Split) gewählt. Du trainierst dabei den ganzen Körper zweimal pro Woche, was einer Frequenz von 2 entspricht.
- **Bei drei Trainingstagen pro Woche:** Du kannst entweder dreimal pro Woche ein Ganzkörpertraining (1er-Split) absolvieren, wodurch jede Muskelgruppe dreimal pro Woche trainiert wird (Frequenz: 3). Alternativ ist ein 2er-Split möglich, etwa mit einem Oberkörper-, einem Unterkörper- und einem Ganzkörpertraining. Hier liegt die Frequenz für die meisten Muskelgruppen bei 2.

- **Bei vier Trainingstagen pro Woche:** Ein Ganzkörpertraining (1er-Split) an allen vier Tagen führt zu einer hohen Frequenz von 4. Sehr beliebt ist der Ober-/Unterkörper-Split (2er-Split) mit jeweils zwei Ober- und zwei Unterkörpereinheiten, was eine Frequenz von 2 ergibt. Auch möglich sind Ganzkörpervarianten in Push/Pull/Legs-Variationen. Dabei wechseln sich Trainingstage mit Fokus auf Drückbewegungen und vorderer Beinmuskulatur (Push-Fullbody) mit Tagen ab, die Zugbewegungen und die hintere Beinmuskulatur betonen (Pull-Fullbody). So ergibt sich in der Regel eine Trainingsfrequenz von 2.
- **Bei fünf bis sieben Trainingstagen pro Woche:** Hier hast du die größte Flexibilität und kannst alle zuvor genannten Split-Arten in vielfältigen Kombinationen nutzen. Bei einer so hohen Trainingshäufigkeit lässt sich die Wochenstruktur oft auch auflösen. Das bedeutet, du bist nicht mehr starr an feste Wochentage gebunden, sondern folgst deinem Split fortlaufend. Beispielsweise könntest du einen Ober-/Unterkörper-Split über fünf Tage verteilen, sodass du in einer Woche dreimal den Oberkörper und zweimal den Unterkörper trainierst und das Verhältnis in der folgenden Woche wechselst. Sehr beliebt ist auch eine Push/Pull/Legs/Upper/Lower-Organisation, die oft als 5er-Split organisiert ist und die zu einer Frequenz von 1,2 führt.

Split-Möglichkeiten für Maximalkraft

Hier sind die gängigsten Möglichkeiten im Powerlifting, eine Trainingswoche basierend auf der Anzahl der Trainingstage zu strukturieren:

- **Bei drei Trainingstagen pro Woche:** Eine mögliche Anordnung könnte sein: Montag: Squat und Bench, Dienstag: Ruhetag, Mittwoch: Deadlift und Bench, Donnerstag: Ruhetag, Freitag: Squat und Bench, Wochenende: Ruhetage. Hierbei handelt es sich um einen Zyklus, der sich über eine Kalenderwoche erstreckt und die Frequenz der einzelnen Lifts variiert (zum Beispiel Bench zweimal pro Zyklus, Squat zweimal pro Zyklus, Deadlift einmal pro Zyklus, wobei sich der Zyklus über sieben Tage erstreckt).
- **Bei vier Trainingstagen pro Woche:** Eine mögliche Anordnung könnte sein: Montag: Squat und Bench, Dienstag: Ruhetag, Mittwoch: Deadlift und Bench, Donnerstag: Ruhetag, Freitag: Squat, Samstag: Bench und Deadlift (optional), Sonntag: Ruhetag. Hierbei handelt es sich um einen Zyklus, der sich über eine

Kalenderwoche erstreckt und die Frequenz der einzelnen Lifts variiert (zum Beispiel Bench zweimal pro Zyklus, Squat zweimal pro Zyklus, Deadlift ein- bis zweimal pro Zyklus, wobei sich der Zyklus über sieben Tage erstreckt).

- **Bei fünf bis sieben Trainingstagen pro Woche:** Eine mögliche Anordnung bei fünf Trainingstagen könnte sein: Montag: Squat, Bench und Deadlift, Dienstag: Bench, Mittwoch: Deadlift, Donnerstag: Bench, Freitag: Squat, gefolgt von zwei Ruhetagen. Die Frequenzen für die einzelnen Lifts variieren hier entsprechend.
- **Eine weitere Option ist:** Squat und Bench, Ruhetag, Deadlift und Bench, Ruhetag, Squat, Ruhetag, Bench und Deadlift, Ruhetag, Squat und Bench, Ruhetag. Ähnlich wie zuvor handelt es sich hier um einen sich wiederholenden Zyklus, jedoch innerhalb von zehn Tagen.
- **Bei sechs bis sieben Trainingstagen pro Woche:** Dies ist ein sehr hohes Trainingsvolumen und eine sehr hohe Frequenz, die oft nur von extrem fortgeschrittenen Athleten und manchmal mit Unterstützung leistungssteigernder Mittel realisierbar ist. Im Powerlifting ist unter Umständen auch möglich, sechs bis sieben Trainingstage mit Squats, Bench und Deadlift einzulegen. Ob dieser Ansatz für andere Athleten machbar und zielführend ist, lässt sich bezweifeln, aber es gibt durchaus Athleten, die dadurch immensen Erfolg erzielen konnten.
- **Für Trainierende, die Powerlifting ausführen, aber auch Bodybuilding-affin sind**, wäre insbesondere in einer Off-Seaon folgende klassische Bodybuilding-Trainingsorganisation möglich: Push/Pull/Legs/Upper/Lower. Hierzu könnte man die Aufteilung wie folgt vornehmen: Montag: Lower (Squat), Dienstag: Push (Bench), Mittwoch: Pull (Deadlift), Donnerstag: Ruhetag, Freitag: Lower (Squat, Deadlift: optional), Samstag: Upper (Bench), Sonntag: Ruhetag. Die Frequenz der einzelnen Lifts liegt dann bei eins bis zwei, wenn man sich nur für eine Trainingseinheit für Deadlift pro Woche entscheiden sollte.

Die Wahl der richtigen Trainingsorganisation hängt stark von deinen individuellen Zielen, deiner Erholungsfähigkeit und der verfügbaren Zeit ab.

DIE OPTIMALE INTENSITÄT, UM MAXIMAL MUSKELMASSE AUFZUBAUEN

Intensität ist eine wichtige, aber häufig missverstandene Trainingsvariable. Viele beschreiben Intensität subjektiv anhand von Muskelkater oder dem Gefühl, wie »hardcore« ein Training war, und meinen dabei eigentlich »Intensiveness«, also den Anstrengungsgrad. Aus objektiver Sicht bezieht sich Intensität jedoch auf zwei Aspekte:

- **Intensität der Last:** Dies wird oft als Wiederholungsmaximum beziehungsweise *Repetition Maximum* (RM) oder als Prozentsatz des Ein-Wiederholungs-Maximums (1RM) definiert. Es geht also um das tatsächlich verwendete Gewicht.
- **Intensität des Einsatzes** (auch Intensiveness genannt): Hierbei geht es darum, wie nah du mit der gewählten Last an deine maximale Anstrengung herangehst. Dies wird häufig über eine RPE-Skala *(Rate of Perceived Exertion)* bewertet.

Ein großer Teil der Entscheidung, welche Last wir wählen, hängt davon ab, ob unser Ziel Kraftsteigerung oder Muskelaufbau ist.

Um möglichst effektiv und effizient Muskelmasse aufzubauen, gilt: Je trainierter du bist, desto höher sollte die Intensität deines Trainings sein. Es ist wichtig zu verstehen, dass dies nicht bedeutet, dass andere Intensitätsbereiche völlig unwirksam sind. Bedenke auch, dass nicht alle Übungen für bestimmte Intensitätsbereiche gleichermaßen geeignet sind.

Nicht jede Übung sollte mit ein und derselben Intensität trainiert werden. Gewisse Übungen lassen das gar nicht zu, wie Flys für die Brust mit Kurzhanteln. Diese Übung ist aus biomechanischer Sicht nicht ideal für hohe Intensität, also wenige Wiederholungen mit sehr schwerem Gewicht. Der Hauptgrund liegt in der Schultergesundheit. Die kleinen Muskeln der Rotatorenmanschette haben die schwierige Aufgabe, den Oberarmkopf stabil in der flachen Schulterpfanne zu halten.

Durch den weiten Bogen, den die Hanteln bei den Flys beschreiben, entsteht ein sehr hohes Trägheitsmoment. Das bedeutet, die Last wird im unteren Punkt der Bewegung extrem groß. Hier kommt es zur sogenannten Zwangslagenproblematik: Im Umkehrpunkt der Bewegung (wenn du die Arme absenkst) ist der Widerstand am größten, während die Muskeln in dieser Position oft am schwächsten sind und das Gelenk am Endpunkt des Bewegungsradius ankommt. Das erhöht das Verletzungsrisiko erheblich. Aufgrund der genannten Risiken solltest du sie nicht mit maximaler Last oder hoher Geschwindigkeit ausführen. Stattdessen eignet sich für diese Übung eine niedrigere Intensität mit mehr Wiederholungen, um sicher und effektiv zu trainieren.

Wenn du Muskeln aufbauen möchtest, ist die Intensität der Trainingseinheiten eine entscheidende Stellschraube. Sie gibt an, wie schwer das Gewicht ist, das du im Verhältnis zu deiner Maximalkraft bewegst. Diese wird oft als Fmax (maximale Kraft) oder 1RM (One Repetition Maximum – Ein-Wiederholungs-Maximum) ausgedrückt.

Für das Ziel Muskelaufbau empfiehlt die Sportwissenschaft folgende Intensitätsbereiche:

- **Für Anfänger:** Eine optimale Ausprägung liegt hier im Bereich von 40 bis 85 Prozent der Maximalkraft (Fmax). Das mag nach einem breiten Spektrum klingen, ermöglicht es Anfängern aber, sich an die Bewegung zu gewöhnen, eine saubere Technik zu etablieren und gleichzeitig einen ausreichenden Reiz für Muskelwachstum zu setzen, ohne das Verletzungsrisiko unnötig zu erhöhen.
- **Für Fortgeschrittene:** Wer bereits Trainingserfahrung hat und seine Technik beherrscht, sollte mit einer Intensität von 70 bis 90 Prozent der Maximalkraft (Fmax) trainieren. Dieser höhere Bereich ist notwendig, um einen stärkeren Reiz für weiteres Muskelwachstum zu setzen und die Muskulatur effektiv zu fördern.

EMPFEHLUNG

Es ist wichtig zu beachten, dass diese Prozentangaben oft mit einer bestimmten Anzahl von Wiederholungen pro Satz (Wiederholungsbereich) korrelieren. Zum Beispiel liegen 70 bis 90 Prozent Fmax typischerweise im Bereich von 5 bis 12 Wiederholungen pro Satz, während 40 bis 85 Prozent Fmax bei Anfängern auch höhere Wiederholungszahlen zulassen, um die Technik zu festigen.

Die optimale Intensität für Maximalkraft

Um optimal Kraft aufzubauen und stärker zu werden, solltest du die Übung, in der du dich verbessern willst, auch in der passenden Intensitätszone trainieren. Wichtig ist: Wenn die gewählte Intensität deine saubere Übungsausführung beeinträchtigt, ist sie zu hoch. Sobald du anfangen musst zu kompensieren, weil die Kraft in bestimmten Muskeln nicht ausreicht, um die Technik sauber zu halten, führst du die Übung nicht mehr korrekt aus. Wiederholst du das, prägst du dem Körper diese fehlerhafte Ausführung ein, was unbedingt vermieden werden sollte. Die Angabe von 100 Prozent Fmax bezieht sich immer auf eine einzelne Ausführung mit der perfekten Technik für dich.

Ungeachtet dessen kann es für erfahrene Athletinnen in kurzen Phasen des Trainingsplans in Ordnung sein, bewusst ein wenig »abzufälschen«, um im Wettkampf noch bessere Ergebnisse zu erzielen. »Abfälschen« bedeutet hier gezielte, minimale Anpassungen der Technik, um kurzfristig mehr Gewicht zu bewegen oder eine Wiederholung zu schaffen, ohne das Verletzungsrisiko zu steigern. Das setzt voraus, dass danach gezielt wieder an den Schwachstellen gearbeitet wird. Wenn dein Ziel die direkte Steigerung der Maximalkraft ist, spielt die Trainingsintensität eine entscheidende Rolle, und die Anforderungen ändern sich mit deinem Erfahrungslevel:

- **Für Anfänger:** Die optimale Intensität liegt hier zwischen 60 und 90 Prozent der Maximalkraft. Das bedeutet, du arbeitest mit Gewichten, die du für relativ wenige Wiederholungen bewegen kannst, um einen starken Kraftreiz zu setzen.
- **Für Fortgeschrittene:** Um weiterhin effektiv an Maximalkraft zu gewinnen, solltest du mit einer höheren Intensität von 80 bis über 100 Prozent der Maximalkraft trainieren. Das schließt auch das Arbeiten mit Lasten ein, die über deinem aktuellen Ein-Wiederholungs-Maximum liegen, zum Beispiel bei exzentrischen Übungen oder mit Overload-Techniken.

EMPFEHLUNG

Je erfahrener du wirst, desto näher solltest du an deiner Maximalkraft trainieren, um deine Kraftleistungen weiter zu verbessern.

Prozent des 1RM – eine gängige Methode zur Intensitätsmessung

Ein sehr verbreiteter Weg, die Intensität der Last zu messen, ist der Prozentsatz des Ein-Wiederholungs-Maximums (1RM). Dies kann auf zwei Arten berechnet werden:

- basierend auf einem geschätzten 1RM, was du aus einem AMRAP-Satz (*As Many Reps As Possible* – so viele Wiederholungen wie möglich) ermittelst.
- basierend auf einem tatsächlichen 1RM-Test, bei dem du das maximale Gewicht hebst, das du genau einmal bewältigen kannst.

Sobald du dein 1RM kennst, weil du es ausgetestet hast oder es geschätzt wurde, werden die Trainingslasten dann als Prozentsatz dieses 1RM vorgegeben.

Die Nachteile dieser Methode

Zum einen ist es nicht für alle Übungen sinnvoll, ein 1RM zu testen – beispielsweise bei einem Bizeps-Curl (bis auf im Wettkampf) oder beim Seitheben. Das wäre nicht nur unpraktisch, sondern auch potenziell riskant, aufgrund des Verletzungsrisikos an Sehnen, Bändern und Gelenken bei kleinen Muskelgruppen. Zum anderen kann die Leistungsfähigkeit bei einem bestimmten Prozentsatz des 1RM von Person zu Person stark variieren. Zwei Athleten könnten dasselbe 1RM haben, aber einer schafft mit 80 Prozent davon 5 Wiederholungen, während der andere vielleicht 8 Wiederholungen absolviert. Wenn du also deine individuellen Fähigkeiten nicht genau kennst, kann die alleinige Nutzung dieses Ansatzes zu Problemen führen. Trotz dieser Einschränkungen ist es dennoch nützlich zu wissen, was die meisten trainierten Sportler im Durchschnitt bei einem bestimmten Prozentsatz des 1RM leisten können, um eine erste Orientierung für die Trainingsplanung zu haben. Die folgende Tabelle kann daher als hilfreiche, wenn auch nicht-individuelle Richtlinie dienen.

Prozente der Maximalkraft und maximal mögliche Wiederholungszahlen	
Prozentsatz von Fmax	**Maximal mögliche Wiederholungen**
100	1
95	2
92	3
89	4
86	5
84	6
81	7
78	8
76	9
73	10
70	11
68	12

Das Wiederholungsmaximum: Eine präzisere Lastvorgabe

Eine weitere Methode zur Bestimmung der Trainingslast ist das Wiederholungsmaximum (RM). Dabei verwendest du ein Gewicht, das du bei einem früheren Test maximal für eine bestimmte Anzahl von Wiederholungen bewegen konntest. Diese Methode ist besonders nützlich für Bodybuilder.

Warum? Weil Menschen unterschiedlich gut darin sind, Wiederholungen bei einem bestimmten Prozentsatz ihres 1RM auszuführen. Während du vielleicht 15 Wiederholungen mit 70 Prozent deines 1RM schaffst, gelingen mir mit demselben Prozentsatz eventuell nur 10 Wiederholungen. Doch ein 6RM ist immer ein 6RM – also ein Gewicht, mit dem du genau 6 Wiederholungen schaffst und keine weitere mehr.

Der Vorteil ist: Selbst wenn du im Laufe deines Trainings stärker wirst, wird dein ursprüngliches 6RM dann vielleicht zu deinem 7RM, 8RM oder sogar 9RM. Das hält dich aber immer noch viel näher an der gewünschten Intensität des Einsatzes (Intensiveness), als es eine prozentuale 1RM-Vorgabe könnte, die eine große individuelle Schwankungsbreite aufweist.

RIR und RPE: Präzise Steuerung deiner Trainingsintensität

RIR *(Reps in Reserve)*, also das Zurückhalten von möglichen Wiederholungen, obwohl man noch in der Lage wäre, sie auszuführen, und RPE *(Rate of Perceived Exertion)* sind bewährte und flexible Werkzeuge, um eine Trainingsintensität genau zu steuern. Sie helfen dabei, sowohl die Muskulatur als auch das zentrale Nervensystem optimal zu fordern. Ihre Anwendung ermöglicht eine bessere Autoregulation, eine nachvollziehbare Fortschrittskontrolle und führt langfristig zu konstanten Leistungssteigerungen bei reduziertem Verletzungsrisiko.

RIR: Der direkte Abstand zum Muskelversagen

RIR gibt direkt an, wie viele saubere Wiederholungen nach Beendigung eines Satzes noch hätten ausgeführt werden können. Im Gegensatz zur RPE, die eine eher allgemeine subjektive Anstrengung beschreibt, misst RIR konkret den Abstand zum tatsächlichen Muskelversagen.

Der anabole Sweet Spot für Muskelwachstum

Wie viele Wiederholungen du im Tank lassen kannst – das heißt, wie nah du am Muskelversagen trainieren solltest –, um das Muskelwachstum (Hypertrophie) noch zu optimieren, ist wissenschaftlich nicht 100-prozentig geklärt. Ist es 0 bis 3 RIR? 0 bis 4? Oder 0 bis 5? Eine definitive Antwort ist kaum möglich, da zu viele Variablen eine Rolle spielen: die spezifische Übung, das Gewicht, die Anzahl der Sätze und Wiederholungen und so weiter.

Für unsere Zwecke betrachten wir jedoch 0 bis 3 RIR als den sogenannten anabolen Sweet Spot, in dem der Großteil eines Trainings stattfinden sollte. Wenn du regelmäßig mehr als 3 Wiederholungen im Tank lässt, also nicht ausführst, obwohl du könntest, erzeugst du wahrscheinlich nicht genug Spannung in den Muskeln, um die hypertrophische Reaktion maximal zu fördern.

Wenn du das Gefühl hast, nur dann wirklich hart zu trainieren, wenn du die vorgeschriebene Satzanzahl mit 0 bis 2 RIR beendest, ist das großartig! Du liegst voll im empfohlenen Bereich. Wenn du es nicht magst, so nah am Versagen zu trainieren, und dich mit 2 bis 3 RIR wohler fühlst, ist das ebenfalls in Ordnung. Auch damit liegst du weit vor der Mehrheit deiner Trainingskollegen.

Es ist wichtig zu betonen, dass es einen Unterschied zwischen der Optimierung des Muskelwachstums und dem Maximieren des Muskelwachstums gibt. Selbst wenn du weiter vom Muskelversagen entfernt trainierst, zum Beispiel mit 4 bis 6 RIR, gibt es immer noch Belege dafür, dass du Fortschritte machen wirst – nur eben keine optimalen. Wenn du optimierst, holst du gute Ergebnisse mit weniger Anstrengung und Risiko. Wenn du maximierst, gehst du an deine Grenzen, um das absolute Maximum herauszuholen. Für die meisten Trainierenden ist ein optimierter Ansatz langfristig sinnvoller und nachhaltiger.

Die Beanspruchung von Muskulatur und Nervensystem messen

RPE ist eine subjektive Skala, meist von 1 bis 10, die Athleten nutzen, um nach jedem Satz zu bewerten, wie stark ihre Muskulatur und ihr zentrales Nervensystem beansprucht wurden. Im Gegensatz zu festen Prozentvorgaben berücksichtigt die RPE-Methode tagesaktuelle Faktoren wie Erholung, Stress oder die Qualität des Schlafs.

Die RPE- und RIR-Skala im Überblick

RPE	**Empfundenes Anstrengungsniveau**	**Entsprechende RIR**
10	maximale Anstrengung, kein Wiederholungsspielraum	0
9	sehr harte Anstrengung, 1 Wiederholung Reserve	1
8	harte Anstrengung, 2 Wiederholungen Reserve	2
7	moderat harte Anstrengung, 3 RIR	3
6	leichte bis moderate Anstrengung, 4 RIR	4
5	sehr leicht, 5+ RIR	5+
1–4	Aufwärm-/Techniksätze	6+

RPE – ein simples System, das Übung erfordert

Das RPE-System ist denkbar einfach:

- **RPE 10** bedeutet: Du hättest keine einzige Wiederholung mehr geschafft, selbst mit einer Pistole am Kopf (0 RIR).
- **RPE 9** bedeutet: Du hättest noch eine Wiederholung im Tank gehabt (1 RIR).
- Und so weiter.

Der niedrigste sinnvolle RPE-Wert ist RPE 5, was bedeutet, dass du noch 5 Wiederholungen hättest machen können. Das ist in Ordnung für ein Aufwärmen, aber wahrscheinlich nicht der Bereich, in dem die meisten deiner eigentlichen Trainingssätze stattfinden sollten – zumindest nicht, wenn du maximalen Muskelaufbau anstrebst.

Es ist leicht herauszufinden, wie sich RPE 10 anfühlt: Drück einfach, bis du keine Wiederholung mehr schaffst. Aber wie weißt du, wie sich eine RPE von 8 oder 9 anfühlt und wie du den Unterschied dazwischen erkennst? Dafür musst du deinen eigenen Körper wirklich kennenlernen, und das kommt nur durch Disziplin und Erfahrung.

Ein häufiger Kritikpunkt am RPE-System ist, dass es zu subjektiv und daher nicht präzise genug sei, um nützlich zu sein. RPE ist zweifellos subjektiv – du schätzt ja, wie viele Wiederholungen du *gefühlsmäßig* noch hättest machen können. Das bedeutet aber nicht, dass es nicht genau oder nützlich sein kann. Es ist ein Werkzeug, das wie jedes andere mit Übung besser funktioniert.

Die folgenden Strategien können dir helfen, deine Genauigkeit bei der Schätzung der RPE zu verbessern:

- **Sammle mehr Erfahrung im Krafttraining:** Mit der Zeit lehrt dich ernsthaftes Training, wie sich harte Arbeit wirklich anfühlt. Wenn du dich darauf konzentrierst, wie dein Körper bei verschiedenen Anstrengungsgraden und Ermüdungslevels reagiert, entwickelst du ein intuitives Gefühl dafür, wie nah du am Muskelversagen bist.

- **Werde vertraut mit dem Gefühl des Muskelversagens:** Muskelversagen ist ein unangenehmes Gefühl, weshalb viele Trainierende davor zurückschrecken. Aber du wirst nicht wissen, wie sich RPE 10 anfühlt, bis du es selbst erlebst. Und wenn du nie bei 10 ankommst, kannst du unmöglich einschätzen, wie sich RPE 9, 8 oder 7 anfühlen.
- **Nimm deine Sätze auf:** Wenn du dich beim Training filmst und dir das Video hinterher anschaust, wirst du vielleicht überrascht sein, was das Video zeigt, im Vergleich dazu, wie du dich während des Satzes gefühlt hast. Vielleicht dachtest du, du wärst kurz vor dem Versagen – RPE 8 oder 9, doch wenn du das Video abspielst, siehst du, dass sich deine Wiederholungsgeschwindigkeit kaum verändert hat und dein Gesichtsausdruck nicht darauf hindeutet, dass du besonders hart gearbeitet hast. In diesem Fall liefert dir das Video ein objektiveres Feedback, als dein Körper es getan hat.
- **Hol dir Feedback von einem Coach oder Trainingspartner:** Eine zweite Meinung zu deinem Training kann dir nützliche Rückmeldungen und Einblicke bezüglich deiner Technik und/oder deiner Nähe zum Muskelversagen geben.

Empfehlungen zur Integration von RPE und RIR in dein Training

Hier sind meine Empfehlungen, wie du RPE und RIR effektiv in dein Training einbauen kannst:

Für den Muskelaufbau sollten die meisten Sätze in einem Bereich von RPE 7 (3 RIR) bis RPE 10 (0 RIR) absolviert werden.

Bei Grundübungen wie Kniebeugen, Bankdrücken und Kreuzheben gibt es jedoch wichtige Ausnahmen. Hier empfehle ich, etwas weiter vom Muskelversagen entfernt zu bleiben. Bei diesen ermüdenderen Bewegungen solltest du die meiste Zeit eine RPE von 6 bis 8 anstreben. Für die Hypertrophie gibt es bei diesen Übungen keinen klaren Vorteil, noch näher an das Versagen zu gehen, aber ein erhöhtes Verletzungsrisiko. Gelegentliches Vorstoßen bis zu einem RPE von 9 oder 10 kann bei schweren Grundübungen sinnvoll sein, besonders um ein Gefühl dafür zu entwickeln, wie sich RPE 6 bis 8 anfühlen sollten. Dies sollte jedoch sparsam geschehen, generell nicht öfter als einmal alle paar Monate, da es die Ermüdung und Erholung erheblich beeinflusst.

Bei Isolationsübungen wie Bizeps-Curl, Trizeps-Pushdown und Seitheben rate ich dazu, die meiste Zeit eine RPE von 9 bis 10 anzustreben. Das Verletzungsrisiko ist hier minimal, und die Ermüdung beeinträchtigt das Training insgesamt weniger.

Für jede Muskelgruppe empfehle ich, erst im letzten Satz bis zu RPE 10 zu gehen. Zu frühes oder zu häufiges Training bis zum Muskelversagen kann das Gesamtvolumen und die Trainingslast limitieren, was trotz höherer Anstrengung zu weniger Vorteilen führt.

RPE für Kraftsteigerung: Mehr Flexibilität beim Training

Für den Kraftzuwachs hast du mehr Spielraum bei der Wahl der RPE. Im Allgemeinen sind größere Muskeln tendenziell stärker, und stärkere Muskeln tendieren dazu, größer zu sein. Doch maximale Kraft entwickelt sich, anders als Hypertrophie, hauptsächlich durch neuromuskuläre Anpassungen und das Erlernen motorischer Fähigkeiten. Deshalb kannst du auch bei niedrigeren RPE-Werten Kraft aufbauen.

Bei schweren Grundübungen wie Kniebeuge, Bankdrücken und Kreuzheben kannst du im Training eine breite Palette von RPEs nutzen:

- RPE 4 bis 6 können nützlich sein, um eine Technik zu üben und Volumen anzusammeln.
- RPE 6 bis 8 sollten die Norm für den Großteil eines auf Kraft fokussierten Trainingsvolumens sein.
- RPE 8 bis 10 solltest du für das Testen deiner Maximalkraft reservieren.

Wenn du Isolations- und Hilfsübungen mit leichteren Gewichten machst, empfehle ich wie für das Hypertrophietraining: RPE 7 bis 10.

Nachdem wir nun die Bedeutung des Anstrengungsgrades und dessen objektive Messung geklärt haben, ist es Zeit für den nächsten Schritt: sicherzustellen, dass deine Anstrengung auch zu Fortschritt führt.

MUSKELVERSAGEN BEWUSST UND ZIELGERICHTET EINSETZEN

Muskelversagen sollte, wenn überhaupt, nur zweckgebunden eingesetzt werden.

Es gibt zwei gängige Definitionen von Muskelversagen:

- **Technisches Versagen:** Hierbei bricht die Form während einer Wiederholung zusammen, aber eine weitere Wiederholung könnte noch mit schlechter Technik ausgeführt werden.
- **Muskuläres Versagen:** An diesem Punkt kann das Gewicht physisch nicht mehr bewegt werden.

Je erfahrener du bist, desto besser verstehst du, welche geringfügigen Abweichungen in der Form akzeptabel sind, um die Muskelaktivierung zu erhöhen, und welche dir ein falsches Gefühl von Fortschritt vermitteln. Der Schlüssel liegt darin, anzuhalten, bevor es zu einer signifikanten Abweichung von der korrekten Technik kommt. Wenn du bei der kleinsten Formänderung aufhörst, riskierst du, den Satz zu beenden, bevor die Zielmuskeln das notwendige Ermüdungsniveau erreicht haben, um neues Wachstum zu stimulieren.

Je weniger Erfahrung du hast, desto mehr solltest du dich auf das Lernen und Üben der korrekten Technik konzentrieren. Weiche nicht ab, bevor du nicht verstanden hast, wovon du abweichst. Sobald du Vertrauen in deine Fähigkeit gewonnen hast, die Übungen korrekt auszuführen, wirst du Momente bemerken, in denen Form und Anstrengung miteinander in Konflikt geraten. Das ist der Zeitpunkt, an dem du mit den äußersten Grenzen der korrekten Technik experimentieren kannst. Suche nach kleinen Anpassungen, die ein, zwei oder drei weitere qualitativ hochwertige Wiederholungen ermöglichen, aber übertreibe es nicht.

Ein weiterer wichtiger Punkt: Technisches Versagen kann beim Training an Maschinen anders aussehen als bei Übungen mit freien Gewichten. Da dein Körper an einer Maschine meist fixiert ist, fällt es leichter, eine konsistente Form bis zum Muskelversagen beizubehalten.

Muskelversagen ist in der Fitnessbranche ein missverstandener Begriff, da oft angenommen wird, es sei ein unwillkürlicher Prozess, obwohl es tatsächlich immer ein freiwilliger Prozess ist. Im Folgenden erkläre ich dir, wie du bei einem Krafttrainingssatz Muskelversagen erreichst.

Muskelversagen beziehungsweise Aufgabenversagen

Es ist wahrscheinlich, dass viele Experten in der Fitnessbranche Schwierigkeiten haben, Muskelversagen angemessen zu definieren, weil die Terminologie selbst sehr irreführend ist. Tatsächlich entstehen oft Diskussionen, wenn ein Influencer feststellt, dass Muskelversagen nicht wirklich bedeutet, dass der Muskel komplett versagt hat, denn natürlich können noch mehr Wiederholungen ausgeführt werden, wenn das Gewicht an der Stange reduziert oder der Bewegungsumfang eingeschränkt wird. Genau diese Art von Verwirrung ist der Grund, warum Ermüdungsforscher den Begriff »Aufgabenversagen« *(Task Failure)* verwenden, um zu beschreiben, was geschieht. Wenn ein Trainierender einen Satz von Wiederholungen nicht mehr fortsetzen kann, wird dieser Punkt als Aufgabenversagen bezeichnet.

Wie Muskelversagen durch einen Mangel an zentraler motorischer Steuerung entsteht

Obwohl viele Fitnessexperten sagen, dass Muskelversagen erreicht ist, sobald der Muskel nicht mehr genug Kraft erzeugen kann, um eine Wiederholung zu absolvieren, stimmt das nicht ganz. Muskeln weisen sogenannte willkürliche Aktivierungsdefizite auf: Es gibt Fasern, die noch Kraft erzeugen könnten, das Gehirn aktiviert sie aber nicht vollständig. Der zentrale motorische Befehl reicht oft nicht aus, um die Rekrutierung aller verfügbaren Muskelfasern zu erhöhen. Das sogenannte *Motor Unit Recruitment* bezeichnet die Anzahl der Muskelfasern, die dein Gehirn gleichzeitig aktiviert, um Kraft zu erzeugen. Mehr Rekrutierung heißt mehr Muskelfasern unter Spannung, was wiederum einen größeren Wachstumsreiz bedeutet. Besonders bei großen Muskeln wie beim Quadrizeps oder bei der Rückenmuskulatur kann ein erheblicher Teil der Kraftreserven ungenutzt bleiben. Das bedeutet: Muskelversagen wird häufig durch das zentrale Nervensystem begrenzt, nicht durch die Muskeln selbst.

Wahrgenommene Anstrengung als Ursache mangelnder Steuerung

Muskelversagen ist in Wirklichkeit eine Entscheidung des Gehirns und kein absolutes Limit der Muskeln. Wenn wir trainieren, sendet das zentrale Nervensystem einen motorischen Befehl an die Muskeln, um sie zu aktivieren. Gleichzeitig erzeugt das Gehirn ein efferentes* Kopiersignal, auch *Corollary Discharge* genannt, das an sensorische Bereiche des Gehirns weitergeleitet wird und dort eine subjektive Wahrnehmung von Anstrengung erzeugt. Ein efferentes Kopiersignal ist eine interne Kopie des Gehirnbefehls, der deine Muskeln bewegt. Bevor der eigentliche Befehl deine Muskeln erreicht, wird eine Kopie davon an andere Hirnregionen gesendet. Das Gehirn nutzt diese Kopie, um zu spüren, wie viel Anstrengung die Bewegung kostet. Es ist der Mechanismus, der dir das Gefühl von Anstrengung und Schmerz vermittelt und der dir hilft, zu entscheiden, wann du aufhörst. Sobald diese wahrgenommene Anstrengung ein individuell maximal tolerierbares Niveau erreicht, stoppt das Gehirn die Steigerung des motorischen Befehls. Mit anderen Worten: Wir hören auf, weil wir die Anstrengung, den Druck und das Unbehagen nicht länger tolerieren, nicht weil die Muskeln physisch keine Kraft mehr hätten. Muskelversagen ist daher immer ein freiwilliger Akt, gesteuert von unserem zentralen Nervensystem, das die Aktivierung der Muskelfasern begrenzt, um uns vor Überlastung zu schützen.

Muskelversagen – eine präzisere Betrachtung

Zusammenfassend lässt sich sagen, dass der Begriff »Muskelversagen« irreführend ist. Ermüdungsforscher verwenden daher, wie schon beschrieben, präziser den Ausdruck »Aufgabenversagen«. Aufgabenversagen bedeutet schlicht, dass wir eine Übung ab einem bestimmten Punkt nicht mehr fortsetzen können – genau das, was »Muskelversagen« eigentlich beschreiben soll.

Oft wird angenommen, dass Muskelversagen im Krafttraining erreicht wird, wenn der arbeitende Muskel selbst nicht mehr genügend Kraft aufbringen kann, um das Gewicht zu heben und die gewünschte Wiederholung abzuschließen. Doch das stimmt nicht. Die Existenz von willkürlichen Aktivierungsdefiziten beweist, dass Muskeln fast immer noch in der Lage sind, die benötigte Kraft für eine weitere Wieder-

* Afferente Nerven leiten Informationen von den Sinnesorganen zum zentralen Nervensystem; efferente Nerven leiten Befehle vom zentralen Nervensystem zu den Muskeln und Drüsen.

holung zu erzeugen. Der Grund ist vielmehr, dass der zentrale motorische Befehl aus irgendeinem Grund nicht ausreicht, um die Rekrutierung weiterer motorischer Einheiten zu erhöhen und kompensatorische Muskelfasern zu aktivieren.

Somit tritt Muskelversagen im Krafttraining immer aufgrund eines Mangels an zentraler motorischer Steuerung auf und nicht wegen mangelnder Krafterzeugungskapazität des Muskels auf peripherer Ebene.

Darüber hinaus entsteht dieser Mangel an zentraler motorischer Steuerung, weil wir unsere maximal tolerierbare Anstrengungswahrnehmung erreichen. Jedes Mal, wenn wir einen zentralen motorischen Befehl erzeugen, produzieren wir auch ein ähnlich großes efferentes Kopiersignal, das eine Anstrengungswahrnehmung hervorruft.* Wenn diese Anstrengungswahrnehmung unser maximal tolerierbares Limit erreicht, müssen wir aufhören, das efferente Kopiersignal zu erhöhen. Um dies zu tun, müssen wir aufhören, den zentralen motorischen Befehl zu steigern. Daher tritt Muskelversagen tatsächlich immer auf, weil wir uns freiwillig entscheiden, die zentrale motorische Steuerung nicht weiter zu erhöhen, da wir entschieden haben, dass das Ausmaß des Unbehagens, das wir aufgrund unserer Anstrengungswahrnehmung erleben, ein maximales Niveau erreicht hat.

Wiederholungsbereiche

Ist es besser, leichte Gewichte für viele Wiederholungen zu heben? Oder schwerere Gewichte für wenige Wiederholungen? Oder etwas dazwischen? Was ist der beste Wiederholungsbereich für den Muskelaufbau?

Ich habe bereits erklärt, dass ein breiter Bereich von Wiederholungsbereichen mehr oder weniger gleich effektiv für den Muskelaufbau ist, solange du hart genug trainierst und dein notwendiges Volumen erreichst.

---

* Stell dir vor, dein Gehirn schickt einen Befehl an deine Muskeln, damit du dich bewegst. Gleichzeitig macht es eine interne Kopie dieses Befehls und sendet diese Kopie an andere Bereiche des Gehirns. Diese Kopie, ein efferentes Kopiersignal, hilft deinem Gehirn zu verstehen, dass die kommenden Sinneseindrücke – zum Beispiel der Seheindruck, wenn du deine Augen bewegst – von deiner eigenen Bewegung verursacht werden und nicht von etwas Äußerem. So nimmst du die Welt als stabil wahr und kannst zum Beispiel Bewegungen besser kontrollieren und Anstrengung einschätzen.

Wiederholungen sind ein Leitfaden, um in gewissen Wiederholungsbereichen, bei gewissen Übungen einen effektiven und gewünschten Stimulus zu erzielen. Das Ziel mit dem gewählten Wiederholungsbereich ist es, die Zielmuskulatur zu ermüden. Dahingehend sollte man auch den Wiederholungsbereich für die einzelnen Übungen auswählen. Bei komplexen Verbundübungen können jedoch andere Faktoren wie Ermüdung unterstützender Muskeln oder die Belastung des Nervensystems die Leistung limitieren. Deshalb sollte der Wiederholungsbereich individuell an die jeweilige Übung angepasst werden, um die Zielmuskulatur effektiv zu ermüden, ohne dass äußere Limitationen den Trainingseffekt stark reduzieren.

Individualität spielt eine große Rolle bei der Wiederholungsauswahl. Jeder Einzelne kann zum Beispiel seine Vorlieben in gewissen Wiederholungsbereichen haben. Wenn hier die Einstellung zu einem gewissen Wiederholungsbereich limitierend ist, wird die Athletin langfristig nicht das Optimum aus der Übung rausholen können. Die individuelle Verletzungshistorie kann ebenfalls einen entscheidenden Faktor zur Auswahl des gewünschten Wiederholungsbereichs bilden. Hatte die Athletin einmal eine OP am Kniegelenk oder in der umliegenden Region, könnten Wiederholungen von 4 bis 6 bei einer Leg Extension eher unerwünscht sein. Hier wäre eine denkbare Lösung, den Wiederholungsbereich anzuheben, zum Beispiel auf 10 bis 15 oder 15 bis 20 Wiederholungen, oder die eben genannte Übung mit einer bestimmten Kadenz zu versehen, die einem ermöglicht, die absolute Last zu regulieren.

Je nach Wiederholungsbereich haben wir mehr oder weniger Last, welche über die Wiederholungen und Sätze hinweg angesammelt wird. Was bedeutet, dass wir auch berücksichtigen müssen, was durch einen gewissen Wiederholungsbereich der Muskulatur während und nach einem Satz passiert. Je nach Übung und Wiederholungsbereich können passive Strukturen oder zum Beispiel das zentrale Nervensystem, kurz ZNS, stärker beansprucht werden. Je nachdem entstehen unterschiedliche Überbeanspruchungs- und Abnutzungseffekte (siehe im Abschnitt zur Intensität das Beispiel Flys mit Kurzhanteln für die Brust auf Seite 82). Eine Faustregel im Training kann sein: Je höher die Wiederholungsanzahl eines Satzes ist, desto eher sind eingelenkige Übungen passend. Je niedriger die Wiederholungsanzahl eines Satzes, desto eher sind mehrgelenkige Übungen passend.

EMPFEHLUNG

Muskelaufbau

Training mit wenigen Wiederholungen dauert länger, erfordert längere Pausen zwischen den Sätzen, damit sich Muskulatur und Nervensystem ausreichend erholen. Zudem kann die Belastung für Gelenke, Sehnen und Bänder deutlich höher sein, weshalb eine saubere Technik und eine angemessene Intensität entscheidend sind, um Verletzungen zu vermeiden.

Training mit vielen Wiederholungen ist psychologisch herausfordernd und physisch erschöpfend, wenn es übertrieben wird. Sätze mit vielen Wiederholungen machen es schwieriger, die RPE einzuschätzen.

Aufgrund dieser praktischen Überlegungen in der Trainingsplanung eignen sich Sätze mit moderaten Wiederholungszahlen von 6 bis 15 Wiederholungen für den größten Anteil der Trainierenden besser, um den Großteil des Volumens zu bewältigen. Solltest du für dich herausgefunden haben, dass ein Wiederholungsbereich von 4 bis 6 oder 5 bis 8 bei sämtlichen Übungen problemlos funktioniert und zu den gewünschten Erfolgen führt, ist das großartig. Hier wäre dann nur zu beurteilen, ob der gewählte Wiederholungsbereich langfristig machbar ist oder nur kurzfristig. Ich gebe zu bedenken: Was kurzfristig funktionieren mag, ist eventuell langfristig nicht zu empfehlen.

Wie du siehst, gibt es viele Wege, um Muskeln aufzubauen. Ob viele, wenige oder moderate Wiederholungen, alles kann funktionieren.

Maximalkraft

Maximalkraft hingegen ist eine spezifische Anpassung, die einen besonderen Trainingsstil erfordert. Die Entwicklung von Maximalkraft ist spezifisch für den Wiederholungsbereich, den du verwendest. Wenn du mit Sätzen von 10 Wiederholungen trainierst, baust du deine Maximalkraft für 10 Wiederholungen auf, aber es wird wahrscheinlich nicht den bestmöglichen Übertrag für deine Maximalkraft bei einer einzelnen Wiederholung (1-Rep Max) bei dieser Übung bringen. Du musst schwere Gewichte heben, um gut darin zu werden, schwere Gewichte zu heben.

Wenn dein Ziel Maximalkraft ist, könntest du deine Wiederholungsbereiche wie folgt aufteilen:

- **1 bis 5 Wiederholungen:** 50 bis 80 Prozent deines gesamten Trainingsvolumens. Das ist wenig überraschend, denn du musst speziell für die Fähigkeit trainieren, die du verbessern möchtest, zum Beispiel für Powerlifting, Squat, Bench und Deadlift.
- **6 bis 15 Wiederholungen:** 20 bis 40 Prozent deines gesamten Trainingsvolumens. Ein größerer Muskel ist in der Regel auch ein stärkerer Muskel, daher ist Hypertrophie-Arbeit hier sinnvoll.
- **15 bis 30 Wiederholungen:** 0 bis 10 Prozent deines gesamten Trainingsvolumens. Training mit sehr hohen Wiederholungszahlen lässt sich nicht gut auf maximale Kraft übertragen.

AKKURATHEIT UND AUSFÜHRUNG

Im Hinblick auf das Muskelwachstum ist intensives Training nur dann stimulativ, wenn es auch in der Zielmuskulatur ankommt. Dafür ist eine akkurate Übungsausführung unabdingbar. Im Hinblick auf den Kraftzuwachs haben Wiederholungen mit einem hohen Maß an Akkuratheit das größte Potential, Kraft zu entwickeln. Somit ist es essentiell, die Übungen mit einer hohen Bewegungsqualität auszuführen.

WIE EIN DELOAD AUSGEFÜHRT WIRD

Eine Trainingsperiode, in der die Belastung, das Volumen oder beides für kurze Zeit, typischerweise für eine einzelne Woche, reduziert werden, nennt sich *Deload*. Der Zweck eines Deloads ist es, Ermüdung zu reduzieren und die Bereitschaft für nachfolgende Zyklen zu erhöhen. Indem du das Volumen oder die Intensität (oder beides) vorübergehend reduzierst, gibst du deinen grundlegenden physiologischen Systemen die Chance, sich vollständig zu erholen und zu regenerieren.

EMPFEHLUNG

Es gibt keinen allgemeingültigen oder perfekten Deload, der für jeden und jede Trainingsphase passt. Die ideale Häufigkeit eines Deloads ist immer individuell und passt sich an, sobald sich deine Lebensumstände oder dein Trainingsplan grundlegend ändern. Ein Deload ist in der Regel keine komplette Trainingspause, sondern eine geplante Reduktion der Arbeitslast. Die wichtigen Belastungsvariablen für einen Deload sind im Einzelnen:

- **Intensität:** Reduziere das Gewicht auf maximal 80 Prozent deines Einwiederholungsmaximums (1RM).
- **Volumen:** Absolviere nur 30 bis 50 Prozent der Sätze, die du in der vorherigen Trainingsphase gemacht hast.
- **Anstrengungsgrad:** Beende deine Sätze deutlich vor dem Muskelversagen. Ziel ist ein RPE von 6 bis 7, was bedeutet, dass du noch 3 bis 4 Wiederholungen ausführen könntest (RIR).
- **Frequenz:** Reduziere die Trainingshäufigkeit um 30 bis 50 Prozent im Vergleich zur vorherigen Phase.
- **Pausensetzung:** Ändere die Länge deiner Satzpausen nicht.
- **Übungsauswahl:** Erwäge, sehr belastende Übungen stark zu reduzieren oder zu streichen.
- **Kadenz:** Die Geschwindigkeit der Bewegungen bleibt unverändert.
- **Phasendauer:** Diese Phase sollte zwischen vier Tagen und zwei Wochen dauern, abhängig vom Ermüdungslevel und der Länge der vorherigen intensiven Trainingsphase. Während dieser Zeit ist kein signifikanter Verlust an Kraft oder Muskelmasse zu erwarten.

Kurz gesagt: Es handelt sich um eine Phase der aktiven Erholung, in der du das Training fortsetzt, aber mit deutlich reduzierter Belastung und Anstrengung, um deinen Körper zu regenerieren und für die nächste intensive Phase vorzubereiten.

SATZPAUSEN

Jahrelang besagte die traditionelle Bodybuilding-Lehre, dass kurze Satzpausen der Schlüssel zu maximalem Muskelwachstum seien. Die Idee dahinter war, dass man durch die erzwungene Arbeit des Muskels mit begrenzter Erholung zwischen den Sätzen den metabolischen Stress erhöhen würde, der als wichtiges Signal für Hypertrophie galt.

Zwei Forschungsbereiche entlarven die Vorstellung, dass kurze Satzpausen besser für das Muskelwachstum sind. Neuere Erkenntnisse ergaben, dass die Rolle von metabolischem Stress beim Antrieb der Hypertrophie wesentlich geringer ist als gedacht, der metabolische Stress, der durch begrenzte Erholung erzeugt wird, geht nämlich zulasten der mechanischen Spannung. Das ist nicht gut. Wer also Hypertrophie maximieren will, sollte die Pausen so wählen, dass die mechanische Spannung – die Kraft, die auf einen Muskel während einer Kontraktion wirkt – nicht leidet. Mechanische Spannung ist der entscheidende Reiz für Muskelwachstum (Hypertrophie), weil sie die Muskelfasern stark belastet und Anpassungsprozesse wie Proteinsynthese aktiviert. Anders als metabolischer Stress (Laktat, Pump, Ansammlung von Metaboliten) ist mechanische Spannung direkt verantwortlich dafür, dass der Muskel an Kraft zunimmt.

Die Bedeutung von Satzpausen

Längere Satzpausen ermöglichen eine vollständigere Erholung zwischen den Sätzen, wodurch du über das Training hinweg eine höhere Spannung erzeugen kannst. Das wiederum führt zu einem höheren Volumen-Load und mehr Muskelwachstum.

Allerdings gibt es auch Nachteile bei längeren Ruhezeiten zwischen den Sätzen: Bei längeren Satzpausen erledigst du entweder weniger Arbeit in der für dein Training vorgesehenen Zeit oder du benötigst mehr Zeit, um die gleiche Menge an Arbeit zu leisten. Beide Optionen können die Trainingsdauer verlängern, was für manche weniger angenehm sein könnte.

Wenn du leicht ablenkbar bist, können längere Satzpausen dich anfälliger dafür machen, auf dem Handy zu scrollen oder in eine sinnlose Diskussion darüber verwickelt zu werden, ob Sumo-Kreuzheben »Cheating« ist oder nicht. So wird es oft im

Vergleich zum klassischen Kreuzheben behauptet, obwohl es eine völlig regelkonforme Technik mit nahezu denselben Anforderungen an Kraft und Stabilität ist. Solche Dinge fordern die Konzentration und Motivation heraus, was letztendlich die Ergebnisse beeinträchtigen kann.

Für kontinuierliche Bewegung ohne Pause haben wir einen Namen: Cardio (oder formeller: aerobe Übung). Krafttraining ist primär eine anaerobe Aktivität, was bedeutet, dass die Muskeln nicht so viel Sauerstoff benötigen, um Leistung zu erbringen. Es gibt jedoch eine Grenze dafür, wie lange anaerobe Arbeit fortgesetzt werden kann, ohne eine Pause zur Erholung einzulegen.

Die meisten Vorteile einer Erholungspause treten in der ersten Minute auf. Du kommst wieder zu Atem, dein Puls kehrt zum Ausgangswert vor dem Satz zurück, du füllst die Energiespeicher deiner Muskeln auf und beseitigst einige der Stoffwechselabfallprodukte, die du erzeugt hast.

Aber alles, was ich gerade beschrieben habe, hängt davon ab, was du getan hast und wie hart du dich dabei angestrengt hast. Ein Satz mit 10 Kniebeugen bei RPE 9 erhöht den Puls und fordert die Atmung deutlich mehr als ein Satz mit 10 Bizeps-Curls bei RPE 7.

Aufgrund dieser Bedingungen und Nuancen betrachte die Empfehlungen in diesem Kapitel weniger als feste Regeln, sondern eher als fließende Grenzen. Du musst immer den potenziellen Nutzen zusätzlicher Erholung gegen den Nachteil abwägen, dass dein Training länger dauert oder weniger fesselnd wird.

Empfehlungen für Satzpausen

Es ist ziemlich einfach zu erkennen, wann deine Pausen zu kurz sind: Dir fehlt die Energie für die nächsten Sätze, und wann sie zu lang sind: Du langweilst dich und verlierst den Fokus.

Es gibt keine allgemeingültige »richtige« Dauer für eine Satzpause. Die optimale Dauer variiert nicht nur von Übung zu Übung, sondern kann sogar bei derselben Übung von Training zu Training anders sein.

Hier sind meine allgemeinen Richtlinien, um den idealen Punkt zu finden:

- **Isolationsübungen:** Pausiere 1 bis 2 Minuten zwischen den Sätzen.
- **Grundübungen (leicht):** Pausiere 2 bis 3 Minuten zwischen den Sätzen.
- **Grundübungen (schwer):** Pausiere 3 bis 5 Minuten oder sogar länger zwischen den Sätzen.

Wenn du unsicher bist, wie viel Erholung du brauchst, beachte diese drei Faktoren:

- **Die involvierte Muskelmasse:** Je mehr Muskelmasse an der Bewegung beteiligt ist, desto mehr Pause brauchst du zwischen den Sätzen.
- **Die technische Anforderung der Übung:** Je technisch anspruchsvoller die Übung ist, desto mehr Pause benötigst du zwischen den Sätzen.
- **Das verwendete Gewicht:** Je mehr Gewicht du hebst, desto mehr Pause brauchst du zwischen den Sätzen.

Isolationsübungen (wie Seitheben, Bizeps-Curls, Trizeps-Pushdowns und so weiter) beanspruchen weniger Muskelgruppen, stellen geringere technische Anforderungen und du führst sie typischerweise mit vergleichsweise leichten Gewichten aus. Aus diesen Gründen brauchst du nicht viel Zeit zur Erholung zwischen den Sätzen.

Leichtere Grundübungen (Kabelrudern, Ausfallschritte, Latzug und so weiter) beanspruchen mehr Muskeln und erfordern mehr Technik. Du führst sie in der Regel mit schwereren Lasten aus, aber die Gewichte sind nicht annähernd so hoch wie beim Kreuzheben oder bei einer Kniebeuge mit der Langhantel. Deshalb liegen die empfohlenen Satzpausen zwischen denen für Isolationsübungen und schweren Grundübungen.

Schwere Grundübungen (Langhantel-Kniebeuge, Bankdrücken, Kreuzheben und so weiter) beanspruchen mehr Muskeln und erfordern noch mehr Geschick als leichtere Grundübungen. Jede Wiederholung verlangt volle Aufmerksamkeit und Konzentration. Es kann nach einem Satz eine Minute dauern, nur um wieder zu Atem zu kommen, und mehrere weitere Minuten Erholung, bevor du wieder bereit bist.

Diese Richtlinie gilt nicht für maschinengestützte Grundübungen (Beinpresse, Hack Squats, Brustpresse und so weiter). Auch wenn die Lasten hier sogar schwerer sein können als die, die du mit freien Gewichten nutzt, erfordern die Übungen selbst weitaus weniger technische Fähigkeiten. Hier sollten 2 bis 3 Minuten Erholung zwischen den Sätzen ausreichen.

An Übungstyp angepasste Pausenlängen	
Übungstyp	**Satzpausen**
Isolation	1 bis 2 Minuten
leichtere Grundübungen	2 bis 3 Minuten
Grundübungen an einer Maschine	2 bis 3 Minuten
schwere Grundübungen	3 bis 5 Minuten oder länger

Satzpausen-Tracking

Als Anfänger kann es sinnvoll sein, die Satzpausen zu tracken. Allein das hilft dir schon, zwischen den Sätzen fokussiert zu bleiben. Die meisten Trainierenden lernen jedoch irgendwann, ihre Erholung zwischen den Sätzen selbst zu regulieren. Dein Körper sagt dir, wann du wieder bereit bist.

Dennoch gibt es Umstände, unter denen auch erfahrene Athleten ihre Pausen stoppen könnten. Jemand, der von Natur aus ungeduldig ist, könnte davon profitieren, seine Erholung auf die Uhr zu legen. So zwingt er sich, mehr Zeit zwischen den Sätzen zu lassen. Wer leicht ablenkbar ist, könnte einen Timer zwischen den Sätzen nutzen, um unnötige Leerlaufzeiten zu reduzieren und das Training effizienter zu gestalten. Das Ziel ist in jedem Fall, dein Training optimal auf dich abzustimmen. Eine grobe Vorstellung von der Dauer deiner Pausen ist gut, aber außer in den gerade beschriebenen Situationen musst du selten ultra-strikt sein. Es ist normal, an manchen Tagen besser in Form zu sein als an anderen, und gute Athleten sollten ihre Pausen entsprechend anpassen können.

Die Empfehlungen sind recht simpel: Pausiere so lange, bis du dich wieder bereit fühlst, beim nächsten Satz dein Bestes zu geben. Die folgenden Fragen sollen dir dabei helfen, deinen Erholungszustand genauer einschätzen zu können:

- Hat sich der Zielmuskel lokal ausreichend erholt, um beim nächsten Satz im gewollten Wiederholungsbereich zu sein?
- Habe ich das Gefühl, dass ich wieder hart trainieren kann, und bin ich mental bereit für einen weiteren harten Satz, oder brauche ich doch mehr Zeit, um mich ausreichend zu erholen?
- Ist meine Atmung mehr oder weniger wieder normal oder hat sich meine Atmung noch nicht wieder beruhigt?

Wenn du für alle diese Punkte grünes Licht gibst, bist du vermutlich wieder bereit für deinen nächsten Satz. Je nach Übung und Person kann die Pausenzeit sehr stark variieren. Leg Extensions erfordern zum Beispiel vermutlich weniger Pausenzeit als eine Langhantel-Kniebeuge. Hier kannst du gerne herumexperimentieren, was sich für dich am besten eignet.

SUPERSÄTZE

Supersätze sind im Krafttraining eine Technik, bei der zwei Übungen direkt hintereinander ausgeführt werden – ohne oder mit nur einer sehr kurzen Pause. Supersätze sind hervorragend, um die Trainingszeit effizient zu nutzen, den Reiz zu erhöhen und die Intensität zu steigern.

Beide folgenden Beispiele fallen unter die Kategorie der getrennten Supersätze, bei denen du Übungen für unterschiedliche Muskeln kombinierst:

- **Agonist-Antagonist-Supersätze:** Hier werden Übungen für Muskeln zusammengestellt, die entgegengesetzte Bewegungsmuster ausführen. Beispiele dafür sind die Kombination von Schulterdrücken und Latzügen (vertikales Drücken und vertikales Ziehen), Bankdrücken und Rudern (horizontales Drücken und horizontales Ziehen) oder Beinstrecken und Beinbeugen (Kniestreckung und Knieflexion).

- **Alternativ-periphere Supersätze:** Hier werden völlig voneinander unabhängige Übungen kombiniert. Die Kombination kann so zufällig sein wie eine Beinpresse mit Seitheben oder Ausfallschritte mit Bizeps-Curls in einem Ganzkörpertraining.

Der einzige wirkliche Vorteil von Supersätzen ist, dass sie die Trainingszeit verkürzen. Das liegt daran, dass ein Muskel ruht, während der andere arbeitet, wodurch du die Übungen effizienter absolvieren kannst.

Wie lange du zwischen Supersätzen pausieren solltest, ist ziemlich einfach. Gestalte deine Supersätze so, dass die allgemeinen Richtlinien für die Satzpausen (wie zuvor beschrieben) weiterhin gelten. Trotzdem solltest du dir bei jeder Form von Supersätzen definitiv mehr Zeit nehmen, wenn du sie brauchst. Es hat keinen Sinn, Supersätze zu absolvieren, wenn die Ermüdung dazu führt, dass du weniger Gesamtleistung erbringst oder die Qualität deiner Arbeit leidet.

Tipps für den Erfolg mit Supersätzen

- **Vermeide zu ähnliche Übungspaare:** Wähle keine Übungen, die dieselben Muskeln zu stark vorermüden, da dies die Leistung in der zweiten Übung beeinträchtigen und zu schnellem Versagen führen könnte.
- **Achte auf die Reihenfolge:** Bei Agonisten-Supersätzen, wenn beide Übungen dieselbe Muskelgruppe trainieren, aber unterschiedlich belasten, beginne oft mit der schwereren Verbundübung und folge mit der Isolationsübung.
- **Behalte das Gesamtvolumen im Blick:** Übertreibe es nicht mit der Anzahl der Supersätze pro Training. Zu viel Volumen kann zu Überlastung führen und die Erholung beeinträchtigen.

DER »BURN«

Das Ziel des Krafttrainings ist es, muskulöser auszusehen und/oder die Leistung zu verbessern. Die meiste Zeit versuchen die meisten von uns, Muskeln aufzubauen und stärker zu werden. Wenn dein Ziel ist, schlanker zu werden, lass deine Ernährung die Hauptarbeit leisten. Wenn es darum geht, Kalorien zu verbrennen oder deine Kondition zu verbessern, mach Cardio.

Konzentrier dich im Kraftraum darauf, größer und stärker zu werden, anstatt darauf, wie viele Kalorien du verbrennen oder wie sehr du dich selbst quälen kannst. Deine Satzpausen sollten genau so lang sein, wie du sie benötigst, um das Maximum aus jedem Satz und jeder Übung in deinem Programm herauszuholen.

AUFWÄRMEN: EFFIZIENZ STATT ERMÜDUNG

Die Diskussion ums Aufwärmen ist oft von Meinungen und Anekdoten geprägt. Doch was sagt die Wissenschaft dazu? In diesem Kapitel beleuchten wir, was ein effektives Aufwärmen ausmacht und welche gängigen Praktiken eher kontraproduktiv sein können. Mein Ziel ist es, dir fundierte Erkenntnisse zu liefern, damit du dein Warm-up optimal gestaltest – basierend auf Forschung und praktischer Erfahrung.

Das wahre Ziel des Aufwärmens: Weniger ist oft mehr

Oft hört man: »Je mehr du dich aufwärmst, desto besser.« Diese »Mehr ist besser«-Mentalität ist jedoch überholt. Das primäre Ziel eines Warm-ups ist es nicht unbedingt, ins Schwitzen zu kommen und die gesamte Körperkerntemperatur massiv zu erhöhen. Vielmehr zeigt die Forschung: Ein gezieltes Aufwärmen der Muskeln, die du in der bevorstehenden Einheit beanspruchst, führt zu besseren Leistungen.

Viele Aufwärmroutinen legen den Fokus auf allgemeine Aktivitäten wie Seilspringen, Radfahren oder Rudern, gefolgt von umfassenden Bewegungsabfolgen für Ober- und Unterkörper. Diese Routinen sind oft zu umfangreich und vernachlässigen die spezifische Muskulatur. Das Problem? Du erzeugst unnötige, nicht-funktionale Ermüdung, die dir Energie für das eigentliche Training nimmt.

Stell dir vor, du bist Powerlifter und hast eine intensive Bankdrück-Einheit geplant. Brauchst du dann exzessive Mobilitätsübungen für die Beine? Ein bisschen Blutzirkulation in den Beinen ist in Ordnung, aber es sollte nicht auf Kosten des gezielten Aufwärmens deiner Brust-, Schulter- und Trizepsmuskulatur gehen. Wenn dein Aufwärmen mehr als die Hälfte deiner Trainingszeit beansprucht, läuft etwas falsch. Je stärker du wirst, desto spezifischer muss die Belastung im Training sein. Ein zu langes Warm-up macht es schwer, das nötige Trainingsvolumen zu erreichen.

Und der Core?

Viele Warm-ups beinhalten spezielle Aktivierungsübungen für die Rumpfmuskulatur (Core), dazu gehören beispielsweise die Planks. Die Annahme ist, dass diese Übungen die motorische Aktivität steigern und die Kraftübertragung verbessern. Allerdings gibt es kaum wissenschaftliche Belege, die diese Annahme stützen. Studien deuten sogar darauf hin, dass ein umfassendes Aufwärmen, das die Hüfte durch ihren vollen Bewegungsumfang führt, bereits genug ist, um die Rumpfmuskulatur ausreichend zu aktivieren.

Die praktische Erkenntnis

Es gibt kein magisches Rezept für das perfekte Aufwärmen, das für jeden Athleten und jede Sportart gilt. Ein Footballspieler oder olympischer Gewichtheber benötigt oft ein umfassendes Ganzkörper-Aufwärmen, da sein Sport eine breite Palette an Bewegungen erfordert. Für einen Powerlifter, der sich auf Kniebeugen, Bankdrücken oder Kreuzheben konzentriert, ist eine spezifischere Herangehensweise sinnvoller.

Wenn du 20 Minuten auf dem Ergometer verbringst, bevor du mit dem Bankdrücken beginnst, könntest du deine Zeit sinnvoller nutzen. Wenn du schwitzen möchtest, geht das auch schneller. Widme deine Zeit lieber Aufwärmprotokollen für die spezifische Muskulatur, die an diesem Tag beansprucht wird. Weniger ist hier oft mehr.

Statisches versus dynamisches Dehnen – eine hitzige Debatte

Die Diskussion zwischen statischem und dynamischem Dehnen ist oft polarisiert, doch die Realität ist viel nuancierter.

Befürworter des dynamischen Dehnens verweisen auf Studien, die eine verminderte Leistungsabgabe nach statischem Dehnen zeigen. Tatsächlich gibt es solche Studien, die von neuronaler Hemmung und erhöhter Muskel-Sehnen-Nachgiebigkeit sprechen, was zu geringerer Power führt. Doch oft werden die Methoden dieser Studien übersehen: Viele beinhalten extrem lange Dehnzeiten über zehn Minuten pro Muskelgruppe, was im Alltag unrealistisch ist.

Auch wenn Studien nach nur zwei Minuten statischem Dehnen Leistungseinbußen zeigen, werden die meisten dieser Verluste durch eine kurze Ruhepause und/oder ein anschließendes dynamisches Warm-up oder sportartspezifische Bewegungen vollständig aufgehoben.

Dynamisches Dehnen kann zwar Zeit sparen, da es die geringfügigen, vorübergehenden Effekte des statischen Dehnens schneller aufhebt, aber statisches Dehnen vor dem Training muss die Leistung nicht zwangsläufig mindern. Bei Elite-Athleten, die nicht an statisches Dehnen gewöhnt sind, kann es kurz vor der Aktivität negative Auswirkungen haben, da jede kleine Veränderung auf diesem Niveau die Leistung beeinträchtigen kann. Dies gilt jedoch nicht für die Mehrheit der Sportler. Erfahrene Athleten, die seit Jahren statisches Dehnen in ihr Warm-up integrieren, sollten dies beibehalten, wenn sie sich dadurch psychologisch besser vorbereitet fühlen.

Was das Dehnen wirklich bewirkt

Der Hauptnutzen des Aufwärmens – sei es durch dynamisches Dehnen oder andere Methoden – liegt primär in der Reduzierung der Muskelsteifigkeit durch Erhöhung der Muskelwärme, nicht unbedingt in der direkten Erhöhung des Bewegungsumfangs. Einfaches Radfahren vor einer Kniebeugensession kann ähnliche positive Effekte erzielen wie ein komplexes dynamisches Dehnprogramm.

Natürlich sollte ein Athlet stets daran arbeiten, seinen Bewegungsumfang zu verbessern. Aber ein Warm-up, das alle Mobilitätsbedenken auf einmal angeht, garantiert keine bessere Leistung. Wenn dynamisches Dehnen Muskelsteifigkeit reduzieren soll, ist es definitiv sinnvoll. Wenn es jedoch darum geht, Mobilitätsprobleme direkt vor dem Training zu beheben, obwohl das Training keine extremen Mobilitätsreserven erfordert, könnte die Zeit anderweitig besser genutzt werden.

Das Aufwärmen mit Bewegungen, die das bevorstehende Training imitieren, ist oft die produktivste Nutzung der Zeit. Dies reduziert die Steifigkeit und wärmt die Muskulatur genau so auf, wie sie später belastet wird.

Den individuellen Bedarf erkennen

Anstatt eine Methode als überlegen zu deklarieren, sollten wir uns auf die individuellen Bedürfnisse des Trainings und des Athleten konzentrieren. Welcher Grad an Mobilität und Stabilität wird für die spezifische Aktivität benötigt? Es gibt Grundstandards an Mobilität, die jeder gesunde Athlet besitzen sollte. Aber übermäßige Mobilitätsarbeit, die den benötigten Bewegungsumfang übersteigt, kann besonders bei hochspezialisierten Elite-Athleten eher schaden als nützen. Powerlifter mit einem gesunden Bewegungsumfang müssen nicht übermäßig viel Zeit mit Dehnen verbringen, insbesondere nicht vor dem Training. Wenn sie leichte Mobilitätsreserven über das unbedingt Notwendige hinaus besitzen, ist das ausreichend. Zusätzliche, gezielte Mobilitätsarbeit kann die Erholung und Trainingsintensität sogar negativ beeinflussen.

Im Gegensatz dazu können olympische Gewichtheber von gezieltem dynamischem oder sogar statischem Dehnen als Teil ihrer Aufwärmroutine profitieren, besonders nachdem ihre Muskeln aufgewärmt sind. Die Mobilitätsanforderungen in ihrem Sport sind weitaus höher, und oft erfordert die Steifigkeit vom Vortraining, dass spezifische Muskelgruppen gezielt in volle Positionen gebracht werden. Hier könnte es der Leistung schaden, wenn sie sich nicht dehnen, selbst wenn dies eine geringe Ermüdung verursacht, solange es von weiteren dynamischen, sportartspezifischen Bewegungen gefolgt wird. Viele Hochleistungsgewichtheber halten tatsächlich bestimmte statische Dehnungen, bevor sie ihr spezifisches Warm-up fortsetzen. Diesen Athleten davon abzuraten, wäre unklug.

Meine persönliche Erfahrung als Trainerin und die Interpretation der Forschung haben gezeigt: Wenn du oder ein Athlet psychologisch davon abhängt, eine bestimmte statische Dehnung vor dem Training auszuführen, gibt es keinen guten Grund, dies zu ändern. Wichtig ist jedoch der Blick auf das große Ganze. Wenn dein Training sehr hohe Mobilitätsanforderungen hat (wie im olympischen Gewichtheben), ist die dafür aufgewendete Zeit im Warm-up die geringfügige Zunahme der Ermüdung wert. Besonders im Powerlifting und allgemeinen Krafttraining zeigt sich: Weniger ist oft mehr. Erschöpfende Prehab- und Mobilitätsprotokolle sind am besten für Erholungsphasen im Trainingsplan aufgehoben anstatt während intensiver Blöcke mit zunehmender Überlastung. Das Hinzufügen von zu viel Bewegungsvorbereitung und Mobilitätsübungen führt oft zu unnötiger Ermüdung, und das Training leidet darunter.

DER WEIBLICHE ZYKLUS

Die zyklischen Veränderungen weiblicher Hormone sind den meisten vertraut, insbesondere jeder menstruierenden Frau. Doch das tiefgreifende Verständnis dafür, welche komplexen Prozesse diese Hormone im weiblichen Körper steuern und welche erstaunlichen Fähigkeiten sie ermöglichen, ist weniger verbreitet. Das weibliche Hormonsystem ist in seiner Komplexität dem männlichen System weit überlegen und daher nicht direkt vergleichbar. Diese grundlegende physiologische Unterscheidung erklärt, warum Erkenntnisse, die für Männer gelten, nicht ohne Weiteres auf Frauen übertragbar sind. Frauen sind somit keinesfalls als »kleinere Männer« zu betrachten.

Hormone agieren als körpereigene Botenstoffe, die durch den Blutkreislauf zirkulieren und Signale zwischen Organen und Gehirn übermitteln. Diese umfassenden Regulierungsprozesse beeinflussen nahezu jede Körperfunktion: von grundlegenden Vorgängen wie Nahrungsaufnahme, Schlafzyklen und Muskelwachstum bis hin zur Steuerung von Appetit, Stimmung und Libido. Während einige Hormone einem tagesabhängigen Rhythmus folgen, der zu relativ stabilen Hormonspiegeln im männlichen Körper führt, unterliegen die Hormone im weiblichen Organismus wellenförmigen Schwankungen, die einen komplexen Zyklus bilden.

Diese hormonellen Dynamiken haben weitreichende Auswirkungen auf das Wohlbefinden und die Leistungsfähigkeit. Hast du beispielsweise jemals die Auswirkungen deiner Hormone auf deine sportliche Performance bedacht oder hast du bisher primär die empfundenen Restriktionen wahrgenommen? Das Ziel dieses Abschnitts ist es, die vielschichtigen Funktionen weiblicher Hormone im Körper zu beleuchten, ihren umfassenden Einfluss auf den Organismus darzustellen und die Konsequenzen hormoneller Disbalancen zu erläutern. In den folgenden Abschnitten werden wir die Anatomie dieses faszinierenden Systems entschlüsseln und aufzeigen, wie ein besseres Verständnis die Grundlage für ein optimiertes Wohlbefinden und maximale Leistungsfähigkeit legen kann.

HORMONELLE BALANCE – WAS BEEINFLUSST DIE PERFORMANCE?

Der weibliche Zyklus, inklusive der Menstruation, stellt eines der zentralsten Vitalzeichen der Frau dar. Er fungiert als ein unentgeltlicher und präziser Indikator für den allgemeinen Gesundheits- und Fitnesszustand. Ein regelmäßiger Eisprung sowie ein beschwerdefreier Zyklusverlauf sind nicht nur positive Signale, sondern auch essenzielle Voraussetzungen für optimale Leistungsfähigkeit in sämtlichen Lebensbereichen. Diese Relevanz besteht unabhängig von einem bestehenden Kinderwunsch.

Die bedeutendsten Hormone im weiblichen Zyklus sind die Östrogene und das Progesteron. Diese beeinflussen ein breites Spektrum physiologischer Funktionen, darunter das psychische Wohlbefinden, das Energieniveau, den Schlaf sowie die Knochen- und Herz-Kreislauf-Gesundheit.

DIE PHASEN DES MENSTRUATIONSZYKLUS

Der Menstruationszyklus gliedert sich prinzipiell in zwei Hauptphasen: die **Follikelphase** (die erste Zyklushälfte) und die **Lutealphase** (die zweite Zyklushälfte). Der Eisprung (Ovulation) markiert den Übergang und leitet den Beginn der zweiten Phase ein.

Die Follikelphase

Die Follikelphase beginnt mit dem ersten Tag der Menstruation, der als Tag eins des Zyklus definiert ist. Zu Beginn dieser Phase befinden sich die Hormonlevel auf einem niedrigen Niveau, was üblicherweise zu weniger Energie führt. Im Verlauf der ersten Phase steigen die Östrogenlevel allmählich an. Dies korreliert häufig mit einer Zunahme von Energie und einer Verbesserung der Stimmung. Ursächlich hierfür ist die Reifung des Follikels, der eine Eizelle enthält.

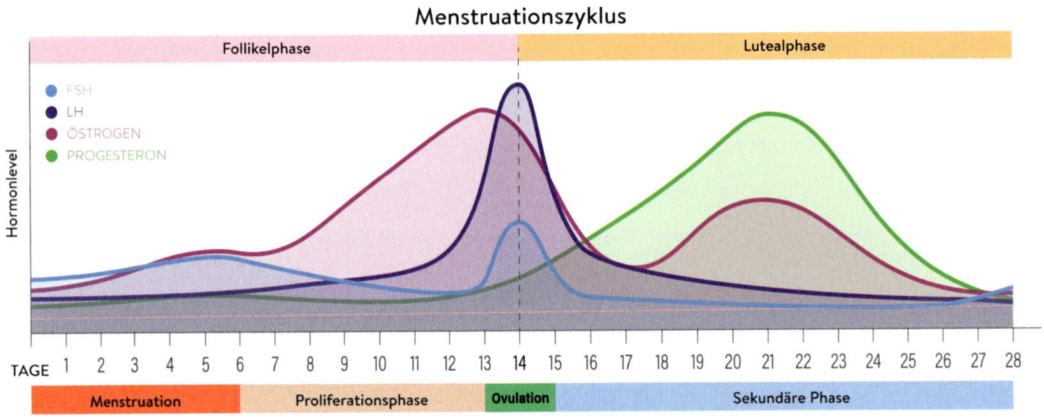

Der Menstruationszyklus dauert etwa einen Monat und wird in eine Follikel- und eine Lutealphase gegliedert, der Eisprung (Ovulation) bildet den Höhepunkt.

In der Mitte des Zyklus kommt es zu einem kurzen, aber starken Anstieg der Hypophysenhormone, insbesondere des FSH (follikelstimulierendes Hormon) und, noch signifikanter, des LH (luteinisierendes Hormon). Dieser LH-Peak löst den Eisprung aus. Der Follikel setzt daraufhin die Eizelle frei und transformiert sich zum Gelbkörper, der nun das Hormon Progesteron produziert. Gleichzeitig sinkt der Östrogenspiegel wieder ab.

Für Frauen mit Kinderwunsch ist es wichtig zu wissen, dass die Fruchtbarkeit etwa 48 Stunden vor dem Eisprung am höchsten ist. Unabhängig davon, ob eine Schwangerschaft angestrebt wird, ist es relevant zu wissen, dass die freigesetzte Eizelle nach der Ovulation nur circa 12 bis 24 Stunden befruchtungsfähig bleibt.

Die Lutealphase

Die Lutealphase, als zweite Hälfte des Zyklus, zeichnet sich durch erhöhte Hormonspiegel von Östrogenen und insbesondere Progesteron aus. Progesteron ist in dieser Phase das dominierende Hormon. Es bewirkt einen Anstieg der Basaltemperatur des Körpers und fördert das Wachstum der Gebärmutterschleimhaut, wodurch diese auf die mögliche Einnistung einer befruchteten Eizelle vorbereitet wird. Darüber hinaus hat Progesteron beruhigende und angstlösende Effekte, die zur Stabilisierung der Stimmung und zur Verbesserung des allgemeinen Wohlbefindens beitragen können. Bleibt eine Befruchtung aus, sinken die Hormonlevel wieder ab. Dies führt zum Abbau der Gebärmutterschleimhaut, die dann mit der Menstruationsblutung ausgeschieden wird. Anschließend beginnt der Zyklus von Neuem.

Optimale Zykluslänge

Die Zykluslänge einer Frau ist sehr individuell und kann variieren. Eine optimale Länge liegt typischerweise zwischen 22 und 35 Tagen. Für einen gesunden Zyklus ist entscheidend, dass er regelmäßig und konstant in seiner Dauer ist. Geringfügige Schwankungen von maximal einem Tag bis hin zu drei Tagen geben keinen Anlass zur Sorge. Äußere Einflüsse wie Stress, Wettkämpfe, Krankheiten oder soziale Ereignisse können zu leichten Zyklusschwankungen führen. Stärkere oder unregelmäßige Schwankungen hingegen können auf ein Ungleichgewicht im Hormonsystem hindeuten. Jede Frau sollte die Länge ihres individuellen Zyklus genau beobachten und kennen, um diesen wertvollen Indikator optimal als Vitalzeichen für ihre Gesundheit nutzen zu können.

HORMONELLE BALANCE: WAS BEEINFLUSST DIE PERFORMANCE?

Hormonschwankungen im Verlauf des Menstruationszyklus sind bis zu einem gewissen Grad nicht nur entscheidend für die weibliche Reproduktionsfähigkeit, sondern auch für das allgemeine Wohlbefinden, die Gesundheit und die tägliche Performance.

Diese optimalen Schwankungen können jedoch durch eine Vielzahl externer Faktoren beeinträchtigt werden, was die fein abgestimmte hormonelle Balance aus dem Gleichgewicht bringt. Die Konsequenzen reichen von Beeinträchtigungen im Alltag bis hin zu diversen menstruationsbezogenen Krankheitsbildern. Glücklicherweise können diese negativen externen Einflüsse durch gezieltes eigenes Handeln positiv beeinflusst werden.

Ernährung

Das Zusammenspiel von Ernährung und Hormonen ist ein komplexes System. Was wir zu uns nehmen, beeinflusst nicht nur unser Energieniveau und unsere Stimmung, sondern auch maßgeblich den Hormonhaushalt unseres Körpers. Über die Nahrung stellen wir unserem Körper die Grundbausteine für die Hormonbildung und deren reibungslose Funktion zur Verfügung. Dies macht die Ernährung zu einem der wohl wichtigsten Einflussfaktoren auf unsere hormonelle Balance.

Bestimmte Nährstoffe und Essgewohnheiten können dieses Gleichgewicht maßgeblich unterstützen, während andere es stören können und daher im Übermaß gemieden werden sollten. Da dieses Thema von zentraler Bedeutung ist, werden wir die einzelnen Faktoren im Kapitel »Nutrition made simple« noch genauer beleuchten. An dieser Stelle belassen wir es bei diesem grundlegenden Überblick.

Stress und der weibliche Zyklus

Stress, sowohl körperlicher als auch psychischer Natur, hat erhebliche Auswirkungen auf den weiblichen Körper und den Menstruationszyklus, da das Hormonsystem der Frau sehr sensibel auf Belastungen reagiert.

Bei Stress schüttet der Körper vermehrt Stresshormone wie Cortisol aus. Da diese Hormone für das Überleben Priorität haben, werden Bausteine, die eigentlich für die Sexualhormone (Östrogen, Progesteron) benötigt würden, abgezogen. Ein hoher Cortisolspiegel kann die zentrale Steuerung des weiblichen Zyklus – die Hypothalamus-Hypophysen-Ovar-Achse – direkt blockieren. Diese hormonelle Verschiebung kann zu vielfältigen Zyklusstörungen führen:

- **Zyklusunregelmäßigkeiten:** Der Zyklus kann sich verkürzen, verlängern oder unregelmäßig werden.
- **Ausbleiben des Eisprungs (Anovulation):** Dies ist eine häufige Folge von chronischem oder starkem psychischem Stress, da die Produktion der für den Eisprung notwendigen Hormone (FSH, LH) gestört wird. Ohne Eisprung fehlt Progesteron, was zu einem Ungleichgewicht führt.
- **Verstärkung von PMS-Symptomen:** Ein Progesteronmangel kann Symptome wie Reizbarkeit, Stimmungsschwankungen, Angstzustände und andere psychische Belastungen verschlimmern.
- **Veränderte Blutungen:** Stärkere, schwächere oder unregelmäßige Blutungen sind möglich.

- **Verstärkte Menstruationsschmerzen:** Stress kann die Schmerzwahrnehmung erhöhen.
- **Beeinträchtigung der Fruchtbarkeit:** Da der Eisprung gestört werden kann, sinken die Chancen auf eine Schwangerschaft.

Darüber hinaus kann chronischer psychischer Stress das allgemeine Wohlbefinden negativ beeinflussen, etwa durch Anspannung, Schlafstörungen, Verdauungsprobleme oder Libidoverlust. Ein effektives Stressmanagement ist daher entscheidend für einen gesunden Zyklus und die weibliche Gesundheit.

Tipps zur Stressbewältigung

Um den Einfluss von Stress auf den Hormonhaushalt und damit auf den Zyklus positiv zu beeinflussen, gibt es verschiedene Ansätze:

- **Spaziergänge:** Regelmäßige Bewegung an der frischen Luft kann Stress effektiv abbauen und das allgemeine Wohlbefinden steigern.
- **Atemübungen:** Bewusste Atemtechniken sind ein wirksames Mittel, um den Geist zu beruhigen und die Ausschüttung von Stresshormonen zu reduzieren.
- **Meditation und Yoga:** Diese Praktiken fördern tiefe Entspannung, verbessern die körperliche und geistige Balance und unterstützen dich aktiv bei der Stressbewältigung.
- **Unterstützende Wirkstoffe:** Bestimmte Nährstoffe und Pflanzenstoffe können eine positive Wirkung haben, darunter Ashwagandha, L-Theanin sowie die B-Vitamine B_5, B_6, B_9 und B_{12}.

GENETIK UND DER WEIBLICHE ZYKLUS

Die individuelle Genetik hat einen direkten Einfluss auf die Regulierung des weiblichen Hormonhaushalts und somit auf den Menstruationszyklus. Ursächlich hierfür sind SNPs *(Single Nucleotide Polymorphisms)*, kleine DNA-Variationen, die die Funktion von Proteinen und Enzymen im Körper beeinflussen.

Ein relevantes Beispiel ist das Enzym Catechol-O-Methyltransferase (COMT). Dieses Enzym ist für den Abbau von Östrogenen und Stresshormonen zuständig. Genetische Variationen können dazu führen, dass COMT langsamer arbeitet.

Die Auswirkungen auf den Zyklus sind zahlreich und darin begründet, dass ein verlangsamter Abbau von Östrogenen und Stresshormonen durch das COMT-Enzym zu deren Anreicherung im Körper führt. Diese konstante Belastung kann die fein abgestimmte hormonelle Balance stören, was sich in folgenden Zyklusproblemen äußern kann:

- **Hormonelle Disbalancen:** insbesondere eine relative Östrogendominanz
- **Zyklusunregelmäßigkeiten:** längere, kürzere oder unregelmäßige Zyklen
- **Verstärkte prämenstruelle Symptome:** erhöhte Sensibilität gegenüber hormonellen Schwankungen
- **Weitere Symptome:** Motivationsschwankungen, die auf das hormonelle Ungleichgewicht zurückzuführen sind

Die Kenntnis der eigenen genetischen Prädisposition kann helfen, individuelle Strategien zur Unterstützung der hormonellen Gesundheit zu entwickeln.

Tipps zur Unterstützung bei genetischen Prädispositionen

Genetische Prädispositionen, die den Hormonhaushalt beeinflussen können, lassen sich durch gezielte Anpassungen in der Ernährung und im Lebensstil positiv ausgleichen:

- **Ernährung und Lebensstil:** Durch bewusste Entscheidungen bei der Nahrungsauswahl und im täglichen Leben können individuelle genetische »Nachteile« oder Empfindlichkeiten kompensiert werden, um die hormonelle Balance zu fördern.
- **Unterstützende Wirkstoffe:** Bestimmte Mikronährstoffe sind essenziell, um die Funktion von Enzymen wie COMT zu unterstützen. Dazu gehören Magnesium sowie die Vitamine B_6, B_9 und B_{12}.
- **Vermeidung von Hemmstoffen:** Es ist ratsam, Substanzen zu reduzieren, die die Enzymfunktion beeinträchtigen könnten. Hierzu zählen beispielsweise Isoflavone aus Sojaprodukten und Phenole aus Kaffee.

SCHLAF UND DER WEIBLICHE ZYKLUS

Frauen sind aufgrund ihrer komplexen Hormonregulation besonders anfällig für die Folgen von Schlafmangel.

Die Ursachen für unzureichenden Schlaf sind vielfältig: Ein voller Terminkalender und bestimmte Lifestyle-Faktoren können den natürlichen zirkadianen Rhythmus stören. Auch psychische Faktoren wie Leistungsdruck und Ängste oder intensive Sporteinheiten und Wettkämpfe am Abend, die den Körper durch hohe Adrenalinspiegel wach halten, tragen dazu bei.

Auswirkungen auf den Hormonhaushalt

Schlafmangel stört biochemische Prozesse und führt zu einer unregelmäßigen Freisetzung von Hormonen. Dies äußert sich in einer reduzierten Melatoninproduktion, (Schlafhormon) und einem erhöhten Cortisolspiegel (Stresshormon). Diese hormonellen Verschiebungen beeinflussen direkt die Eierstockfunktion, die gesamte Östrogen-Progesteron-Balance und die Insulinsensibilität.

Chronischer Schlafmangel kann bei Frauen nicht nur die sportliche Leistungsfähigkeit und Regeneration beeinträchtigen, sondern auch langfristig die Gesundheit gefährden. Häufige Folgen sind hormonelle Disbalancen, die zu unregelmäßigen Menstruationszyklen oder Fruchtbarkeitsproblemen führen können. Zudem steigt das Risiko für Stoffwechselstörungen wie Insulinresistenz und Typ-2-Diabetes sowie für Herz-Kreislauf-Erkrankungen. Weitere mögliche Konsequenzen sind psychische Belastungen wie Depressionen oder Angststörungen, ein geschwächtes Immunsystem, das anfälliger für Infekte macht, und langfristige Einflüsse auf Knochen- und Gelenkgesundheit.

Schlafqualität in der Lutealphase

In der zweiten Hälfte des Menstruationszyklus, der Lutealphase, steigt die Körpertemperatur von Frauen aufgrund des erhöhten Progesteronspiegels um etwa 0,3 bis 0,5 Grad Celsius an. Dieser Anstieg wirkt auf das Thermoregulationszentrum im Gehirn und kann die Schlafqualität beeinträchtigen, da ein tiefer, erholsamer Schlaf typischerweise eine kühlere Körpertemperatur erfordert. Viele Frauen berichten in dieser Phase über Ein- und Durchschlafprobleme, die zu Schlafstörungen und verminderter Schlafqualität führen können. Eine entsprechend kühle Raumtemperatur ist in dieser Phase daher besonders wichtig.

Tipps für gesunden Schlaf

Um einen erholsamen Schlaf zu fördern und den Hormonhaushalt zu unterstützen, empfiehlt sich Folgendes:

- **Gesunder Schlaf-wach-Rhythmus:** Strebe sieben bis neun Stunden Schlaf pro Nacht an; bei erhöhter Belastung kann auch mehr Schlaf nötig sein.
- **Optimale Schlafumgebung:** Gestalte dein Schlafzimmer als schlafförderndes Raum, frei von elektronischen Geräten.
- **Gute Schlafbedingungen:** Ein dunkler Raum, kühle Temperaturen (besonders in der Lutealphase), eine geeignete Matratze und das passende Kissen tragen maßgeblich zur Schlafqualität bei.
- **Unterstützende Wirkstoffe:** Besonders in der Lutealphase können Substanzen wie Melatonin, Magnesiumbisglycinat, Baldrianwurzel und Passionsblume die Schlafqualität verbessern.

KÖRPERZUSAMMENSETZUNG UND HORMONELLE GESUNDHEIT

Für die hormonelle Gesundheit menstruierender Frauen ist weniger das absolute Körpergewicht entscheidend als vielmehr die Relation von Fett- zu Muskelmasse.

Der Einfluss von Fettgewebe auf Hormone

Fettgewebe ist weit mehr als nur ein Energiespeicher; es ist ein aktives endokrines Organ.

- Überschüssiges Fettgewebe kann zu einer Überproduktion von Östrogen führen, was das hormonelle Gleichgewicht stört und eine Östrogendominanz begünstigt. Diese Situation kann wiederum die Insulinsensibilität herabsetzen (Insulinresistenz) und die Produktion männlicher Hormone (Androgene) ansteigen lassen.

- Umgekehrt kann ein extrem geringer Körperfettanteil den Östrogenspiegel drastisch senken. Die Konsequenzen reichen vom Ausbleiben der Menstruation (Amenorrhoe) über Störungen in der sensiblen Kommunikation zwischen Gehirn und Eierstöcken (Hypothalamus-Hypophysen-Gonaden-Achse) bis hin zu einer verminderten Schilddrüsenfunktion (Hypothyreose).

Zyklus- und Gesundheitsfolgen

Beide Extreme der Körperzusammensetzung – sowohl ein Zuviel als auch ein Zuwenig an Fettgewebe – manifestieren sich in Zyklusstörungen, die von unregelmäßigen bis hin zu gänzlich ausbleibenden Perioden reichen können. Diese Disbalancen beeinträchtigen zudem die Fruchtbarkeit und können langfristig zu Stoffwechselstörungen sowie weiteren komplexen hormonellen Ungleichgewichten führen.

Strategien zur Optimierung der Körperzusammensetzung

Um eine gesunde hormonelle Balance zu fördern und einen regelmäßigen Zyklus zu unterstützen, sind gezielte Anpassungen in der Körperzusammensetzung essenziell:

- **Anstreben eines gesunden Körperfettanteils:** Ein individueller Bereich von 14 bis 30 Prozent Körperfett wird als Grundlage für einen funktionierenden Zyklus empfohlen.
- **Kalorienmanagement:** Die Kalorienzufuhr sollte präzise an den Energiebedarf und die gewünschte Körperzusammensetzung angepasst werden (Details zur Berechnung im Kapitel »Die optimale Energiebilanz errechnen«).
- **Trainingsanpassung:** Je nach Ziel kann eine Reduktion intensiver Trainingseinheiten oder die Integration von mehr Alltagsbewegung hilfreich sein, um den optimalen Körperfettanteil zu erreichen.
- **Stressreduktion:** Ein effektives Stressmanagement trägt maßgeblich zur Stabilisierung des Körpergewichts und damit zur Verbesserung der Körperzusammensetzung bei.

HORMONELLE DISBALANCEN

Die richtige Balance aus Sport, Ernährung und Erholungsphasen ist entscheidend für die hormonelle Gesundheit. Umgekehrt kann ein Ungleichgewicht dieser Faktoren rasch zu Beeinträchtigungen führen, die sich in geringerer Leistungsfähigkeit, Alltagseinschränkungen, dem metabolischen Syndrom und langfristigen gesundheitlichen Folgen äußern können.

Heutzutage werden viele (leichte) zyklusbedingte Symptome in der Gesellschaft oft fälschlicherweise als normal angesehen. Dies ist jedoch nicht zutreffend. Sobald Symptome einschränkend wirken und die Lebensqualität reduzieren, sollte der Verdacht auf eine hormonelle Disbalance in Betracht gezogen werden. In solchen Fällen ist es wichtig, die Ursache zu identifizieren und gezielt anzugehen.

Prämenstruelles Syndrom (PMS)

Schätzungsweise leiden etwa 75 Prozent der menstruierenden Frauen unter leichten und etwa 48 Prozent unter schweren prämenstruellen Beschwerden, die dem Krankheitsbild des Prämenstruellen Syndroms (PMS) zuzuordnen sind. Die Symptome treten zyklisch auf, oft bereits in der zweiten Zyklushälfte (Lutealphase), und klingen für gewöhnlich nach dem Einsetzen der Menstruation ab. Die Dauer und Art der Beschwerden sind sehr individuell und können körperliche, emotionale sowie verhaltensbezogene Symptome umfassen.

Das Prämenstruelle Syndrom (PMS) entsteht nicht durch ein generelles hormonelles Ungleichgewicht. Vielmehr reagieren einige Frauen besonders sensibel auf die normalen Hormonveränderungen im Zyklus, vor allem in der zweiten Hälfte, der sogenannten Lutealphase.

Hormone wie Progesteron und seine Abbauprodukte beeinflussen wichtige Botenstoffe im Gehirn, darunter GABA und Serotonin. Sinkt ihr Spiegel, kann das zu Stimmungsschwankungen, Reizbarkeit, Angst oder depressiven Verstimmungen führen.

Progesteron wirkt außerdem auf den Wasser- und Salzhaushalt im Körper. Ein Mangel kann Wassereinlagerungen verursachen, aber auch zu viel Progesteron kann

Schwellungen begünstigen. Stress verstärkt diesen Effekt noch, da dadurch der Bedarf an Mineralstoffen wie Magnesium und Calcium steigt.

PMS wird oft unterschätzt oder falsch eingeordnet. Die Symptome können die Lebensqualität stark beeinträchtigen, die Leistungsfähigkeit verringern und die Anfälligkeit für Stress erhöhen.

Mögliche Symptome von PMS

- unregelmäßige oder starke Perioden
- anhaltende Akne
- Brustspannungen
- extreme Müdigkeit/schnelle Erschöpfung
- Antriebslosigkeit
- extreme Stimmungsschwankungen und leichte Reizbarkeit
- Heißhungerattacken
- Verdauungsprobleme
- Hitzewallungen und nächtliche Schweißausbrüche
- Kopfschmerzen
- Schlafprobleme
- Haarausfall
- geringe Libido
- vaginale Atrophie und Trockenheit
- übermäßiges Schwitzen

Langfristige Folgen von PMS

- Verlust von Muskelmasse
- übermäßige Gewichtszunahme
- Unfruchtbarkeit
- Depressionen
- Osteoporose

Was tun bei PMS?

Zur Linderung und Prävention von PMS-Symptomen können verschiedene Maßnahmen ergriffen werden:

- **Professionelle Beratung:** Bei schweren und stark einschränkenden Symptomen ist es ratsam, einen Facharzt aufzusuchen.
- **Ausgewogener Lebensstil:** Die Harmonisierung von Sport, Ernährung und ausreichenden Erholungsphasen ist essenziell für die hormonelle Balance.
- **Stressmanagement:** Überdenken und Anpassen der eigenen Strategien zur Stressbewältigung kann die Symptomatik positiv beeinflussen.
- **Reduktion von Reizstoffen:** Eine Reduzierung des Konsums von Alkohol, Koffein, Zucker und Salz kann hilfreich sein.
- **Antioxidantienreiche Ernährung:** Eine Kost, die reich an Antioxidantien ist, wie sie in Obst, Gemüse, Omega-3-Fettsäuren, Zink und Vitamin C enthalten sind, unterstützt den Körper.
- **Darmgesundheit:** Die Einnahme von Prä- und Probiotika kann zur Verbesserung der Darmflora beitragen, was indirekt den Hormonhaushalt beeinflusst.
- **Mikronährstoffversorgung:** Eine ausreichende Zufuhr von Magnesium und Kalzium ist für zahlreiche Körperfunktionen, einschließlich der hormonellen Regulation, wichtig.
- **Gezielte Hormonunterstützung:** Natürliche Wirkstoffe wie Mönchspfeffer, Vitamin B_6 und Vitamin D können unterstützend auf den Hormonhaushalt wirken.

Polyzystisches Ovarialsyndrom (PCOS)

Das polyzystische Ovarialsyndrom (PCOS) zählt zu den häufigsten Hormonstörungen bei Frauen im gebärfähigen Alter. Laut der WHO sind 8 bis 13 Prozent aller menstruierenden Frauen betroffen. Charakteristisch ist unter anderem eine Ansammlung von Follikeln in den Eierstöcken (polyzystische Ovarien – PCO), deren Reifung und der darauffolgende Eisprung ausbleiben.

Diagnosekriterien

Die Diagnose PCOS wird gemäß den Rotterdam-Kriterien* gestellt, wenn mindestens zwei der folgenden drei Merkmale zutreffen:

- **unregelmäßiger Zyklus** oder das Ausbleiben der Menstruation (Amenorrhoe)
- **erhöhte Androgenspiegel** (männliche Hormone, zum Beispiel Testosteron)
- **zahlreiche Follikel** in den Eierstöcken (PCO-Morphologie)

Hormonelle und metabolische Auswirkungen

PCOS stellt in seiner Extremform eine Kombination aus hormonellen und metabolischen Störungen dar. Es führt zu einer ausgeprägten Disbalance der weiblichen Hormone: Typischerweise sind die Spiegel von Östrogen und Testosteron erhöht, während der Progesteronspiegel zu niedrig ist. Die Insulinsensitivität ist häufig stark reduziert, was das Risiko für Stoffwechselerkrankungen wie Typ-2-Diabetes und Unfruchtbarkeit erhöht.

Neben Symptomen wie Menstruationsstörungen, Hirsutismus (männliches Behaarungsmuster) und Hautunreinheiten haben Betroffene oft Schwierigkeiten, ihr Gewicht zu kontrollieren. Zudem leiden sie häufig unter schwankenden Energieleveln, Müdigkeit und einer verminderten Regenerationsfähigkeit. Dies kann die sportliche Leistungsfähigkeit einschränken und langfristige gesundheitliche Risiken mit sich bringen.

Ursachen und Management

Die Ursachen für PCOS werden aktuell in genetischen Faktoren und Umwelteinflüssen vermutet. Obwohl ein ausgewogenes Verhältnis von Bewegung und Erholung sowie eine insulinfreundliche Ernährung hilfreich sind, können durchaus auch Sportlerinnen von PCOS betroffen sein. Für das Management des Hormonhaushalts bei PCOS gelten ähnliche Ernährungs- und Supplementations-Empfehlungen, wie sie bereits für die Ausbalancierung bei PMS beschrieben wurden.

---

* Die Rotterdam-Kriterien sind ein Satz von diagnostischen Kriterien, die zur Bestimmung des polyzystischen Ovarialsyndroms (PCOS) verwendet werden. Um die Diagnose PCOS nach den Rotterdam-Kriterien zu stellen, müssen mindestens zwei der folgenden drei Kriterien erfüllt sein: Oligo-/Anovulation, klinischer oder biochemischer Hyperandrogenismus und polyzystische Ovarien im Ultraschall.

Testosteron

Auch Frauen benötigen das »männliche« Hormon Testosteron, jedoch in wesentlich geringeren Mengen als Männer. Dennoch spielt es eine wichtige Rolle für die Knochenqualität, die Gehirnfunktion, Motivation und das Energieniveau.

Ein Ungleichgewicht im Testosteronhaushalt bei Frauen kann sich in verschiedenen Symptomen äußern: Dazu gehören Müdigkeit, Akne, fettige Haut, unerwünschtes Haarwachstum im Gesicht, an Brust und Bauch sowie Haarausfall auf dem Kopf.

DER MENSTRUATIONSZYKLUS UND KONTRAZEPTIVA: EIN VOLLSTÄNDIGER LEITFADEN FÜR SPORTLERINNEN

Fast jede Frau, mit der ich über Training gesprochen habe, hat Fragen dazu, wie Verhütungsmittel und ihr Menstruationszyklus Training und Ernährung beeinflussen können.

Der Großteil dieses Abschnitts wird sich damit befassen, wie der Menstruationszyklus und Verhütungsmittel verschiedene physiologische Variablen in Bezug auf die Leistung, beispielsweise Kraft, aerobe Kapazität und so weiter beeinflussen. Diese Variablen erzählen jedoch offensichtlich nicht die ganze Geschichte, denn Leistung ist ein vielschichtiges Phänomen. Leistung wird sicherlich durch solche physiologischen Variablen beeinflusst, aber technische Fähigkeiten, Strategie, Motivation und Aufmerksamkeit spielen ebenfalls eine starke Rolle.

Wichtig: Beachte von vornherein, dass Goldmedaillen gewonnen und Weltrekorde von Frauen in allen Phasen des Menstruationszyklus aufgestellt wurden. Selbst auf höchstem Niveau sind Leistungsveränderungen während des Menstruationszyklus nicht so groß, dass sie Leistungsunterschiede auf Wettkampfebene aufheben, wo Champion und die anderen Teilnehmerinnen oft nur durch Bruchteile einer Sekunde oder Bruchteile eines Prozents getrennt sind.

Die leistungsbezogenen Schwankungen während des Menstruationszyklus sind in der Regel so gering, dass sie die grundlegenden Leistungsunterschiede der Athletinnen kaum beeinflussen. Die meisten Frauen, die Leistungssportlerinnen sind und schon länger Gewichte heben, haben wahrscheinlich von der erhöhten Schmerztoleranz und der psychologischen Fähigkeit, sich durchzubeißen, profitiert. Es ist wichtig, dass die Ernährung und das Thema Nahrungsergänzung sehr ernst genommen werden, um dem Körper zur Zeit des Wettkampfs das zu geben, was er braucht.

AUSWIRKUNGEN VON ZYKLUS UND VERHÜTUNG AUF TRAINING UND LEISTUNG

Bei der Betrachtung von Umfragen und Studien zeigt sich ein sehr heterogenes Bild bezüglich der wahrgenommenen Leistungsfähigkeit:

- Ein großer Teil der Frauen, etwa 43 bis 63 Prozent, gibt an, dass ihre Leistung durch die Menstruationsphase unbeeinflusst bleibt.
- Ein kleinerer Anteil, zwischen 8 und 38 Prozent, empfindet eine Verschlechterung der Leistung während der Menstruation oder der prämenstruellen Phase.
- Überraschenderweise berichtet ein signifikanter Anteil von 13 bis 29 Prozent sogar von einer verbesserten Leistung während dieser Zeit.

Es scheint, dass der Trainingszustand eine Rolle spielen kann: Hochleistungssportlerinnen sind oft sensibler für minimale Leistungsveränderungen und nehmen Beeinträchtigungen, die Freizeitsportlerinnen kaum bemerken würden, stärker wahr. Allerdings geben selbst unter Olympiateilnehmerinnen nur wenige an, dass ihre Leistung in der prämenstruellen Phase oder während der Menstruation schlechter ist.

Bei Frauen, die keine oralen Kontrazeptiva einnehmen, geben fast 70 Prozent an, dass die Menstruation ihre Leistung negativ beeinflusst. Bei Anwenderinnen oraler

Kontrazeptiva sind es hingegen nur etwa 30 Prozent. Hierbei wird als Hauptgrund für eine verminderte Leistung oft nicht eine direkte Abnahme von Kraft oder Ausdauer genannt, sondern vielmehr ein erhöhtes Gefühl von Trägheit und mangelnder Motivation.

Insgesamt gibt es also eine erhebliche individuelle Schwankungsbreite, wie sich prämenstruelle Symptome und die Menstruation auf die Leistung auswirken. Es scheint, dass diese Effekte eher auf Veränderungen der Wahrnehmung und Motivation als auf direkte physiologische Veränderungen zurückzuführen sind und weniger mit der Zyklusphase selbst, sondern stärker mit der Schwere der PMS- und Menstruationssymptome zusammenhängen. Orale Kontrazeptiva scheinen viele dieser wahrgenommenen Leistungsschwankungen zu glätten, wahrscheinlich indem sie die Schwere der Symptome reduzieren.

Ein weiterer interessanter Punkt ist, dass Studien zeigen, dass Östrogen tendenziell räumliche Fähigkeiten und Koordination leicht beeinträchtigen kann. Frauen neigen auch dazu, in der prämenstruellen Phase und während der Menstruation anfälliger für Unfälle zu sein.

Einige wissenschaftliche Untersuchungen legen nahe, dass hormonelle Schwankungen im Menstruationszyklus Einfluss auf Faktoren wie Konzentration, Reaktionsgeschwindigkeit und allgemeine Wachheit haben können. So zeigen manche Studien teils überraschend, dass Frauen während der Menstruation kognitiv besser performen (Hampson & Morley, 2013), während andere Phasen, insbesondere die luteale Phase, häufiger mit Müdigkeit und einem erhöhten Verletzungsrisiko in Verbindung gebracht werden (Sung et al., 2014). Allerdings ist die Forschungslage insgesamt komplex: Während einzelne Studien klare Unterschiede zwischen den Zyklusphasen berichten, kommt eine Meta-Analyse von Sundström Poromaa & Gingnell (2014) zu dem Ergebnis, dass es keine durchgängigen Effekte auf die kognitive Leistungsfähigkeit gibt. Ein klarer, verlässlicher Zusammenhang zwischen Menstruationsphase und Unfall- oder Verletzungsrate konnte bislang nicht bestätigt werden.

EMPFEHLUNG

Die meisten physiologischen Parameter, die mit der sportlichen Leistung zusammenhängen, wie Kraft, Ausdauer, anaerobe Kapazität und so weiter, werden durch den Menstruationszyklus oder die Einnahme hormoneller Verhütungsmittel weitgehend nicht beeinflusst und sind zumindest so gering, dass sie die grundlegenden Leistungsunterschiede zwischen Athletinnen kaum beeinflussen. Selbst auf Spitzenniveau wurden Goldmedaillen gewonnen sowie nationale und Weltrekorde aufgestellt, unabhängig von der Zyklusphase. Hier die wichtigsten Punkte zusammengefasst:

- **Leistungsschwankungen sind individuell:** Der Menstruationszyklus und Verhütungsmittel beeinflussen die physiologischen Leistungsparameter wie Kraft, Ausdauer et cetera der meisten Frauen kaum.
- **Wahrnehmung wichtiger als Physiologie:** Leistungsunterschiede sind eher auf Symptome wie mangelnde Motivation, Konzentration oder Trägheit zurückzuführen als auf direkte körperliche Veränderungen.
- **Regelmäßige Bewegung hilft:** Sport kann die Schmerzen von PMS- und Menstruationssymptomen reduzieren.
- **Verhütungsmittel und Wohlbefinden:** Die körperlichen und emotionalen Auswirkungen von Kontrazeptiva variieren stark; bei Fragen sollte ein Arzt konsultiert werden.
- **Vorsicht in der Lutealphase:** Während dieser Phase ist die Körpertemperatur leicht erhöht, weshalb anstrengendes Training bei Hitze und hoher Luftfeuchtigkeit unter Umständen individuell angepasst werden sollte.
- **Trainierbarkeit in der Follikelphase:** Frauen können in den ersten beiden Zykluswochen (einschließlich Menstruation) effizienter Kraft aufbauen, möglicherweise wegen geringerer Muskelschäden und schnellerer Erholung. Hormonelle Verhütungsmittel gleichen diese Trainierbarkeitsunterschiede aus.
- **Flexible Planung:** Wenn du weißt, dass schwere Gewichte zu heben und eine persönliche Bestleistung zu erzielen an den ersten drei Tagen deines Zyklus einfach nicht möglich sein wird, dann plane eine Routine, die bei Bedarf um drei bis fünf Tage verschoben werden kann.

ZYKLUSBASIERTES TRAINING – EINE PERSÖNLICHE EINSCHÄTZUNG

Wenn wir einen Trainingseffekt haben wollen, müssen wir über einen gewissen Zeitraum mit gewissen Intensitäten arbeiten. Jede Woche seine Intensitäten hoch- und runterzuschrauben, nur weil der Körper kurz vor dem Eisprung oder kurz vor einem prämenstruellen Syndrom steht oder wenn der Östrogen-Peak gerade am höchsten ist, ist nicht zielführend. Dadurch ergibt sich so viel Verzerrung innerhalb der regulären Trainingsperiodisierung, dass das Ziel am Ende gar nicht mehr vor Augen steht. Wenn dein Ziel ist, stärker zu werden, dann bringt es nichts, beispielsweise einmal im Monat schwer zu trainieren, also nur dann, wenn theoretisch nach der Menstruation, wo der Östrogenspiegel ansteigt, ein erhöhtes Energielevel, mehr Kraft und eine bessere Regenerationsfähigkeit vorliegen.

Für mich ist es entscheidend zu verstehen, dass der Menstruationszyklus die physiologische Leistung der meisten Frauen nicht grundlegend beeinträchtigt. Das heißt, deine maximale Kraft, Ausdauer oder anaerobe Kapazität bleiben über den Zyklus hinweg weitgehend konstant. Die wahrgenommenen Leistungsschwankungen, von denen viele Frauen berichten, sind vor allem auf Symptome wie Müdigkeit, Motivationsverlust oder Konzentrationsschwierigkeiten zurückzuführen. Es sind diese gefühlten Beeinträchtigungen, nicht primäre körperliche Defizite, die das Training an manchen Tagen herausfordernder machen können.

Bei Frauen mit einer hohen Zyklussensitivität oder die generell sehr sensibel bei PMS sind, könnte man diese Phase für einen Deload nutzen, weil das Training für diese Frauen in dieser Phase körperlich anstrengender ist, etwa aufgrund von sehr starken Unterleibsschmerzen. Im Mannschaftssport ist das Ganze noch einmal schwieriger. Wie will man eine Mannschaft voller Frauen so geeicht bekommen, dass alle gleichzeitig ihre Menstruation haben?

Was man aber sehr wohl machen kann, ist, einen Zykluskalender zu führen. Jede Frau kann für sich ihre umliegenden Parameter messen und ein Protokoll führen. Dieses könnte wie folgt aussehen:

ZYKLUSKALENDER

Tägliche/Regelmäßige Eintragungen:
Trainingseinheit heute? ☐ ja ☐ nein
Wenn ja, **Art des Trainings?** (Krafttraining, Ausdauer, HIIT, Yoga, Regeneration oder andere Sportart)

____

Dauer des Trainings? (in Minuten) ________
Empfundene Intensität/Anstrengung?
Skala 1 bis 10 oder ☐ leicht ☐ mittel ☐ schwer
Leistung im Training? ☐ »sehr gut« ☐ »Bestleistung aufgestellt« ☐ »normal« ☐ »schwerfällig« ☐ »schlecht«
Energielevel heute? Skala 1 bis 5 oder
☐ sehr hoch ☐ hoch ☐ mittel ☐ niedrig ☐ sehr niedrig
Schlafqualität? ☐ sehr gut ☐ gut ☐ mittel ☐ schlecht ☐ sehr schlecht
Stimmung/Wohlbefinden? ☐ sehr gut ☐ gut ☐ neutral ☐ gereizt ☐ niedergeschlagen ☐ andere ______________________
Muskelkater/Erschöpfung? ☐ ja ☐ nein; wenn ja, wo und wie stark? ________
Hunger/Appetit? ☐ normal ☐ erhöht ☐ reduziert
Gibt es Heißhunger? ☐ ja ☐ nein; wenn ja, worauf? ______________
Magen-Darm-Beschwerden? ☐ ja ☐ nein; wenn ja, welche? __________

Zyklusbezogene Eintragungen:
Welcher Zyklustag ist heute? (wird automatisch gezählt, wenn Starttag der Periode markiert ist) ______________________
Blutung heute? ☐ stark ☐ mittel ☐ leicht ☐ Schmierblutung ☐ keine
Symptome heute? (z. B. Kopfschmerzen, Blähungen, Brustspannen, Krämpfe, Stimmungsschwankungen, Gelenkschmerzen, Wassereinlagerungen)

____

Besondere Vorkommnisse? (z. B. Stress, Reisen, Krankheit, schlechte Nachrichten)

____

Optionale/spezifische Fragen:
Verwendete Supplemente? (speziell an diesem Tag oder in dieser Phase)
Hydrationslevel? ☐ genug getrunken ☐ zu wenig
Schmerzen/Beschwerden während oder nach dem Training? ☐ ja ☐ nein
Wo genau? ______________________

EMPFEHLUNG

- **Fokus auf flexible Periodisierung:** Anstatt strikt nach einer zyklusbasierten Vorlage zu trainieren, die an bestimmten Tagen nur bestimmte Übungen erlaubt, solltest du einen flexiblen Ansatz wählen. Wenn du weißt, dass du an den Tagen eins bis drei deines Zyklus keine persönlichen Bestleistungen aufstellen wirst, dann plane deine Routine so, dass du sie bei Bedarf um drei bis fünf Tage verschieben kannst. Das erlaubt dir, auf die Signale deines Körpers zu hören, ohne den gesamten Plan über den Haufen werfen zu müssen.
- **RPE nutzen:** Die RPE-Skala (siehe Seite 88) ist hier dein bester Freund. Sie erlaubt dir, die Intensität an jedem Tag objektiv anzupassen, basierend auf deiner tatsächlichen Tagesform. Wenn du dich an einem Tag lethargisch fühlst, aber die Übung trotzdem machen möchtest, kannst du die Intensität mithilfe der Einschätzung über die RPE-Skala reduzieren, statt die Übung komplett zu streichen.
- **Konsistenz über alles:** Regelmäßiges Training kann die Schwere von PMS-Symptomen mildern. Die wichtigste Strategie ist es, kontinuierlich aktiv zu bleiben.
- **Auf den eigenen Körper hören:** Da jede Frau anders ist, gibt es kein universelles zyklusbasiertes Trainingsschema. Dein eigener Körper sendet dir die besten Signale. Experimentiere mit den Trainingsvariablen Volumen, Intensität und Pausen, um herauszufinden, was für dich am besten funktioniert.

Letztlich geht es darum, eine Trainingsstrategie zu entwickeln, die dich langfristig stark, gesund und motiviert hält, indem du deine individuellen Bedürfnisse und täglichen Schwankungen berücksichtigst.

KRAFTSPORT IN DER SCHWANGERSCHAFT

Früher wurde Schwangeren geraten, körperliche Aktivität in dieser besonderen Phase stark einzuschränken. Diese Ansicht hat sich gewandelt: Immer mehr Studien zeigen, dass Sport während der Schwangerschaft zahlreiche Vorteile für Mutter und Kind bietet, bei minimalem Risiko.

Wenn du eine 40-wöchige progressive Gewichtszunahme erfährst, brauchst du ein Muskelkorsett, das dich durch diese Zeit und auch danach trägt. Dieses Muskelkorsett erreichst du nicht durch Yoga und Pilates-Training, sondern durch Krafttraining. Mein Rat an alle Schwangeren: Greift an die Hanteln, greift einen Widerstand oder nutzt euer eigenes Körpergewicht. Während der Schwangerschaft kann man die Kraft und Stärke aufbauen, die man danach so dringend braucht.

WARUM KRAFTTRAINING SO WICHTIG IST

Regelmäßige und angepasste Bewegung während der Schwangerschaft bietet zahlreiche Vorteile:

- **Verbessertes Wohlbefinden:** Sportliche Aktivität kann Stress reduzieren, die Stimmung aufhellen und das allgemeine körperliche Befinden verbessern.
- **Muskuläre Stärkung:** Die gezielte Kräftigung des Rückens, der Beine und der Rumpfmuskulatur hilft, den Belastungen durch das zunehmende Gewicht und die veränderte Körperhaltung entgegenzuwirken, was häufig auftretende Rückenschmerzen lindern kann.
- **Prävention:** Aktive Frauen haben ein geringeres Risiko für übermäßige Gewichtszunahme, Schwangerschaftsdiabetes und Bluthochdruck.
- **Geburtsvorbereitung:** Ein fitter Körper ist besser auf die physischen Anforderungen der Geburt vorbereitet. Die gestärkte Muskulatur kann die Wehenphase unterstützen und die Erholungszeit nach der Entbindung verkürzen.
- **Haltung und Stabilität:** Eine gut trainierte Muskulatur hilft, die Körperhaltung zu bewahren und die Gelenke zu stabilisieren, was besonders wichtig ist, wenn sich Bänder und Gelenke unter Hormoneinfluss lockern.

Anpassungen vornehmen: Sicher und effektiv trainieren in der Schwangerschaft

Obwohl Krafttraining empfohlen wird, sind bestimmte Anpassungen entscheidend, um Sicherheit und Effektivität zu gewährleisten:

- **Zielsetzung:** Der Fokus verlagert sich vom Aufbau maximaler Kraft auf den Erhalt der Fitness und die Vorbereitung des Körpers auf die Geburt und die Zeit da-

nach. Es geht darum, dass du dich wohlfühlst und den Körper stärkst, nicht darum, neue Bestleistungen aufzustellen.
- **Intensität und Volumen:** Trainiere mit moderater Intensität. Das bedeutet, dass du noch in der Lage sein solltest, dich während der Übung zu unterhalten. Häufig empfiehlt sich der Einsatz von leichteren Gewichten mit höheren Wiederholungszahlen oder das Training mit dem eigenen Körpergewicht.
- **Rumpfmuskulatur:** Ab etwa der 20. Schwangerschaftswoche oder sobald eine deutliche Bauchwölbung sichtbar wird, sollten isolierte, direkte Bauchmuskelübungen wie Sit-ups und Crunches vermieden werden, um dem Risiko einer Rektusdiastase vorzubeugen. Der Fokus sollte auf der tiefen Rumpf- und Beckenbodenmuskulatur liegen, solange diese Übungen keine Wölbung der Bauchmitte verursachen.
- **Atemtechnik:** Achte auf eine kontrollierte Atmung. Atme bei Anstrengung aus und bei Entlastung ein, um übermäßigen Druck auf den Beckenboden zu vermeiden.
- **Übungspositionen:** Vermeide ab dem zweiten Trimester längere Übungen in der Rückenlage, da das Gewicht der Gebärmutter auf große Blutgefäße drücken und zu Kreislaufproblemen führen kann. Bevorzuge stehende und sitzende Positionen, die Seitlage oder Übungen im Vierfüßlerstand.
- **Bewegungsqualität:** Führe alle Übungen kontrolliert und ohne ruckartige Bewegungen aus, um Gelenke und Beckenboden zu schonen. Achte auf eine saubere Technik.
- **Regeneration:** Plane ausreichend Erholungsphasen ein. Mindestens 24 Stunden Pause zwischen intensiven Trainingseinheiten sind empfehlenswert.

Wann Vorsicht geboten ist

Trotz der vielen Vorteile gibt es Situationen, in denen sportliche Aktivität während der Schwangerschaft eingeschränkt oder ganz vermieden werden sollte:

- **Absolute Kontraindikationen:** Sportarten mit hohem Verletzungs- oder Sturzrisiko, zum Beispiel Kontaktsportarten, Reiten, Klettern ohne Sicherung, extremes Mountainbiking, sind unbedingt zu meiden.
- **Warnsignale:** Wenn Symptome wie vaginale Blutungen, anhaltende Kopfschmerzen, Schwindel, Brustschmerzen, Kurzatmigkeit vor Anstrengung, Schwellungen

in den Gliedmaßen oder Fruchtwasserabgang auftreten, brich das Training unbedingt ab und konsultiere einen Arzt.

- **Individuelle Beratung:** Jede Schwangerschaft ist einzigartig. Es ist unerlässlich, vor Beginn oder Fortsetzung eines Trainingsprogramms eine ärztliche Absprache zu suchen, um individuelle Risiken und Besonderheiten zu berücksichtigen.

EMPFEHLUNG

Krafttraining in der Schwangerschaft kann eine sichere und bereichernde Erfahrung sein, die den Körper optimal auf die kommenden Herausforderungen vorbereitet und das allgemeine Wohlbefinden steigert, immer vorausgesetzt, es wird informiert, angepasst und unter Berücksichtigung der eigenen körperlichen Signale durchgeführt.

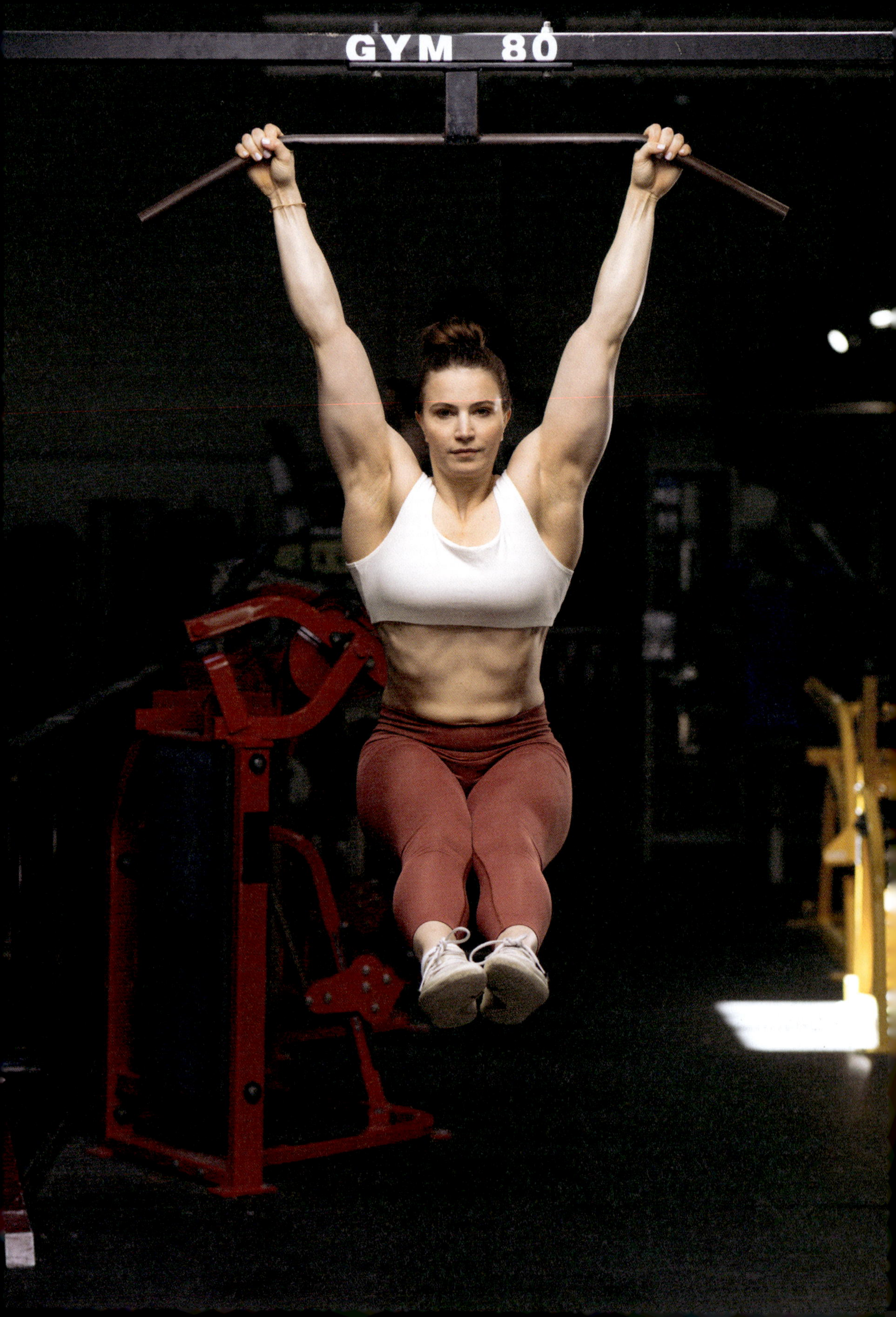
GYM 80

KAPITEL DREI

NUTRITION MADE SIMPLE – GRUNDLAGEN DER ERNÄHRUNG

Ernährung muss nicht kompliziert sein. Mit etwas Grundwissen kannst du dich weitgehend so ernähren, wie du möchtest und wie es dir schmeckt. Wenn du ein paar grundlegende Regeln beachtest, bist du auf der sicheren Seite. Ein paar wenige Nahrungsergänzungsmittel sind in bestimmten Fällen sinnvoll einzunehmen, auch dazu findest du Informationen mit genauen Hinweisen. Wissenswertes zum Hormonhaushalt für Frauen rundet das Kapitel ab.

DIE GRUNDLAGEN

Wie ist deine generelle Einstellung zur Ernährung? Vielleicht hast du dich viel mit Ernährungstheorie auseinandergesetzt und verfügst über ein weit gefächertes Wissen und trotzdem kann es sein, dass du nie an dein Ziel kommst, wenn du nicht weißt, wie du diese theoretischen Konzepte konsequent anwendest und zu einem Teil deines Lebensstils und Verhaltens machst.

Nach dem Lesen dieses Kapitels wirst du nicht nur über das theoretische Wissen verfügen, also die Soft Skills der Ernährung, sondern auch über die Hard Skills, die praktische Anwendung in deinem Alltag. Ich stelle außerdem einige Konzepte vor, die sich mit der psychologischen Beziehung zum Essen befassen sowie mit potenziellen Gefahren, die auftreten können, wenn du beginnst, dich stärker auf Ernährung und Körperzusammensetzung zu konzentrieren, und wie du damit umgehen kannst.

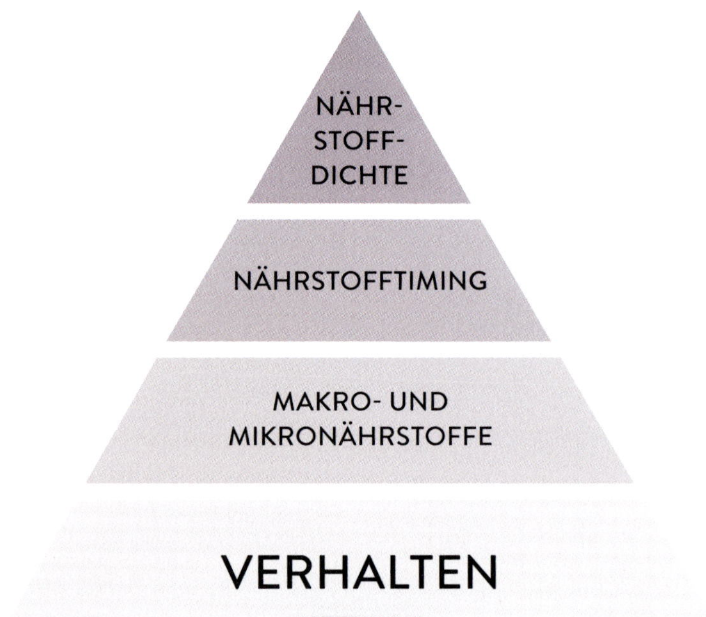

Eine Nährstoffpyramide der anderen Art – nicht nur das Was, auch das Wie und Wann spielt eine Rolle beim Essen.

TRACKEN ODER NICHT TRACKEN?

Bevor ich dir zeige, wie du deine Ernährung regelmäßig genau erfasst sowie deinen Fortschritt in Richtung deiner Ziele messen und verfolgen kannst, halte ich es für entscheidend, zunächst über die möglichen Gefahren dieses Vorgehens zu sprechen.

Es gibt bedeutende und wichtige Unterschiede zwischen einem Freizeitsportler oder Hobby-Bodybuilder und einem Wettkampfathleten im Bereich Bodybuilding oder Kraftsport.

Ein wettkampforientierter Athlet im Bodybuilding muss einen extrem niedrigen Körperfettanteil erreichen, um überhaupt auf die Bühne gehen zu können. Dies ist ein Zustand, der bei Frauen häufig zu einem Ausbleiben der Menstruation führt und bei Männern zu einem Rückgang des Testosteronspiegels, zu Schlafstörungen, einem Anstieg von Stress- und Hungersignalen, einem Absinken der Sättigungshormone, einer überproportionalen Reduktion des täglichen Energieverbrauchs im Vergleich zum Gewichtsverlust, einem Abbau von fettfreier Muskelmasse und Kraft sowie zu stärkerer Erschöpfung. Häufig ist dieser Zustand zudem mit einer Ernährung verbunden, die ein erhöhtes Risiko für Mikronährstoffmängel mit sich bringt.

Hier ist eine klare Gegenüberstellung von Freizeitsportlern (Hobby) und Wettkampfathleten (Physique/Kraftsport) im Hinblick auf Ernährung, Zielsetzung und körperliche sowie psychische Auswirkungen:

Ernährungsverhalten von Freizeitsportlern und Wettkampfathleten		
Aspekt	**Freizeitsportler/Hobbyathlet**	**Wettkampfathlet (Physique/Kraft)**
Ziel	gesünder leben, fitter werden, besser aussehen	maximale Muskeldefinition oder Leistung zu einem festen Termin
Körperfettanteil	im biologisch gesunden Rahmen	deutlich unter natürlichem Setpoint – oft ungesund niedrig

Aspekt	Freizeitsportler/Hobbyathlet	Wettkampfathlet (Physique/Kraft)
Dauer der Diät	flexibel, nachhaltiger Ansatz möglich	wochen- bis monatelange intensive Diät mit extremen Kaloriendefizit
Mentale Belastung	gering bis moderat, Alltag bleibt meist gut integrierbar	starke Stimmungsschwankungen, vermehrte Gereiztheit und sozialer Rückzug
Essverhalten	flexibler Umgang, gelegentliche Ausnahmen	strikte Kontrolle, erhöhte Essensfixierung
Gesundheitliche Risiken	gering – bei ausgewogener Ernährung	vermehrte Essstörungen, Hormonstörungen, zum Beispiel Female Athlete Triad
Soziale Auswirkungen	in der Regel sozial verträglich	eingeschränkte Lebensqualität, soziale Isolation durch Diätregeln
Performance im Alltag	meist konstant oder verbessert	häufige Müdigkeit, Konzentrationsprobleme, Schlafstörungen

Diese Tabelle verdeutlicht: Was für den Körper eines Profis notwendig ist, kann für einen Hobbysportler kontraproduktiv oder sogar schädlich sein. Den Körperfettanteil unter das biologisch notwendige Maß zu senken und damit über die gesundheitlich vertretbare Grenze hinauszugehen, erfordert eine lange und intensive Diät

Die emotionale Belastung während einer Wettkampfvorbereitung darf dabei nicht unterschätzt werden: Athleten erleben oft eine Verschlechterung ihrer Stimmung, sind gedanklich stark mit dem Thema Essen beschäftigt, werden reizbar und im Vergleich zu Nicht-Wettkämpfern zeigen etwa Bodybuilding-Athleten häufiger Anzeichen von Essstörungen, haben ein schlechteres Körperbild und sind anfälliger für klinische Syndrome wie das *Female Athlete Triad*, das sich durch das Ausbleiben der Periode, eine geringe Knochendichte und Energiemangel bemerkbar macht, oder die *Relative Energy Deficiency in Sport*, kurz RED-S: ein chronisches Ungleichgewicht zwischen aufgenommener und verbrauchter Energie, wobei nicht genug Energie für grundlegende Körperfunktionen und das Training bleibt, was zahlreiche körperliche Systeme beeinträchtigen kann.

Ähnliche Probleme sind auch bei Athleten in durch Gewichtsklassen beschränkten Sportarten weit verbreitet. In Sportarten wie Powerlifting oder Gewichtheben ist es unvermeidlich, das eigene Körpergewicht bis zu einem gewissen Grad zu überwachen und zu manipulieren. Die Praxis, sich regelmäßig zu wiegen und die Nahrungsaufnahme zu protokollieren, wird jedoch meist mit einem höheren Auftreten von Essstörungen und einem schlechteren Körperbild in Verbindung gebracht.

SOLLEN HOBBYSPORTLER TRACKEN?

Für die meisten Hobbysportler ist ein regelmäßiges, kontinuierliches Tracking von Kalorien und Makronährstoffen nicht zwingend notwendig, um ihre Ziele zu erreichen. Wenn du keine spezifische Gewichtsklasse einhalten musst und dich keinem Juryurteil auf der Bühne stellen musst, kannst du deine Fortschritte auch mit intuitiven Methoden erzielen. Tatsächlich kann es sogar vorteilhaft sein, langfristiges, ununterbrochenes Tracking zu vermeiden, um eine gesunde Beziehung zum Essen zu bewahren und dich mental nicht zu überfordern.

TRACKING ALS STARTHILFE UND ORIENTIERUNGSHILFE

Das Problem ist selten das Tracking selbst, sondern dessen übermäßiger oder falscher Einsatz. Gerade am Anfang eines Muskelaufbautrainings kann Tracking jedoch ein unglaublich nützliches Werkzeug sein, um ein grundlegendes Verständnis für Ernährung zu entwickeln und die sogenannte *Food Awareness* aufzubauen.

Durch das zeitweilige Erfassen deiner Mahlzeiten lernst du:

- **Energiegehalt von Lebensmitteln:** Du bekommst ein Gefühl dafür, wie viele Kalorien verschiedene Lebensmittel haben.

- **Makronährstoffverteilung:** Du erkennst, wie sich Proteine, Kohlenhydrate und Fette in deinen typischen Mahlzeiten zusammensetzen.
- **Portionsgrößen:** Du entwickelst ein besseres Auge für realistische Portionsgrößen, anstatt nur zu schätzen.
- **Versteckte Kalorienquellen:** Oft wird dir bewusst, wo sich sogenannte versteckte Kalorien, zum Beispiel in Getränken oder Soßen, verbergen.

Dieses Bewusstsein ist entscheidend, um fundierte Entscheidungen über deine Ernährung treffen zu können, ohne sie dauerhaft protokollieren zu müssen. Sobald du ein solides Gefühl für die Nährwerte und Mengen entwickelt hast, kannst du dich vom Tracking lösen und dich auf intuitive Essgewohnheiten verlassen, die besser in deinen Alltag passen. Es geht darum, das Tracking als Lehrmittel zu nutzen, nicht als lebenslange Verpflichtung.

Auch im weiteren Verlauf deines Lebens kann Tracking punktuell sinnvoll sein. Wenn du zum Beispiel eine Abnehmphase durchläufst und trotz Bemühungen stagnierst, kann ein kurzes Tracking als Check-in dienen. Es hilft dir zu analysieren, warum der Fortschritt stockt. Selbst ohne Diätziel kann Tracking als Audit fungieren, um zu überprüfen, ob deine Essgewohnheiten noch deinen Vorstellungen entsprechen.

Außerhalb dieser gezielten Anwendungsfälle sollten Nicht-Wettkämpfer nicht dauerhaft tracken. Je mehr du dich auf externe Signale wie Körpergewicht oder Kalorienzählen verlässt, desto eher läufst du Gefahr, den Kontakt zu deinen internen Körpersignalen – Hunger und Sättigung – zu verlieren. Dies kann langfristig zu einem gestörten Essverhalten führen.

GENAUIGKEIT, FLEXIBILITÄT UND KONSISTENZ

Wenn du deine Ernährung gezielt verändern möchtest, geht es darum, die perfekte Balance zwischen drei entscheidenden Säulen zu finden: Genauigkeit *(Accuracy)*, Flexibilität *(Flexibility)* und Konsistenz *(Consistency)*. Wer sich zu sehr auf akribische Präzision versteift, riskiert, seine Flexibilität zu verlieren, seine Nerven zu strapazieren und die gesamte Diät unhaltbar zu machen.

Energie und Willenskraft sind begrenzt. Keiner kann sich darauf konzentrieren, jedes einzelne Reiskorn auf der Waage zu zählen, fünfmal am Tag die Makronährstoffe, im Sportbereich gern kurz Makros genannt, aufs Milligramm genau zu treffen, und gleichzeitig erwarten, dass dies langfristig funktioniert. Solch ein Perfektionismus führt unweigerlich zu Stress und raubt dir wertvolle Zeit und Energie, die du für andere, wichtigere Lebensbereiche benötigst.

DAS RISIKO DER EXTREME UND DER WEG ZUR BALANCE

Der größte Stressfaktor ist nicht die anfängliche Detailverliebtheit, sondern das, was passiert, wenn dir die Energie dafür ausgeht und du die hohe Genauigkeit nicht mehr konsistent aufrechterhalten kannst. Dann gerätst du in einen Teufelskreis: Du schwankst zwischen einem völligen Kontrollverlust mit Überessen und Phasen mit übertriebenem Tracking, bis der Kreislauf von Neuem beginnt. Dieses Leben in Extremen wollen wir unbedingt vermeiden. Der Schlüssel liegt darin, ein gesundes Gleichgewicht der drei Faktoren Genauigkeit, Flexibilität und Konsistenz zu finden.

Dein Ziel sollte sein, genau so viel zu essen, wie es deine Ziele erfordern, um dadurch konsistent bleiben zu können. Die nötige Präzision variiert je nach Ziel, doch Konsistenz ist immer das A und O. Das bedeutet, flexibel zu bleiben und dein Essverhalten bewusst an deine Zielsetzung anzupassen. Die Forschung zeigt: Wer Gewicht verlieren möchte, braucht ein gewisses Maß an Kontrolle (Restriktion). Doch diejenigen, die langfristig erfolgreich sind, abnehmen, das Gewicht halten und dabei ihre geistige Gesundheit bewahren, zeichnen sich durch eine flexible Diätrestriktion aus. Es ist also entscheidend, das passende Maß an Flexibilität für deine individuelle Situation zu finden.

DAS RICHTIGE MASS AN GENAUIGKEIT FÜR DEIN ZIEL

Das bedeutet, dass das passende Maß an Genauigkeit stark von deinem individuellen Ziel abhängt. Ein Bodybuilder beispielsweise, der sich in den letzten Phasen der Wettkampfvorbereitung befindet und versucht, extrem definierte Gesäßmuskeln zu erreichen *(shredded glutes)*, benötigt ein deutlich höheres Maß an Präzision beim Tracking als jemand, der ohne festen Zeitplan 50 Kilogramm abnehmen möchte.

Ähnlich verhält es sich mit einem Bodybuilder in der Off-Season, der Muskelmasse aufbauen will: Seine Anforderungen an die Genauigkeit unterscheiden sich von denen eines Athleten in der Wettkampfvorbereitung. Und wieder anders ist es bei jemandem, der zwar schlanker werden möchte, aber kein Bodybuilder ist, sondern sich einfach nur für den Sommer in Form bringen will. Jede dieser Situationen erfordert eine individuell angepasste Balance aus Genauigkeit und Flexibilität.

DER SCHMALE GRAT ZWISCHEN GENAUIGKEIT UND KONSISTENZ

Je präziser du bei deiner Ernährung vorgehst, desto wahrscheinlicher ist es, dass du deine Ziele erreichst und deine Vorgaben triffst. Doch Vorsicht: Eine übertriebene Genauigkeit kann auch zu hohem Stress führen, was sich wiederum negativ auf deine langfristige Konsistenz auswirken kann.

Auf der anderen Seite gilt: Weniger Genauigkeit bedeutet oft mehr Flexibilität. Aber wenn du zu ungenau und zu flexibel bist, sodass du die Konsistenz verlierst, wirst du deine Ziele nicht erreichen. Es geht also darum, das richtige Gleichgewicht zu finden: genug Präzision für den Erfolg, aber genügend Freiraum, um dranzubleiben.

Wie du siehst, ist Ernährung ein Balanceakt, der immer berücksichtigt werden muss. Deshalb ist es so wichtig, verschiedene Ansätze zu besprechen, wie du deine Ernährung optimal auf deinen Lebensstil und deine Ziele abstimmst.

MAGISCHE MAKROS: DER MYTHOS DER PERFEKTEN FORMEL

Sobald du deinen individuellen Kalorien- und Makrobedarf berechnet hast, achtest du – je nach Zielsetzung – für eine gewisse Zeit auf die Mengen der Makronährstoffe in Gramm, die du täglich zu dir nimmst. Das heißt, du hast eine festgelegte Menge an Proteinen, Kohlenhydraten und Fetten, die du jeden Tag erreichen solltest, und planst deine Mahlzeiten entsprechend.

Dabei sind dies jedoch nur Zahlen. Du hast entschieden, dass sie zu deinen Bedürfnissen passen, aber vergiss nicht, dass sie nicht das Nonplusultra sind. Sie werden sich im Laufe deines Lebens ändern, wenn du älter wirst, Gewicht zu- oder abnimmst, dein Aktivitätslevel änderst oder wenn du experimentierst und herausfindest, was am besten für dich funktioniert. Idealerweise solltest du sie die meiste Zeit nicht quantitativ verfolgen.

Um zu verdeutlichen, warum eine zu starke emotionale Bindung an diese Zahlen nicht unbedingt gut ist, stelle dir vor, du solltest zwischen 190 und 210 Gramm Kohlenhydrate zu dir nehmen. Du hast es vermasselt und 215 Gramm gegessen. Das Problem war hier jedoch die zu üppige Pizza, nicht die 215 Gramm Kohlenhydrate, die dich nur 5 Gramm über dein Ziel gebracht haben und die eigentlich nicht der Rede wert sind. Dir Kopfzerbrechen über 5 Gramm zu viel von etwas zu machen, ist normalerweise völlig überflüssig und mit viel zu viel Stress verbunden.

Setze deine Makros also nicht auf einen Sockel, denn das würde den eigentlichen Zweck der quantifizierbaren Zahlen zunichtemachen. Du wirst niemals zu 100 Prozent genau sein, mal verschätzt du dich beim Tracken, mal liest du ein Etikett falsch und manchmal merkst du, dass du es übertrieben und dein Ziel überschritten hast. Hör dann einfach auf und starte am nächsten Tag wieder voll durch. Genau wie ein starrer Ernährungsplan ist auch die errechnete optimale Menge an Makros, die du anpeilst, nicht mit Magie verbunden.

Es ist gut, konsequent zu sein, aber verfalle nicht in Schwarz-Weiß-Denken: Entweder bist du »perfekt auf deinen Makros« oder du bist »total raus und kannst es gleich ganz sein lassen«. Genau diese Haltung wollen wir vermeiden. Es ist diese Alles-oder-nichts-Mentalität, die letztendlich zum Überessen führen kann. Von dieser Denkweise wollen wir uns unbedingt fernhalten, besonders während einer Diät.

»GUTE« LEBENSMITTEL VERSUS »SCHLECHTE« LEBENSMITTEL

Die Kategorisierung in gut und schlecht ist in der gesamten Fitness-Community weit verbreitet. Viele befürworten sie seit Jahren, darunter sehr kluge Köpfe, Menschen mit beeindruckenden Körpern und zahlreichen Erfolgsgeschichten. Doch auch wenn man mit dieser Denkweise kurzfristig Ziele erreichen kann, sehe ich sie nicht als nachhaltige Lösung. Meiner Meinung nach kann sie zu einer ungesunden Beziehung zum Essen führen. Wir sollten nicht am Rande einer Essstörung leben müssen, nur um einen schlanken Körper zu erhalten.

Anstatt zu versuchen, den Verzehr von »schlechten« Lebensmitteln zu vermeiden, halte ich es für sinnvoller, einen integrativen Ernährungsansatz zu wählen anstatt einen ausschließenden. Das bedeutet, sich darauf zu konzentrieren, gesunde Lebensmittel in den Speiseplan aufzunehmen, die eine hohe Mikronährstoffdichte und andere wünschenswerte Eigenschaften wie einen hohen Ballaststoffgehalt besitzen. Du musst deswegen nicht grundsätzlich alle Lebensmittel ausschließen, die diese Qualitäten möglicherweise nicht aufweisen.

Es gibt kaum, wenn überhaupt, Lebensmittel, die für sich genommen ungesund* sind – vorausgesetzt, du hast keine bestimmte Erkrankung, beispielsweise eine Allergie. Das heißt, kein einziges Lebensmittel kann bei einmaligem Verzehr, egal in welcher Menge, deinem Körper sofort und messbar schaden. Die einzig wirklich negative Eigenschaft, die man beispielsweise einem Snickers oder anderen Lebens-

* Diese Aussage ist im Kontext zu sehen, dass ein als ungesund gelabeltes Lebensmittel nicht gleich das Ende deiner Gesundheit bedeutet, und nicht, dass es keine Lebensmittel gibt, die unter bestimmten Umständen sofortige negative Reaktionen hervorrufen können, wie die Einnahme von zu vielen äußerst scharfen Chilischoten.

mitteln, die oft als »schlecht« verschrien werden, zuschreiben kann, ist ihr geringer Gehalt an Mikronährstoffen, Ballaststoffen und Proteinen.

Manche bezeichnen diese Lebensmittel als »leere Kalorien«, was wahrscheinlich eine fairere Beschreibung ist, als sie einfach als »schlecht« abzustempeln. Dieser Begriff bedeutet, dass diese Lebensmittel zwar zu deiner Kalorienbilanz und deinen Makronährstoff-Zielen beitragen, aber wenig dazu tun, deinen Bedarf an Mikronährstoffen zu decken. Obwohl diese Beschreibung relativ zutreffend ist, bedeutet das keineswegs, dass solche Lebensmittel verteufelt und komplett gemieden werden sollten.

Das Wichtigste ist: Lebensmittel mit »leeren Kalorien« werden nur dann zum Problem, wenn sie deine Ernährung dominieren (was übrigens während einer Diät eher der Fall ist). Es geht nicht darum, sie vollständig zu streichen; es geht darum, zuerst sicherzustellen, dass du genügend gesunde Lebensmittel in deinen Plan integriert hast, um deinen Körper ausreichend mit Nährstoffen zu versorgen. Danach kannst du dir die sogenannten »schlechten Lebensmittel«, die in Wahrheit gar nicht schlecht sind, in Maßen gönnen. Das erhöht deine Flexibilität und damit deine Konsistenz. Indem du dir erlaubst, auch während einer Diät eine größere Vielfalt an Lebensmitteln zu essen, die in Maßen auch Leckereien enthalten darf, wirst du dich normaler fühlen, mehr Flexibilität genießen, weniger Einschränkungen erleben und letztendlich langfristig erfolgreicher sein, weil du weniger mit Gelüsten und daraus resultierenden Heißhungerattacken zu kämpfen hast.

Der verbreitete Ansatz, Lebensmittel in »gut versus schlecht« oder »sauber versus unsauber« einzuteilen, mag logisch erscheinen, birgt aber tatsächlich Probleme. Zwar haben Top-Bodybuilder ihren Erfolg oft einer strikten Ernährung nach einer engen Liste »sauberer« Lebensmittel zu verdanken. Doch das ist weder der einzige Weg zum Ziel noch ist er für jeden nachhaltig. Viele können diese extreme Disziplin nach der Wettkampfphase nicht aufrechterhalten.

Bedenke: Mahlzeiten sollten nicht moralisch bewertet werden. Es geht einzig und allein darum, dass dein Körper bekommt, was er braucht. Sobald dieser Bedarf gedeckt ist, ist mehr nicht automatisch besser.

Es ist also nicht die Frage, ob eine Schale Haferflocken per se besser ist als ein Schokoriegel. Viel wichtiger ist die Betrachtung deiner gesamten Ernährung. Überraschenderweise kann eine starre »saubere« Diät, die viele Lebensmittel kategorisch ausschließt, tatsächlich zu einem schlechteren Nährstoffprofil führen als ein flexiblerer Ansatz, der eine größere Vielfalt an Lebensmitteln zulässt.

Es ist paradox: Viele behaupten, sich ganz der Gesundheit zu verschreiben, ernähren sich aber nur von einer Handvoll unterschiedlicher Lebensmittel. Wenn die Regeln einer Diät vorschreiben, auf Gluten, Milchprodukte, rotes Fleisch, verarbeitete Lebensmittel, Obst, Hülsenfrüchte, stärkehaltige Beilagen und Eier zu verzichten, bleibt am Ende eine extrem eingeschränkte Nahrungsmittelauswahl übrig. Die verbleibenden erlaubten Lebensmittel sind manchmal kaum in der Lage, den Mikronährstoffbedarf zu decken. Ich habe es immer wieder beobachtet und selbst erlebt: Eine derart starre Diät führt oft zu einer sich selbst erfüllenden Prophezeiung. Irgendwann können Lebensmittel, die nicht auf der erlaubten Liste stehen, nur noch unter extremen Beschwerden verdaut werden. Der Grund dafür ist der Verlust wichtiger Enzyme und Darmbakterien, die für die Verdauung einer breiten Nahrungsvielfalt unerlässlich sind.

TOOLS FÜR DAS TRACKING

Wenn du ein wettkampforientierter Bodybuilder in der Vorbereitung auf einen Wettkampf bist oder ein Powerlifter, der eine Gewichtsklasse tiefer starten oder gar höher möchte, ist ein hohes Maß an Genauigkeit und Konsistenz absolut entscheidend. Um diese Präzision zu gewährleisten und deinen Fortschritt sichtbar zu machen, brauchst du quantifizierbare Methoden, mit denen du deine Ziele bei der Nahrungsaufnahme verfolgen kannst. Diese Anforderung wird durch das Tracking deines Körpergewichts und bestimmter Aspekte deiner Lebensmittelzufuhr erfüllt.

Das Wiegen von Lebensmitteln

Wenn du jedoch tracken und wiegen musst, benötigst du eine Küchenwaage und eine Körperwaage. Ich würde dir dringend empfehlen, beide Geräte in digitaler Ausführung anzuschaffen, da sie deutlich präziser sind.

Der Hauptgrund, warum du Lebensmittel wenn möglich wiegen solltest, anstatt ihr Volumen zum Beispiel in Tassen oder Löffeln zu messen, liegt in der deutlich höheren Genauigkeit der Gewichtsangabe. Volumenmaße sind oft ungenau, da die Dichte von Lebensmitteln variieren kann.

Es ist außerdem ratsam, Lebensmittel im ungekochten Zustand zu wiegen. Der Garprozess beeinflusst stark, wie viel Feuchtigkeit ein Lebensmittel enthält. Ein Beispiel: Ein Stück Fleisch hat vor dem Kochen einen bestimmten Nährwert, wiegt aber danach weniger, weil Wasser verdunstet ist. Umgekehrt nehmen Lebensmittel wie Reis oder Nudeln nach dem Kochen an Gewicht zu, da sie Wasser aufnehmen. Da du Lebensmittel nicht immer exakt gleich lange garen wirst, gewährleistet das Wiegen vor dem Kochen eine konsistente und verlässliche Messung für dein Tracking.

Körpergewicht checken als wichtiges und sensibles Werkzeug

Eine der wichtigsten Variablen, um zu beurteilen, ob du deine Ziele erreichst, ist dein Körpergewicht. Dennoch solltest du bedenken: Das Sich-Wiegen kann auch stressig sein und in manchen Fällen mehr Probleme verursachen, als es nützt. Während ein Bodybuilder im Wettkampf oder ein Powerlifter, der eine Gewichtsklasse tiefer geht, auf der Waage seinen Fortschritt überprüfen muss, können die meisten, die einfach nur einen gesünderen Körperfettanteil erreichen möchten, dies sehr wahrscheinlich auch ohne regelmäßiges Wiegen schaffen. Wenn du deine Ernährungsgewohnheiten an einen gesunden Lebensstil anpasst, wirst du vielleicht feststellen, dass du schlanker wirst, ganz ohne ständig dein Gewicht kontrollieren zu müssen.

Solltest du psychologische Schwierigkeiten mit der Waage haben, sei dir bewusst, dass die hier gegebenen Informationen speziell für diejenigen gedacht sind, die sich wiegen müssen. Aber selbst dann gilt: Der Umgang mit der Waage und die Interpretation der Zahlen können gelernt werden. Es ist möglich, eine nahezu neutrale Haltung zu entwickeln, die das Wiegen als reine Daten sieht, frei von Wertung oder emotionaler Aufladung. Dies erfordert oft Übung und die Bereitschaft, Perfektionismus abzulegen.

Selbst für Wettkampfathleten im Kraft- und Physique-Sport, die während einer Diät ihr Gewicht überprüfen, gilt: Wenn du merkst, dass dich das Wiegen mental aus der Bahn wirft, lege eine Pause von ein bis zwei Wochen ein. Konzentriere dich zunächst darauf, deine Ernährung und dein Training umzusetzen, und vertraue darauf, dass sich die harte Arbeit auszahlt. Gönn dir diese Auszeit vom Wiegen, um während des Prozesses mental stabil zu bleiben.

Wenn du dich dann (wieder) wiegst, empfehle ich dir, dich täglich morgens als Erstes zu wiegen: nach dem Toilettengang, noch bevor du isst oder trinkst, und unbekleidet. Notiere diesen Wert. Dabei ist nicht der einzelne Tageswert von Interesse, sondern die wöchentliche Durchschnittszahl, die du aus diesen täglichen Wiegungen ermittelst.

Sobald du deinen wöchentlichen Durchschnitt hast, ist das Ziel, diesen mit dem Durchschnitt der Vorwoche zu vergleichen. Über eine ganze Woche hinweg glätten Durchschnittswerte die täglichen Gewichtsschwankungen und liefern dir eine brauchbare, zuverlässige Zahl. Es ist völlig normal, dass das Körpergewicht täglich um ein bis zwei Prozent schwankt (manchmal auch mehr), was auf Verschiebungen im Wasserhaushalt zurückzuführen ist.

Dies liegt unter anderem an täglichen Schwankungen durch die Nahrungsaufnahme, am Salz- und/oder Alkoholkonsum, an der Menge der ausgeschütteten Stresshormone oder hormonellen Veränderungen während bestimmter Phasen des Menstruationszyklus. Du wirst feststellen: Wenn du einen wöchentlichen Durchschnitt ermittelst, ist diese Zahl wesentlich stabiler und lässt sich viel besser mit dem Durchschnitt der Vorwoche vergleichen. Diese Durchschnittswerte werden sogar noch konsistenter, wenn du die täglichen Wiegungen wie empfohlen durchführst (direkt morgens, nackt, nach dem Toilettengang und bevor du isst oder trinkst). Zudem sind die Messungen zuverlässiger, je konsistenter deine Ernährung ist – und dabei wird dir dieser Leitfaden helfen.

Selbst wenn du von Woche zu Woche noch Schwankungen in deinen Durchschnittswerten feststellst, wirst du die übergeordneten Trends erkennen. Bei Bedarf könntest du sogar den Durchschnitt über 14 Tage bilden, um noch mehr Klarheit zu gewinnen und sicherzustellen, dass du die kommenden Richtlinien für Körpergewichtsveränderungen einhältst. Tatsächlich empfehle ich den meisten, keine Anpassungen vorzunehmen, bevor sie zwei bis drei Wochen an Durchschnittswerten zum Vergleichen haben. So werden die Zahlen wirklich geglättet und zeigen dir die echten Trends.

DIE OPTIMALE ENERGIEBILANZ ERRECHNEN

In diesem Abschnitt werden wir darauf eingehen, wie du deinen Kalorienbedarf für Muskelaufbau und Fettabbau bestimmst.

SO ERMITTELST DU DEINE ERHALTUNGSKALORIEN

Um die passende Kalorienmenge für deine geplanten Aufbau- oder Definitionsphasen festzulegen, musst du zunächst einen Ausgangswert bestimmen. Dieser Wert entspricht der Kalorienzufuhr, die theoretisch keine Veränderung deines Körpergewichts bewirken würde. Diese geschätzte Menge an Kalorien, die dich einfach bei deinem aktuellen Körpergewicht hält, wird als Erhaltungskalorien bezeichnet.

Um diesen Erhaltungswert zu ermitteln, hast du zwei Möglichkeiten: Entweder führst du Protokoll über dein Körpergewicht und deine Kalorienzufuhr, um die Beziehung zwischen diesen beiden Variablen festzustellen, oder du schätzt deine Erhaltungskalorien mithilfe einer Formel. Beide Methoden liefern dir einen Wert für deine Erhaltungskalorien, doch der erstgenannte Weg ist aus Gründen, die ich noch erläutern werde, die bessere Variante.

GEWICHT UND ESSEN TRACKEN

Diese Methode erfordert zwar etwas mehr Zeit, Energie und Überlegung, führt aber zu einer deutlich präziseren und individuelleren Schätzung deiner Erhaltungskalorien. Zuerst brauchst du eine digitale Personenwaage, eine digitale Küchenwaage und eine Tracking-App deiner Wahl. Spezifische Empfehlungen zum Wiegen, Tracken und Messen hast du bereits auf Seite 146 erhalten. Bevor du also mit diesem Prozess selbst beginnst, wirf unbedingt einen Blick zurück.

Sobald du all diese Ressourcen beisammenhast, besteht der nächste Schritt darin, zwei Wochen lang die Lebensmittel, die du verzehrst, so genau wie möglich zu wiegen und zu erfassen, wenn du sie selbst zubereitest. Wenn du nicht selbst kochst, schätze deine Kalorienzufuhr so präzise wie möglich.

Das Ziel des Lebensmittel-Trackings ist es, aus dem, was du täglich isst, eine präzise tägliche Kalorienzufuhr zu ermitteln. Parallel dazu wirst du dich jeden Morgen unter den gleichen Bedingungen wiegen und dein Körpergewicht notieren.

Nach Ablauf der zwei Wochen hast du also 14 aufgezeichnete Gewichts- und 14 Kalorienwerte. Zuerst ermittelst du deinen durchschnittlichen Kalorienverbrauch, indem du alle 14 Kalorienwerte addierst und durch 14 teilst. Wenn du dich nur drei- bis viermal pro Woche gewogen und genauso viele Tage deine verzehrten Kalorien getrackt hast, ist das in Ordnung – vorausgesetzt, diese Tage waren gleichmäßig verteilt und repräsentieren deine Gewohnheiten.

Wenn du dich beispielsweise nur von Montag bis Freitag gewogen und Kalorien getrackt hast, aber die Wochenenden, an denen du typischerweise auswärts isst, ausgelassen hast, wird das Ergebnis wahrscheinlich nicht präzise sein. Gib dein Bestes, um all deine Gewohnheiten zu erfassen, ohne sie zu bewerten oder zu ändern, und schätze die Kalorien bei Restaurantbesuchen so genau wie möglich. Nehmen wir an, du hast das getan, und dein durchschnittlicher Wert liegt nun beispielsweise bei 2100 Kalorien.

Teile deine Gewichtsdaten anschließend in zwei wöchentliche Durchschnitte auf: Addiere die ersten sieben Messwerte und teile sie durch sieben, und mache dasselbe mit den letzten sieben Messwerten. Vielleicht hilft dir das folgende Beispiel:

Körpergewicht	
Woche 1 (kg)	**Woche 2 (kg)**
64,27	64,32
64,45	64,50
64,72	64,86
64,27	64,27
64,63	64,63
64,36	64,77
64,45	64,41
Durchschnitt ≈ 64,45 kg	Durchschnitt ≈ 64,54 kg

Du siehst also, dass du langsam an Gewicht zunimmst. Doch was bedeutet das in Bezug auf die Kalorienzufuhr? Es ist bekannt, dass ein Kilogramm Körperfettgewebe etwa 7000 Kilokalorien enthält. Anhand dieser Information kannst du abschätzen, in welchem Kalorienüberschuss oder -defizit du dich befindest, basierend auf deiner Gewichtsveränderung.

Auch wenn die »7000-Kalorien-Regel« nicht perfekt ist – da nicht alles zugenommene oder verlorene Gewicht reines Fett ist und der Energieverbrauch sich im Laufe der Zeit ändern kann –, so ist dieser Wert dennoch eine gute Methode, um deine Erhaltungskalorien grob zu schätzen. Der Grund dafür ist, dass du hier einen kurzen Zeitraum von nur zwei Wochen betrachtest und deine Ernährung noch nicht manipuliert hast, um signifikante Veränderungen des Körpergewichts oder des Energieverbrauchs zu bewirken.

Daher sind kurzfristige Gewichtsveränderungen hauptsächlich auf Fett- und Wasserschwankungen zurückzuführen. Die Verwendung eines Sieben-Tages-Durchschnitts eliminiert das »Rauschen« der Wassereinlagerungen. Somit kannst du ziemlich sicher sein, dass die kurzfristigen Körpergewichtsveränderungen, die du beobachtest, gut durch die 7000-Kalorien-Regel (pro Kilogramm) repräsentiert werden.

Diese Methode zur Kalorienberechnung ist nur in bestimmten Fällen weniger ideal: nämlich wenn du gerade erst mit dem Training beginnst, nach einer längeren Pause oder einer Verletzung zurück ins Training kommst. In solchen Phasen kann sich deine Muskelmasse schnell verändern, was die Ergebnisse verfälschen könnte.

Wenn du jedoch durchschnittlich sportlich aktiv bist, nicht gerade aus einer Trainingspause kommst, keine komplette Anfängerin bist, die zum ersten Mal trainiert, und dein Gewicht relativ stabil ist, dann ist dies ein sehr unkomplizierter Weg, deine Erhaltungskalorien mit angemessener Genauigkeit zu schätzen.

Wenn du zeitlich eingeschränkt bist und die empfohlene Zwei-Wochen-Methode zur Bestimmung deiner Erhaltungskalorien nicht nutzen kannst, wäre ein zweiter Ansatz, diese mithilfe einiger grundlegender Berechnungen grob zu schätzen. Sei jedoch gewarnt: Diese Methode ist oft weitaus weniger präzise als das tatsächliche Tracking, kann aber dennoch brauchbare Ergebnisse liefern und ist besser als gar keine Einschätzung.

Bedenke, dass es hier große individuelle Unterschiede gibt, doch eine gute Methode, um einen ungefähren Wert zu erhalten, ist folgende: Multipliziere zuerst dein Körpergewicht in Kilogramm mit 22. Diesen Wert multiplizierst du dann mit einem Aktivitätsfaktor.

Nehmen wir als Beispiel eine Frau, die 80 Kilogramm wiegt. Wenn du dieses Gewicht mit 22 multiplizierst, erhältst du einen theoretischen Ausgangswert von 1760 Kalorien (80 × 22 = 1760 kcal).

Bestimme deinen Aktivitätsfaktor abhängig von den wöchentlichen Trainingseinheiten:*

- wenig bis gar kein Training: Faktor 1,2
- 1 bis 3 Tage Training pro Woche: Faktor 1,3
- 3 bis 5 Tage Training pro Woche: Faktor 1,5
- 6 bis 7 Tage Training pro Woche: Faktor 1,7
- mehrere Trainings pro Tag: Faktor 1,9

---

* Das schließt auch die NEAT ein, was für *Non-Exercise Activity Thermogenesis* steht. Einfacher ausgedrückt ist das jede Aktivität außerhalb des gezielten Trainings, inklusive unbewusster Bewegungen.

Beispiel: Lea Schreiner

In meinem Fall beträgt der errechnete Tagesumsatz:

80 kg (Körpergewicht) × 22 × 1,7 (6 bis 7 Tage Training pro Woche) = 2992 kcal

Eine solche Kalorienberechnung ist immer eine grobe Schätzung. Der tatsächliche Bedarf kann stark variieren, beeinflusst durch deinen individuellen Stoffwechsel, die Schilddrüsenfunktion, deinen Darmbakterienhaushalt und – ganz entscheidend – dein tägliches Aktivitätsniveau.

Deshalb ist es unerlässlich, diese Werte in der Praxis zu überprüfen. Beobachte genau, wie sich dein Körpergewicht entwickelt, um sicherzustellen, dass es deinen Zielen – Zu- oder Abnahme – entspricht. Im nächsten Schritt teilst du die berechneten Kalorien dann präzise in Makronährstoffe auf, damit du sie zielgerichtet steigern oder reduzieren kannst.

Ich weiß, was du dich jetzt fragst: »Woher weiß ich, welchen Wert ich wählen soll und was das einzelne Aktivitätslevel bestimmt?« Genau deshalb ist es am besten, sich die besagten zwei Wochen Zeit zu nehmen, um die eigene Kalorienzufuhr vollständig zu tracken.

Wenn du aber schneller loslegen möchtest, wähle einfach den mittleren Wert von 1,5 bis 1,7 als Multiplikator. Solltest du dann nach zwei bis drei Wochen zu schnell Gewicht verlieren oder zunehmen, passe die Kalorienzufuhr entsprechend an. Das ist ebenfalls ein absolut gültiger Ansatz.

SOLL ICH ZUNEHMEN ODER ABNEHMEN?

Die Antwort auf diese Frage hängt von mehr als nur deiner aktuellen Körperzusammensetzung ab. Es ist nicht so einfach zu sagen: Nimm ab, wenn dein Körperfettanteil hoch ist, oder baue Muskeln auf, wenn er niedrig ist. Auch deine Trainingserfahrung spielt eine Rolle.

Tatsächlich würde ich jemandem mit Adipositas, der gerade erst mit dem Krafttraining beginnt, nicht raten, gezielt einen Fettabbauplan zu verfolgen. Der Körperfettanteil wird sinken, selbst wenn Muskelmasse aufgebaut wird, ohne dass gleichzeitig Fettmasse verloren geht.

Zudem verbessert sich die Stoffwechselgesundheit allein durch Krafttraining, ganz ohne Diät. In diesem Fall würde ich raten, ein Kaloriendefizit erst dann einzuführen, wenn die anfängliche »Magie« der Anfänger-Gains nachlässt und falls du zu diesem Zeitpunkt immer noch das Ziel hast, deinen Körperfettanteil zu senken – was, wie gesagt, durch regelmäßiges Training auch ohne Diät geschehen kann.

Im Fall von Personen, die zwar nicht sehr muskulös sind, aber einen überdurchschnittlichen Körperfettanteil haben, was oft als »Skinny Fat« bezeichnet wird – ich mag den Begriff nicht besonders, aber er verdeutlicht hoffentlich, was ich meine –, rate ich ebenfalls nicht zu einer Diät. Allerdings empfehle ich hier auch nicht, mit der Rate zuzunehmen, die ich später in diesem Kapitel für Anfänger vorschlage.

In diesem Szenario solltest du stattdessen die »Magie« eines ernsthaften, progressiven Krafttrainings sechs Monate lang wirken lassen. Richtlinien dazu findest du im Abschnitt »Strength Training made simple« ab Seite 39. Konzentriere dich dabei weder auf ein signifikantes Kaloriendefizit noch auf einen deutlichen Überschuss. Mit einem niedrigen Ausgangslevel an Muskelmasse bist du quasi prädestiniert, Muskeln aufzubauen, unabhängig von deiner Ernährung (solange sie nicht völlig extrem einseitig oder ungesund ist). Nach dieser anfänglichen Phase hast du wahrscheinlich eine wesentlich bessere Grundlage, worauf du deine Ziele aufbauen kannst.

Wenn du jedoch bereits seit einigen Jahren trainierst und in die Kategorie »fortgeschrittener Anfänger« oder »Fortgeschrittener« fällst, hängt die Entscheidung für Muskelaufbau oder Fettabbau tatsächlich größtenteils von deinem aktuellen Körperfettanteil ab.

Es sollte wahrscheinlich eine Obergrenze für deinen Körperfettanteil geben, bevor du dich entscheidest, eher abzunehmen als Masse aufzubauen. Im Grunde möchtest du vermeiden, dass deine Aufbauphase nach nur ein oder zwei Monaten bereits wieder in eine Diät mündet.

Als Powerlifter willst du nicht zu weit über deiner Gewichtsklasse liegen, und als Bodybuilder möchtest du nicht zu weit von deinem Wettkampfgewicht entfernt sein. In beiden Fällen würde die unvermeidliche Diät unnötig hart oder lang werden, falls du zu viel zugenommen hast. Ebenso solltest du als Freizeitsportlerin eine Aufbauphase wahrscheinlich nicht mit einem so hohen Körperfettanteil beginnen, dass du schon kurz nach dem Start unzufrieden mit deinem Körper bist.

Im Grunde geht es in jedem Fall darum, genügend Spielraum zu haben, um mindestens ein paar Monate in einem Kalorienüberschuss verbringen zu können. Meine groben Richtwerte sind ein maximaler Körperfettanteil von ungefähr 15 Prozent für Männer und ungefähr 23 Prozent für Frauen, bevor du eine Aufbauphase beginnst. Sobald du gestartet bist, solltest du deinen Körperfettanteil im Verlauf einer Aufbauphase um ungefähr drei bis fünf Prozent ansteigen lassen, bevor du einen kurzen Mini-Cut einlegst und diesen Parameter konstant hältst.

MIT EINEM MINI-CUT DAS GEWICHT REDUZIEREN

Eine kurze, aggressive Phase des Fettabbaus, die typischerweise während einer längeren Muskelaufbauphase *(Bulking)* eingelegt wird, wird Mini-Cut genannt. Der Hauptzweck ist es, den Körperfettanteil schnell zu reduzieren, um wieder einen günstigeren Ausgangspunkt für den weiteren Muskelaufbau zu schaffen, ohne dabei zu viel Muskulatur zu verlieren.

WIE DU EINEN MINI-CUT AUSFÜHRST

Die folgenden Parameter beschreiben die Tools, mit denen du arbeiten kannst, um dein Ziel des kontrollierten Fettabbaus zu erreichen.

Aggressives Kaloriendefizit:

- Der Kern eines Mini-Cuts ist ein deutliches Kaloriendefizit. Im Gegensatz zu einer längeren Diät, bei der ein moderates Defizit von 300 bis 500 Kalorien angestrebt wird, liegt ein Mini-Cut oft bei 500 bis 1000 Kalorien unter den Erhaltungskalorien beziehungsweise bei 20 bis 30 Prozent des Gesamtbedarfs. Ziel ist ein schneller Fettverlust.

Makronährstoffverteilung:

- **Protein:** Halte die Proteinzufuhr hoch, so um circa 2,0 bis 2,5 Gramm pro Kilogramm Körpergewicht, um den Muskelerhalt zu sichern und das Sättigungsgefühl zu fördern.
- **Fett:** Reduziere die Fettzufuhr moderat, aber nicht zu extrem, zum Beispiel 0,5 bis 0,8 Gramm pro Kilogramm Körpergewicht, um wichtige Körperfunktionen und die Hormonproduktion aufrechtzuerhalten.
- **Kohlenhydrate:** Werden am stärksten reduziert, da sie den Hauptteil des Kaloriendefizits nach der Festlegung von Protein und Fett ausmachen.

Training:

- **Krafttraining:** Setze dein reguläres Krafttraining fort und versuche, Intensität und Volumen so weit wie möglich beizubehalten. Der Fokus liegt hier auf dem Krafterhalt, nicht auf dem Kraftzuwachs. Dies signalisiert deinem Körper, die Muskelmasse zu bewahren.
- **Cardio:** Ausdauertraining kannst du ergänzend einsetzen, um das Kaloriendefizit zu erhöhen. Moderates Ausdauertraining, etwa zwei- bis dreimal pro Woche nach dem LISS-Prinzip – *Low-Intensity Steady State* –, ist oft besser geeignet als hochintensives Cardio-Training, um die Erholung vom Krafttraining nicht zu beeinträchtigen und den Stresspegel niedrig zu halten.

Dauer:

- Ein Mini-Cut ist kurz, typischerweise dauert er zwei bis sechs Wochen. Selten zieht sich ein Mini-Cut über mehr als acht Wochen, sonst ist es kein Mini-Cut mehr. Die Dauer hängt davon ab, wie viel Fett du verlieren möchtest und wie gut du das Defizit tolerierst.

Überwachung:

- Tracke dein Körpergewicht täglich (morgens, nach dem Toilettengang, unbekleidet) und bilde wöchentliche Durchschnitte, um echte Trends zu erkennen und Wasserschwankungen auszublenden.
- Achte auch auf dein Energielevel, die Schlafqualität und die Leistung im Training. Wenn diese zu stark abfallen, solltest du den Mini-Cut beenden oder anpassen.

Die Übergangsphase nach dem Mini-Cut:

- Nach Abschluss des Mini-Cuts ist es entscheidend, die Kalorienzufuhr schrittweise wieder auf das Erhaltungsniveau oder in einen leichten Überschuss zu erhöhen, was *Reverse Diet* genannt wird. Dies verhindert einen schnellen Jo-Jo-Effekt und gibt deinem Körper Zeit, sich anzupassen.

Ein Mini-Cut ist ein effektives Werkzeug, um die Aufbauphase zu verlängern und zu optimieren, sollte aber nur dann angewendet werden, wenn du bereits eine solide Trainingsbasis und Erfahrung im Umgang mit dem Tracking deiner Ernährung hast.

REVERSE DIET

Eine Reverse Diet ist eine strategische Phase, in der du die Kalorienzufuhr nach einer Diät schrittweise wieder erhöhst. Der Kerngedanke: Nach einer Diät, in der der Stoffwechsel sich an die geringere Kalorienzufuhr angepasst und eventuell verlangsamt hat, würde eine plötzliche Rückkehr zu normalen Essgewohnheiten oft zu einem schnellen Jo-Jo-Effekt und einer vermehrten Fetteinlagerung führen. Die Reverse Diet soll diesen Effekt verhindern, indem sie dem Körper Zeit gibt, sich graduell wieder an mehr Kalorien zu gewöhnen.

Wie du eine Reverse Diet durchführst

- **Starte am Diät-Ende:** Beginne mit der Kalorienmenge, die du am Ende deiner Diät zu dir genommen hast.
- **Schrittweise erhöhen:** Erhöhe die Kalorienzufuhr sehr langsam, typischerweise um 50 bis 100 Kalorien pro Woche oder alle zwei Wochen.
- **Fokus auf Kohlenhydrate/Fette:** Nimm die zusätzlichen Kalorien primär aus Kohlenhydraten und/oder Fetten zu dir. Behalte den Proteinanteil deiner Ernährung auf einem hohen Level bei.
- **Beobachten und anpassen:** Verfolge dein Gewicht (Wochendurchschnitt!), dein Energielevel und dein Hungergefühl. Wenn dein Gewicht stabil bleibt, während du mehr Kalorien zu dir nimmst, passt sich dein Stoffwechsel an.
- **Dauer:** Diese Phase kann mehrere Wochen bis Monate dauern, bis du dein neues Erhaltungsniveau erreicht hast oder bereit für eine Aufbauphase bist.

KÖRPERFETTANTEIL EINSCHÄTZEN: DIE HERAUSFORDERUNG

Jetzt kommt der schwierigere Teil: deinen tatsächlichen Körperfettanteil zu bestimmen. Jeder Mensch speichert Körperfett anders, und auch die Menge an Muskelmasse beeinflusst, wie ein bestimmter Fettanteil optisch wirkt – ob besser oder schlechter. Letztendlich geht es darum, deine beste Einschätzung abzugeben, ob du unter oder über dem empfohlenen Grenzwert liegst.

Falls du dich in einem Bereich befindest, in dem sowohl eine Abnehm- als auch eine Aufbauphase sinnvoll sein könnte, und du unsicher bist, wofür du dich entscheiden sollst: Keine Sorge, es spielt keine entscheidende Rolle, welchen Weg du zuerst wählst. Du hast ja hoffentlich inzwischen verstanden, dass deine Aufbauphase nicht sabotiert wird, nur weil du sie nicht schlank genug beginnst.

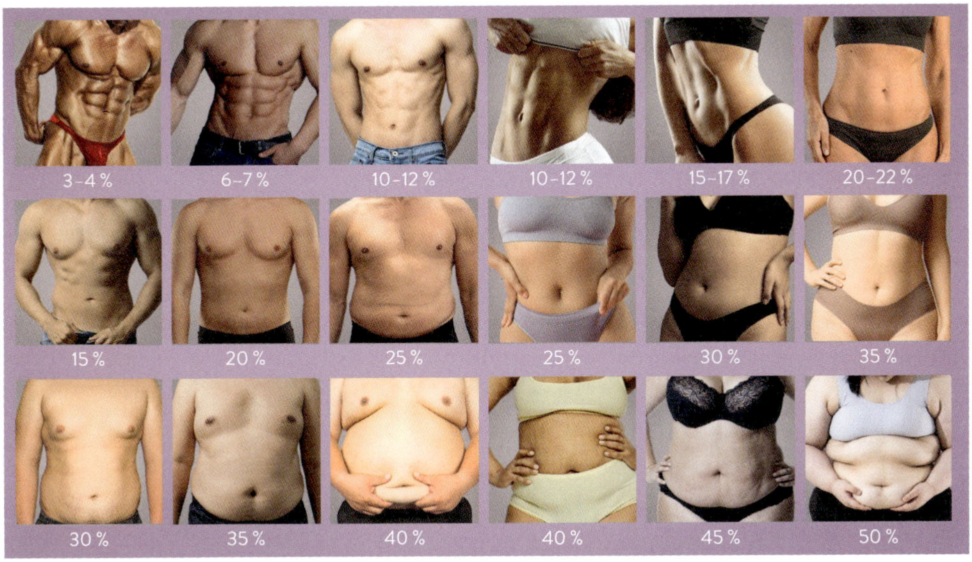

Die Ziele Körperfettabnahme und Muskelaufbau hängen von deiner Ausgangssituation ab und können stark variieren.

Die richtige Strategie für dein Ziel

Vermeide extreme Diäten vor einer Aufbauphase: Versuche nicht, superdefiniert zu sein, bevor du mit dem Muskelaufbau beginnst. Du wirst dann wahrscheinlich zu hungrig sein, zu schnell zunehmen und dein Körper ist nach einer so harten Diät eher darauf programmiert, Fett zu speichern. Führe keine Diät bis zu dem Punkt durch, an dem du dich stark entbehrt und hungrig fühlst – dies ist oft bei acht bis zehn Prozent Körperfett oder weniger für Männer und 16 bis 18 Prozent oder weniger für Frauen der Fall.

Anfänger mit hohem Körperfettanteil oder Adipositas: Wenn du einen hohen Körperfettanteil hast oder unter Adipositas leidest und gerade zu trainieren beginnst, trainiere sechs Monate lang hart, etabliere eine grundlegende Ernährungsstruktur und bewerte dann deine Fortschritte neu. Du wirst wahrscheinlich eine deutliche Verbesserung deiner Körperzusammensetzung feststellen. Hierbei wird das Kaloriendefizit maximal hoch angesetzt, solange die notwendigen Mengen an Protein und Fett weiterhin zugeführt werden.

Anfänger mit wenig Muskeln und leicht erhöhtem Körperfett (»Skinny Fat«): Stehst du am Anfang deiner Trainingslaufbahn und hast du zwar einen etwas höheren Körperfettanteil, bist aber nicht übergewichtig, und besitzt noch wenig Muskelmasse, dann iss einfach um deinen Erhaltungskalorienbedarf und trainiere sechs Monate lang hart, bevor du neu bewertest.

Fortgeschrittene Sportler mit höherem Körperfettanteil (Männer über 15 Prozent, Frauen über 23 Prozent): Wenn du bereits im Training bist und dein Körperfettanteil als Frau über ungefähr 23 Prozent liegt, kannst du eine Aufbauphase starten. Du wirst Muskeln aufbauen, aber auch etwas Körperfett zulegen. Wenn du deinen Körperfettanteil nicht zu weit über diese Werte treiben möchtest, solltest du zuerst eine Fettabbauphase in Betracht ziehen.

Fortgeschrittene Sportler mit moderatem Körperfettanteil (Männer bis 15 Prozent, Frauen bis 23 Prozent): Wenn du bereits trainierst und als Frau bis zu ungefähr 23 Prozent Körperfettanteil aufweist, ist es völlig in Ordnung, eine Aufbauphase zu starten. Für Wettkämpferinnen ist es in der Regel möglich, den Aufbau fortzusetzen, bis der Körperfettanteil um weitere ungefähr drei bis fünf Prozent steigt, bevor ein kurzer Mini-Cut (siehe Seite 154) sinnvoll wird. Das stellt sicher, dass die nächste Wettkampfdiät nicht unnötig schwierig wird. Für Hobbysportlerinnen ist dies nach meiner Erfahrung oft der Punkt, an dem viele (aber nicht alle) den Wunsch haben, sich wieder zu definieren. Es ist jedoch wichtig zu wissen, dass es absolut nicht ungesund ist, als Mann einen Körperfettanteil im oberen Zehnerbereich oder als Frau im oberen Zwanzigerbereich zu haben.

DIE PASSENDE ZEITSPANNE DER GEWICHTSABNAHME FESTLEGEN

Wenn du dein Gewicht und deine Kalorien trackst, besteht der nächste Schritt beim Planen deiner Diät darin, die ermittelten Erhaltungskalorien zu nutzen, um eine passende Kalorienzufuhr für deine Ziele festzulegen.

Eine Richtlinie, wie schnell du Fett abbauen kannst, könnte lauten: Je muskulöser und leaner du bist, desto langsamer kann Fett abgebaut werden. Je untrainierter und fetter du bist, desto schneller kann Fett abgebaut werden. Für den Fettabbau empfehle ich dir, ein wöchentliches Gewichtsverlustziel von 0,5 bis 1,0 Prozent deines Körpergewichts anzustreben. Dies minimiert den Verlust von Muskelmasse und Kraft. Bezogen auf das Beispiel einer 80 Kilogramm schweren Frau (siehe Seite 153) würde dies einen Gewichtsverlust von etwa 0,4 bis 0,8 Kilogramm pro Woche bedeuten.

Wie bereits erwähnt, entsprechen 7000 Kalorien grob einem Kilogramm Körperfettgewebe. Wenn du also täglich 500 Kalorien einsparst, wirst du pro Woche etwa 0,5 Kilogramm abnehmen, sofern der Großteil davon Fett ist. Auch hier gilt: Das ist keine exakte Wissenschaft, aber ein guter Richtwert für den Anfang. Je geringer dein anfänglicher Körperfettanteil ist, desto anspruchsvoller wird es, weiteres Fett abzubauen. Dein Körper reagiert darauf, indem er sowohl den Stoffwechsel als auch den Aktivitätsfaktor reduziert, um Energie zu sparen. Gleichzeitig wird vermehrt Energie aus Protein gewonnen, was einen gleichzeitigen Muskelaufbau erschwert.

Die folgende Tabelle gibt dir einen Überblick über die maximal sinnvolle Gewichtsabnahme pro Woche, angegeben in Prozent deines aktuellen Körpergewichts. Dabei ist »Contest Prep im Bodybuilding«, also der Zustand während der Wettkampfvorbereitung, der Idealzustand von viel Muskelmasse bei sehr wenig Körperfett, während »fettleibig« das Gegenteil beschreibt. Orientiere dich bei der Einordnung primär an deinem aktuellen Körperfettanteil.

Sinnvolle maximale Gewichtsabnahme pro Woche

Kategorie	Körperfettanteil in Prozent bei Männern	Körperfettanteil in Prozent bei Frauen	Defizit in Prozent	Abnahme Prozent Körpergewicht pro Woche
Contest Prep	< 8	< 14	2,5–7,5	0,25–0,5
Athletisch	8–15	14–24	5–25	0,5–0,7
Durchschnitt	15–21	24–33	20–40	0,7–1
Übergewichtig	21–26	33–39	30–50	1–1,5
Fettleibig	> 26	> 39	*	*

* *Bei Fettleibigkeit ist das Ziel, so schnell wie möglich Gewicht zu verlieren. Hierbei wird das Kaloriendefizit maximal hoch angesetzt, solange die notwendigen Mengen an Protein und Fett weiterhin zugeführt werden. Sobald du das Stadium »übergewichtig« erreichst, misst du deinen wöchentlichen Gewichtsverlust und passt die Kalorienzufuhr entsprechend an.*

Der Wert unter »Defizit in Prozent« ist ein Startpunkt, basierend auf deinem aktuellen Kalorienverbrauch, und sollte als Erfahrungswert dienen. Passe diese anfängliche Kalorienzufuhr je nachdem, wie sich dein Gewicht entwickelt, entsprechend an.

Falls du erst mit Beginn der Diät mit dem Tracking startest, berechne deinen Tagesumsatz zunächst mit der Formel »Körpergewicht in kg × 22 × Aktivitätsfaktor« (siehe Seite 152). Von diesem Wert ziehst du dann das Defizit ab, das deiner spezifischen Kategorie entspricht.

Während bei einer Wettkampfdiät eine nahezu 100-prozentige Genauigkeit beim Tracking unerlässlich ist, lässt sich eine Körperfettreduktion auf etwa 10 Prozent bei Männern und 15 bis 20 Prozent bei Frauen auch ohne diesen extremen Aufwand erreichen. Das setzt allerdings voraus, dass du über ausreichend Wissen und Erfahrung in den Bereichen Ernährung und Training verfügst.

DIE PASSENDE ZEITSPANNE DER GEWICHTSZUNAHME FESTLEGEN

Wenn du dein Gewicht und deine Kalorien trackst, besteht der nächste Schritt beim Planen deines Muskelaufbaus darin, die ermittelten Erhaltungskalorien zu nutzen, um eine passende Kalorienzufuhr für deine Ziele festzulegen.

Ein Kalorienüberschuss von 500 Kilokalorien ist selbst für absolute Anfänger im Schnitt zu hoch angesetzt. Obwohl du damit nicht mehr Muskelmasse aufbaust als mit einem moderaten Überschuss, wirst du zusätzlich unnötig Fett ansetzen. Steigt dein Körperfettanteil dadurch zu stark, kann dies auf lange Sicht sogar die Rate deines Muskelaufbaus bremsen. Die optimalen Bedingungen für den Muskelaufbau liegen meist bei einem Körperfettanteil von 10 bis 20 Prozent für Männer und 15 bis 25 Prozent für Frauen.

Die folgende Tabelle zeigt dir, wie hoch der maximal sinnvolle Kalorienüberschuss sein sollte und wie viel Muskelmasse pro Woche, angegeben in Prozent deines aktuellen Körpergewichts, du realistisch zunehmen kannst.

Wie viel Gewicht du zunehmen solltest		
Kategorie	**Überschuss in Prozent**	**Zunahme Körpergewicht in Prozent pro Kilogramm Körpergewicht pro Woche**
Anfänger	5–15	0,5–1
Fortgeschrittene	2–7	0,2–0,5
Profis	1–3	< 0,1

Dein derzeitiges Trainingslevel ist entscheidend dafür, wie viel Muskeln du aktuell aufbauen kannst. Die beschriebenen Werte zeigen den ungefähren relativen Muskelzuwachs in Prozent deines Körpergewichts pro Jahr und Monat.

Diese Werte gelten unter bestimmten Voraussetzungen:

- ein normaler Körperfettanteil (unter 15 Prozent bei Männern, unter 25 Prozent bei Frauen)
- optimales Training
- durchschnittliche Genetik
- passende Ernährung
- Alter: Ältere Anfänger (über 50 Jahre) können tendenziell eine langsamere Zuwachsrate erwarten, als die Tabelle für einen typischen Anfänger angibt.

Es ist zu erkennen, dass sich das mögliche Muskelaufbaupotenzial pro Trainingsjahr deutlich verringert.

Für eine 60 Kilogramm schwere, untrainierte Frau mit etwa 20 Prozent Körperfettanteil sieht das wie folgt aus:

Im ersten Trainingsjahr kann sie etwa 10 Prozent Muskelmasse, ausgehend von 60 Kilogramm Ausgangsgewicht, aufbauen.

- 60 kg × 1,10 (entspricht +10 %) = 66 kg
- Dies ergibt einen Zuwachs von 6 Kilogramm.

Im zweiten Trainingsjahr kann sie etwa 5 Prozent Muskelmasse, ausgehend vom bereits neuen hypertrophen Körpergewicht von 66 Kilogramm, aufbauen.

- 66 kg × 1,05 (entspricht +5 %) = 69,3 kg
- Dies ergibt einen Zuwachs von 3,3 Kilogramm.

Im dritten Trainingsjahr kann sie etwa 2,5 Prozent Muskelmasse, ausgehend von 69,3 Kilogramm Ausgangsgewicht, aufbauen.

- 69,3 kg × 1,025 (entspricht +2,5 %) = 71,03 kg
- Dies ergibt einen Zuwachs von 1,73 Kilogramm.

Eine 60 Kilo schwere, untrainierte Frau mit circa 22 Prozent Körperfettanteil kann demnach:

- **im ersten Trainingsjahr** etwa **8 Prozent Muskelmasse** aufbauen, ausgehend von 60 Kilogramm Ausgangsgewicht.
  60 kg × 1,08 = 64,8 kg → ein Zuwachs von rund **4,8 Kilogramm Muskelmasse**
- **im zweiten Trainingsjahr** etwa **5 Prozent Muskelmasse** ausgehend vom neuen Körpergewicht von 64,8 Kilogramm aufbauen.
  64,8 kg × 1,05 = 68,0 kg → ein Zuwachs von rund **3,2 Kilogramm Muskelmasse**
- **im dritten Trainingsjahr** etwa **2 Prozent Muskelmasse** ausgehend von 68,0 Kilogramm aufbauen.
  68,0 kg × 1,02 = 69,4 kg → ein Zuwachs von rund **1,4 Kilogramm Muskelmasse**

FAZIT

Letztendlich läuft es darauf hinaus, dass der wahre Unterschied zwischen Gewichtsabnahme und -zunahme darin liegt, dass die Rate der Gewichtszunahme langsamer sein sollte, um übermäßige Fettzunahme zu vermeiden.

Um in eine Muskelaufbauphase einzutreten, legst du also eine Kalorienerhöhung fest. Diese richtet sich nach der gewünschten Rate der Gewichtszunahme, die wiederum von deinem Trainingsalter und dem Zusammenhang mit der 7000-Kalorien-Regel (Seite 151) abhängt. Du musst diese Kalorienerhöhung nicht jeden Tag exakt einhalten. Die Kalorienmenge darf von Tag zu Tag variieren, solange du dich im Rahmen der durchschnittlichen täglichen Kalorienzunahme über deinem Erhaltungsbedarf bewegst.

Sobald du dein Kalorienziel ermittelt hast, geht es im nächsten Schritt darum, festzulegen, woher diese Kalorien kommen sollen. Du weißt bereits, dass Kalorien hauptsächlich in Form von Proteinen, Kohlenhydraten und Fetten geliefert werden – und dass diese als Makronährstoffe oder Makros bezeichnet werden. Streng genommen ist sogar Alkohol ein vierter Kalorienlieferant. Wir gehen jedoch davon aus, dass Alkohol kein fester Bestandteil deiner Ernährung ist, besonders wenn du deinen Lebensstil stark auf Fitnessziele ausrichtest. Moderater Alkoholkonsum ist absolut in Ordnung, und wir werden seine Messung später noch besprechen.

MAKROS, DIE BAUSTEINE FÜR ENERGIE UND MUSKULATUR, DEFINIEREN

Makronährstoffe sind die entscheidenden Nährstoffe, aus denen der Körper Energie gewinnt und Gewebe aufbaut. Wenn sie verstoffwechselt werden, setzen sie die darin enthaltene Energie frei.

Zwar hängt eine reine Körpergewichtsreduktion direkt von der Gesamtmenge der Kalorien ab, doch das Ziel ist immer die Optimierung der Körperzusammensetzung – also viel Muskeln und wenig Fett. Gleichzeitig soll das Kaloriendefizit so einfach wie möglich gestaltet werden. Dafür ist die richtige Verteilung der Makronährstoffe maßgeblich.

Die Energiemenge eines Nährstoffs wird in Kilokalorien (kcal) angegeben:

- **Proteine:** 1 Gramm Protein enthält 4,1 kcal. Ihre Hauptaufgabe ist der Aufbau und die Regeneration von Gewebe, insbesondere von Muskeln. Ein Großteil der Proteine wird jedoch auch für andere Organe und diverse Körperprozesse benötigt.
- **Kohlenhydrate:** 1 Gramm Kohlenhydrate enthält 4,1 kcal. Ihre primäre Aufgabe ist die Energiebereitstellung für den Körper, besonders für Gehirn und Muskeln.
- **Fette:** 1 Gramm Fett enthält 9,3 kcal. Fett ist die effizienteste Energiequelle und dient als Energiespeicher. Zudem sind Fette für viele hormonelle Abläufe im Körper unerlässlich.
- **Alkohol:** 1 Gramm Alkohol enthält 7 kcal. Alkohol ist kein empfehlenswerter Bestandteil einer fitnessorientierten Ernährung, da er sich negativ auf die Proteinsynthese auswirkt und die Einlagerung von freien Fettsäuren fördert. Das bedeutet: Alkohol behindert den Muskelaufbau und Fettabbau. Er kann auch die Testosteronproduktion reduzieren. Natürlich soll das Leben Spaß machen und stressfrei sein. Wenn Alkohol hin und wieder dazugehört, ist das in Ordnung. Generell ist es jedoch einfacher, diesen Genuss zu reduzieren oder ganz zu streichen, um nicht in eine Spirale von Ausreden zu geraten.

PROTEIN FÜR KRAFTSPORTLER – DEIN SCHLÜSSEL ZUM ERFOLG

Protein ist der essenziellste Makronährstoff für jeden Kraftsportler, egal ob Mann oder Frau, im Aufbau oder in der Diät. Die wichtigsten Eckdaten erfährst du hier.

Was Protein ist und warum es so wichtig ist

Protein (Eiweiß) besteht aus Aminosäuren, den Bausteinen des Lebens. Der Körper kann einige Aminosäuren selbst herstellen, die sogenannten nicht-essenziellen Aminosäuren, andere muss er über die Nahrung aufnehmen, die sogenannten essenziellen Aminosäuren.

Für Kraftsportler ist Protein unerlässlich für:

- **Muskelaufbau und -erhalt:** Protein ist der primäre Baustoff für Muskeln. Nach dem Training werden Muskelfasern geschädigt und benötigen Aminosäuren, um sich zu reparieren und stärker zu werden (Muskelhypertrophie). Eine ausreichende Proteinzufuhr ist der Schlüssel dazu.
- **Reparatur von Gewebe:** Nicht nur Muskeln, auch Sehnen, Bänder, Haut und Organe bestehen aus Proteinen und benötigen diese für Reparatur und Erneuerung.
- **Sättigung:** Protein sättigt am besten von allen Makronährstoffen. Das ist besonders in Diätphasen von Vorteil.
- **Thermogener Effekt:** Der Körper verbraucht mehr Energie, um Protein zu verdauen und zu verstoffwechseln, es hat also einen höheren thermischen Effekt als Kohlenhydrate oder Fette. Dies kann einen kleinen Vorteil beim Fettabbau bieten.
- **Hormon- und Enzymfunktion:** Proteine sind an der Bildung von Hormonen, Enzymen und vielen anderen wichtigen Molekülen im Körper beteiligt.

Proteinbedarf im Kraftsport: Wie viel ist genug?

Die allgemeinen Empfehlungen für Nicht-Sportler reichen nicht aus, um die Bedürfnisse von Kraftsportlern zu decken.

Die Grundregel für Kraftsportler lautet, unabhängig vom Geschlecht: Ziel ist in der Regel eine Zufuhr von 1,6 bis 2,2 Gramm Protein pro Kilogramm Körpergewicht pro Tag.

Beispiel: Eine Person mit 70 Kilogramm Körpergewicht sollte etwa 112 bis 154 Gramm Protein pro Tag zu sich nehmen.

Protein im Kalorienüberschuss – die Aufbauphase

Auch wenn das Hauptziel im Muskelwachstum liegt, ist ein Proteinüberschuss über ein bestimmtes Maß hinaus nicht effektiver.

Das Ziel beinhaltet, die optimale Menge an Protein bereitzustellen, um das Muskelwachstum zu maximieren.

EMPFEHLUNG

Bleibe im Bereich von 1,6 bis 2,2 Gramm Protein pro Kilogramm Körpergewicht. Eine höhere Zufuhr ist in der Regel nicht schädlich, aber die zusätzlichen Kalorien könnten effizienter in Kohlenhydrate investiert werden, um die Trainingsleistung zu steigern.

Protein im Kaloriendefizit – die Diätphase

In einer Diät spielt Protein eine noch wichtigere Rolle.

Hier ist das Ziel, den Muskelerhalt zu maximieren und den Fettverlust optimal zu fördern.

EMPFEHLUNG

Hier kann eine höhere Proteinzufuhr von 2,0 bis 2,5 Gramm pro Kilogramm Körpergewicht oder sogar bis zu 3,0 Gramm pro Kilogramm Magerkörpermasse vorteilhaft sein.

Es gibt mehrere Gründe für eine höhere Proteinzufuhr. Die wichtigsten sind die folgenden:

- **Muskelerhalt:** Bei einem Kaloriendefizit läuft der Körper Gefahr, Muskelmasse abzubauen, um Energie zu gewinnen. Eine höhere Proteinzufuhr liefert genügend Bausteine, um dem entgegenzuwirken.
- **Sättigung:** Das erhöhte Sättigungsgefühl hilft enorm, Hungerattacken zu vermeiden und die Diät konsequenter durchzuhalten.
- **Thermogener Effekt (TEF)*:** Der höhere Kalorienverbrauch bei der Verdauung unterstützt den Fettabbau zusätzlich.
- **Besondere Überlegung:** Wenn du sehr schlank bist und weiter abnehmen möchtest, kann eine noch höhere Proteinzufuhr von bis zu 2,5 bis 3,0 Gramm pro Kilogramm sinnvoll sein, da dein Körper bei geringeren Fettreserven eher auf Muskeleiweiß zurückgreifen würde.

*Der thermische Effekt der Nahrung (TEF), auch als thermogener Effekt der Nahrung bezeichnet, ist die Energiemenge, die der Körper aufwendet, um aufgenommene Nahrung zu verdauen, zu absorbieren, zu transportieren und zu speichern.

Verteilung des Proteins über den Tag

Es ist nicht nur wichtig, wie viel Protein du isst, sondern auch, wann du es isst.

Durch die richtige Frequenz der Mahlzeiten kannst du den Muskelaufbau und deine Diät optimieren. Dennoch bleibt dies ein untergeordneter Faktor. Die Kalorienbilanz und die Makronährstoffverteilung sind weiterhin die entscheidenden Elemente für Erfolg.

Optimal sind drei bis sechs Mahlzeiten pro Tag. Achte darauf, die Gesamtproteinmenge gleichmäßig auf diese Mahlzeiten zu verteilen. Pro Mahlzeit sollten etwa 0,4 bis 0,5 Gramm Protein pro Kilogramm Körpergewicht zugeführt werden. Das sorgt für einen stabilen Aminosäurespiegel im Blut und regt die Proteinsynthese optimal an.

EMPFEHLUNG

- Verteile die Proteinzufuhr über drei bis sechs Mahlzeiten pro Tag, idealerweise mit jeweils 0,4 bis 0,5 Gramm pro Kilogramm Körpergewicht pro Mahlzeit.
- Der Vorteil: Dies sorgt für eine konstante Zufuhr von Aminosäuren und hält die Muskelproteinsynthese (MPS) über den Tag hinweg hoch, was sowohl im Aufbau als auch im Muskelerhalt vorteilhaft ist.
- Da nach dem Trainingsreiz die Proteinsynthese am größten ist, sollte auch eine protein- und leucinreiche Mahlzeit bis spätestens zwei Stunden nach Trainingsende konsumiert werden, und zwar circa 0,4 bis 0,5 Gramm pro Kilogramm Körpergewicht. Typische Fleisch- und Milchprodukte beziehungsweise Molkeneiweiß sind hier zu favorisieren. Protein wird langsamer verdaut und gibt über mehrere Stunden Aminosäuren ins Blut ab. Deshalb ist es sinnvoll, vor dem Training Protein zuzuführen, damit während und nach der Belastung ausreichend Bausteine für Regeneration und Muskelaufbau verfügbar sind. Diese Pre-Workout-Mahlzeit direkt vor dem Training sollte kalorien- und fettarm sein, um das Training nicht negativ zu beeinflussen. Ein Shake mit Wasser bietet sich hier an. Denk daran, dich bei mindestens zwei weiteren Mahlzeiten im Abstand von vier bis sechs Stunden proteinhaltig zu ernähren.

ALLES, WAS DU ÜBER FETTE WISSEN SOLLTEST

Fette, auch Lipide genannt, sind neben Proteinen und Kohlenhydraten die dritte Säule der Makronährstoffe. Lange Zeit waren sie verpönt und wurden als Dickmacher verteufelt. Doch dieses Bild ist längst überholt. Fette sind für den Körper essenziell und spielen eine Vielzahl von Rollen, die weit über die reine Energiebereitstellung hinausgehen. Für Kraftsportler sind sie genauso wichtig wie Proteine und Kohlenhydrate, wenn es um Leistung, Gesundheit und die Körperzusammensetzung geht.

Was Fette sind und wozu sie der Körper braucht

Fette sind komplexe Moleküle, die hauptsächlich aus Fettsäuren und Glycerin bestehen. Ihre Struktur und die Art der Fettsäuren bestimmen ihre Eigenschaften und Funktionen. Jedes Gramm Fett liefert mit 9,3 Kilokalorien mehr als doppelt so viel Energie wie Proteine oder Kohlenhydrate.

Ihre Funktionen im Körper sind vielfältig und von grundlegender Bedeutung:

- **Effiziente Energiequelle und -speicher:** Fette sind die dichteste Energiequelle des Körpers. Überschüssige Energie wird effizient als Fettgewebe gespeichert, um bei Bedarf schnell darauf zugreifen zu können. Dies macht sie zu einem wichtigen »Brennstofftank«, besonders bei längeren Belastungen oder in Phasen geringerer Nahrungszufuhr.
- **Zellbausteine:** Fette sind unverzichtbare Bestandteile aller Zellmembranen im Körper. Sie sorgen für die Flexibilität und Integrität der Zellen und ermöglichen den Transport von Substanzen.
- **Hormonproduktion:** Viele lebenswichtige Hormone, insbesondere Steroidhormone wie Testosteron, Östrogen und Cortisol, werden aus Cholesterin gebildet, einem fettähnlichen Stoff. Eine ausreichende Fettzufuhr ist daher essenziell für einen ausgeglichenen Hormonhaushalt, was sich direkt auf Muskelaufbau, Libido, Stimmung und die allgemeine Vitalität auswirkt.
- **Aufnahme fettlöslicher Vitamine:** Ohne Fette können die wichtigen fettlöslichen Vitamine A, D, E und K nicht richtig vom Körper aufgenommen und verwertet werden. Diese Vitamine sind unter anderem wichtig für die Sehkraft, die Knochengesundheit, das Immunsystem und die Blutgerinnung.
- **Schutz und Isolation:** Fettgewebe dient als Polster für die Organe und schützt sie vor Stößen. Zudem isoliert es den Körper vor Kälte und hilft, eine konstante Körpertemperatur zu halten.
- **Geschmacksträger und Sättigung:** Fette verleihen Speisen Geschmack und Textur, machen sie appetitlicher und tragen maßgeblich zum Sättigungsgefühl bei, was besonders bei der Gestaltung der Ernährung eine Rolle spielt.

Drei Arten von Fetten: gute, weniger gute und essenzielle

Fett ist nicht gleich Fett. Die Art der Fettsäuren ist entscheidend für ihre Wirkung auf die Gesundheit:

- **Gesättigte Fettsäuren:** Finden sich hauptsächlich in tierischen Produkten (rotes Fleisch, Butter, Käse) und in einigen pflanzlichen Ölen wie Kokosöl. Ein übermäßiger Konsum kann den LDL-Cholesterinspiegel erhöhen. Sie sollten moderat konsumiert werden, sind aber nicht grundsätzlich »schlecht« und spielen eine Rolle für Zellmembranen und Hormone.
- **Einfach ungesättigte Fettsäuren (MUFA):** Reichlich vorhanden in Olivenöl, Avocados, Nüssen, zum Beispiel in Mandeln, Haselnüssen. Sie können helfen, den LDL-Cholesterinspiegel zu senken und das Risiko von Herzerkrankungen zu reduzieren.
- **Mehrfach ungesättigte Fettsäuren (PUFA):** Finden sich in pflanzlichen Ölen wie Sonnenblumenöl und Distelöl, in Nüssen und Samen. Hierzu gehören die essenziellen Omega-3- und Omega-6-Fettsäuren.
  - **Omega-3-Fettsäuren (ALA, EPA, DHA):** Sie sind antientzündlich, wichtig für Gehirnfunktion, Herz-Kreislauf-Gesundheit und können die Regeneration unterstützen. ALA findet sich in Leinsamen, Chiasamen und Walnüssen. EPA und DHA sind vor allem in fettem Fisch (Lachs, Makrele) und Algen enthalten. Für Veganer ist die direkte Zufuhr von EPA/DHA aus Algenöl-Supplementen wichtig, da die Umwandlung von ALA im Körper begrenzt ist.
  - **Omega-6-Fettsäuren:** Reichlich vorhanden in vielen pflanzlichen Ölen wie Sonnenblumen-, Mais- und Sojaöl. Sie sind ebenfalls essenziell, aber ein Ungleichgewicht zugunsten von Omega-6 gegenüber Omega-3 kann entzündungsfördernd wirken. Ziel ist ein ausgeglichenes Verhältnis.
  - **Transfette:** Entstehen häufig bei der industriellen Härtung von Pflanzenölen. Sie sind hochgradig ungesund, erhöhen den LDL-Cholesterinspiegel, senken den HDL-Cholesterinspiegel und erhöhen das Risiko für Herzerkrankungen. Transfette sollten weitestgehend gemieden werden. Sie finden sich oft in Frittiertem, Gebäck, Margarine und Fertigprodukten.

Fettbedarf für Kraftsportler: Die richtige Menge finden

Wie bei Proteinen hängt die optimale Fettzufuhr von verschiedenen Faktoren ab. Als Grundregel gilt: Für die meisten Kraftsportler liegt eine sinnvolle Fettzufuhr zwischen 0,5 und 1,0 Gramm pro Kilogramm Körpergewicht pro Tag. Das entspricht in der Regel 20 bis 35 Prozent der Gesamtkalorien.

Eine niedrigere Fettzufuhr von 0,5 bis 0,7 Gramm pro Kilogramm Körpergewicht pro Tag kann sinnvoll sein, wenn du einen hohen Kohlenhydratbedarf für intensive Trainingseinheiten hast oder du in einer sehr kalorienreduzierten Diät bist und die restlichen Kalorien für Proteine und Kohlenhydrate nutzen möchtest. Achte hierbei besonders auf die Qualität der Fette.

Eine höhere Fettzufuhr von 0,8 bis 1,0 Gramm pro Kilogramm Körpergewicht kann wiederum vorteilhaft sein, wenn du eine kohlenhydratarme Ernährung bevorzugst, zum Beispiel bei Kohlenhydrat-Sensibilität, oder wenn deine Verdauung mit sehr großen Kohlenhydratmengen Schwierigkeiten hat. Auch für die Hormonproduktion ist eine ausreichende Menge wichtig.

Übrigens gilt für Frauen und Fette: Frauen kommen tendenziell besser mit einer etwas höheren Fettzufuhr zurecht, besonders wenn es um die hormonelle Gesundheit und den Menstruationszyklus geht. Eine zu geringe Fettzufuhr über längere Zeit kann hier negative Auswirkungen haben.

Fette im Kalorienüberschuss – die Aufbauphase

Im Aufbau sind Fette eine einfache Möglichkeit, zusätzliche Kalorien zu liefern, ohne das Volumen der Mahlzeiten zu stark zu erhöhen.

- Vorteil: Aufgrund ihrer hohen Kaloriendichte können Fette helfen, den notwendigen Kalorienüberschuss zu erreichen, ohne den Magen zu überladen, was bei sehr hohen Kohlenhydratmengen manchmal der Fall sein kann.
- Qualität bleibt wichtig: Auch beim Muskelaufbau sollte der Fokus auf gesunden Fettquellen liegen, um die allgemeine Gesundheit und die Hormonproduktion optimal zu unterstützen. Ein sogenannter *Dirty Bulk* mit übermäßig vielen ungesunden Fetten ist kontraproduktiv für die langfristige Gesundheit.

Fette im Kaloriendefizit – die Diätphase

In der Diät werden die Fette oft als erste Makros reduziert, da sie die höchste Kaloriendichte haben.

- Herausforderung: Eine zu starke Reduktion kann negative Folgen haben, insbesondere für die Hormonproduktion (Testosteron bei Männern, Östrogen bei Frauen) und die Aufnahme fettlöslicher Vitamine.
- Mindestzufuhr: Lasse den Fettanteil der Nahrung nicht unter 0,5 Gramm pro Kilogramm Körpergewicht sinken, um die essenziellen Funktionen aufrechtzuerhalten. Priorisiere hier die Zufuhr von essenziellen Fettsäuren (Omega-3 und Omega-6) und ungesättigten Fetten.
- Sättigungsfaktor: Fette tragen zur Sättigung bei, was in einer Diätphase hilfreich sein kann. Eine moderate Fettzufuhr kann Heißhungerattacken vorbeugen.

Praktische Quellen für gesunde Fette

Achte darauf, Fette aus hochwertigen Quellen zu beziehen:

- Nüsse und Samen: Mandeln, Walnüsse, Cashews, Chiasamen, Leinsamen, Hanfsamen, Kürbiskerne, Sonnenblumenkerne. Sie alle sind ideal als Snack oder in Müslis oder Salaten.
- Avocados: Reich an einfach ungesättigten Fettsäuren und vielen Vitaminen.
- Olivenöl: In der Qualität extra vergine für Salate und leichte Braten.
- Fetter Fisch: Lachs, Makrele, Hering sind hervorragende Quellen für Omega-3-Fettsäuren.
- Eier: Eigelb enthält gesunde Fette und fettlösliche Vitamine.
- Dunkle Schokolade: In Maßen ist zuckerarme Schokolade eine Quelle für gesunde Fette und Antioxidantien.
- Nussmuse: Aus 100 Prozent Nüssen und ohne Zusatzstoffe liefern sie wertvolle Fette und andere Mikronährstoffe.

FAZIT

Fette sind keineswegs dein Feind. Sie sind lebensnotwendig und spielen eine entscheidende Rolle für deine Gesundheit, Hormonbalance und Leistungsfähigkeit im Kraftsport. Eine gezielte und bewusste Auswahl hochwertiger Fettquellen in der richtigen Menge – angepasst an die eigenen Ziele und Bedürfnisse – sind der Schlüssel, um das volle Potenzial des Trainings auszuschöpfen und langfristig gesund zu bleiben. Achte auf eine gute Balance der Fettsäurearten und vermeide Transfette, dann sind Fette deine Verbündeten auf dem Weg zu deinen Fitnesszielen.

Du kannst deine Fettzufuhr genauso flexibel über den Tag verteilen wie Kohlenhydrate. Achte lediglich darauf, vor dem Training nicht zu viele Fette zu konsumieren, da ihre Verdauung länger dauert und das deine Leistung beeinträchtigen könnte.

ALLES, WAS DU ÜBER KOHLENHYDRATE WISSEN SOLLTEST

Kohlenhydrate sind der Dritte im Bunde der Makronährstoffe und für viele Kraftsportler der wichtigste Energielieferant. Doch wie bei den Fetten gibt es auch hier viele Missverständnisse. Von »Kohlenhydrate machen dick« bis zu »Carb-Loading ist der Schlüssel« – die Meinungen gehen weit auseinander. Für deine Fitnessziele ist es entscheidend, die Wahrheit über Kohlenhydrate zu verstehen und zu lernen, wie du sie optimal einsetzt.

Was Kohlenhydrate sind und wozu sie der Körper braucht

Kohlenhydrate sind organische Verbindungen, die aus Zuckerbausteinen bestehen. Sie sind die bevorzugte und schnellste Energiequelle für den Körper und liefern 4,1 Kilokalorien pro Gramm. Ihre Hauptfunktion ist die Bereitstellung von Energie für Zellen, Gewebe und Organe, insbesondere für das Gehirn und die Muskeln während körperlicher Aktivität.

Man unterscheidet hauptsächlich drei Arten von Kohlenhydraten:

- **Einfachzucker (Monosaccharide):** Dazu gehören Glukose (Traubenzucker) und Fruktose (Fruchtzucker). Sie werden sehr schnell vom Körper aufgenommen und liefern sofort Energie. Sie finden sich in Obst, Honig und Süßigkeiten.
- **Zweifachzucker (Disaccharide):** Saccharose (Haushaltszucker) und Laktose (Milchzucker) zählen zu den Zweifachzuckern. Sie müssen erst in Einfachzucker gespalten werden, bevor sie aufgenommen werden können.
- **Mehrfachzucker (Polysaccharide):** Dazu gehören Stärke wie in Kartoffeln, Getreide, Reis und Ballaststoffe. Sie bestehen aus langen Ketten von Zuckermolekülen und werden langsamer verdaut als Einfachzucker. Dadurch liefern sie Energie über einen längeren Zeitraum. Ballaststoffe sind zwar Kohlenhydrate, können aber vom menschlichen Körper nicht verdaut werden.

Die vielfältigen Funktionen von Kohlenhydraten im Körper

- **Primäre Energiequelle:** Besonders für hochintensive Aktivitäten wie Krafttraining sind Kohlenhydrate der bevorzugte »Brennstoff« Sie werden zu Glukose abgebaut, die direkt von den Zellen genutzt oder als Glykogen gespeichert wird.
- **Glykogenspeicher:** Überschüssige Glukose wird in Form von Glykogen in der Leber und in den Muskeln gespeichert. Diese Glykogenspeicher sind entscheidend für deine Trainingsleistung. Leere Glykogenspeicher führen zu Ermüdung und Leistungseinbußen.
- **Gehirnfunktion:** Das Gehirn ist ein »Glukose-Junkie« und benötigt eine konstante Versorgung mit Kohlenhydraten, um optimal zu funktionieren. Ein Mangel kann zu Konzentrationsschwierigkeiten und mentaler Müdigkeit führen.
- **Proteinschutz:** Wenn genügend Kohlenhydrate vorhanden sind, muss dein Körper nicht auf Protein zur Energiegewinnung zurückgreifen. Dies schont deine Muskelmasse und stellt sicher, dass Proteine für ihren primären Job – den Aufbau und Erhalt von Gewebe – verwendet werden.
- **Ballaststoffe:** Sie sind unverzichtbar für eine gesunde Verdauung, fördern eine gesunde Darmflora, helfen bei der Regulierung des Blutzuckerspiegels und tragen zum Sättigungsgefühl bei.

Drei Arten von Kohlenhydraten: gute, weniger gute und Ballaststoffe

Es ist wichtig, zwischen verschiedenen Arten von Kohlenhydraten zu unterscheiden, da sie unterschiedliche Auswirkungen auf den Körper haben:

- **Komplexe Kohlenhydrate:** Finden sich in Vollkornprodukten, beispielsweise Vollkornbrot, -nudeln, Haferflocken, in Kartoffeln, Reis, besonders Vollkornreis, Hülsenfrüchten wie Linsen und Bohnen sowie in zahlreichen Gemüsesorten. Sie werden langsam verdaut, führen zu einem moderaten Blutzuckeranstieg und liefern lang anhaltende Energie. Sie sind zudem reich an Ballaststoffen, Vitaminen und Mineralstoffen.
- **Einfache Kohlenhydrate (Zucker):** Finden sich in Süßigkeiten, Softdrinks, Weißbrot, Fruchtsäften und stark verarbeiteten Lebensmitteln. Sie werden schnell verdaut, lassen den Blutzuckerspiegel rasch ansteigen und liefern kurzfristig Energie. In größeren Mengen und ohne Ballaststoffe können sie zu Energieabstürzen und Heißhunger führen. Für Sportler können sie jedoch rund ums Training strategisch sinnvoll sein, um schnell Energie zu liefern oder Glykogenspeicher aufzufüllen.
- **Ballaststoffe:** Sind unverdauliche Kohlenhydrate, die sich in pflanzlichen Lebensmitteln wie Vollkornprodukten, Gemüse, Obst und Hülsenfrüchten finden. Sie sind entscheidend für die Darmgesundheit, fördern ein lang anhaltendes Sättigungsgefühl und können helfen, den Blutzuckeranstieg nach dem Essen zu moderieren.

Kohlenhydratbedarf für Kraftsportler

Der Kohlenhydratbedarf ist der flexibelste Makronährstoff und sollte als »Rest« der Kalorien berechnet werden, nachdem die Anteile von Protein und Fett festgelegt wurden.

- Als Grundregel kannst du dir merken: Für die meisten Kraftsportler liegen die Kohlenhydrate bei 3 bis 6 Gramm pro Kilogramm Körpergewicht pro Tag. Die Menge hängt stark von deinem Kalorienziel und dem Training ab.
- Ein niedrigerer Kohlenhydratbedarf wie etwa 2 bis 3 Gramm pro Kilogramm Körpergewicht kann sinnvoll sein, wenn du einen hohen Fettbedarf hast, deine Trainingsintensität nicht extrem hoch ist oder du dich in einer Diät befindest und dein Kaloriendefizit über eine Reduktion der Kohlenhydrate erreichst.

- Ein höherer Kohlenhydratbedarf von etwa 4 bis 6 oder mehr Gramm pro Kilogramm Körpergewicht ist entscheidend, wenn du Muskeln aufbauen willst, intensive Trainingseinheiten mit einem hohen Volumen und hoher Intensität absolvierst und deine Glykogenspeicher optimal füllen möchtest. Auch bei sehr aktiven Personen oder Athleten mit hohem Gesamtenergieverbrauch sind höhere Mengen notwendig.

Kohlenhydrate im Kalorienüberschuss – die Aufbauphase

Im Aufbau sind Kohlenhydrate dein bester Freund für die Leistung und den Muskelaufbau.

- Ziel: Maximale Trainingsleistung und effiziente Glykogenresynthese
- Vorteil: Eine hohe Kohlenhydratzufuhr füllt deine Muskelglykogenspeicher optimal auf. Dies ermöglicht härtere, längere und intensivere Trainingseinheiten, was direkt zu mehr Muskelwachstum führt.
- Wahl der Kohlenhydrate: Eine Mischung aus komplexen Kohlenhydraten für lang anhaltende Energie und gut verdaulichen, einfachen Kohlenhydraten rund um das Training ist ideal. Das gilt gerade auch für die Zeit nach dem Training.

EMPFEHLUNG

Hier kannst du die höchsten Kohlenhydratmengen anstreben, oft 4 bis 6 oder mehr Gramm pro Kilogramm Körpergewicht, um deine Glykogenspeicher zu maximieren und das Muskelwachstum zu unterstützen.

Kohlenhydrate im Kaloriendefizit – die Diätphase

Während einer Diät wird der Kohlenhydratanteil der Ernährung oft reduziert, um ein Kaloriendefizit zu erzeugen.

- Herausforderung: Eine zu starke Reduktion kann zu Leistungseinbußen, Müdigkeit, Reizbarkeit und starkem Hunger führen.

- Strategie: Reduziere die Kohlenhydrate schrittweise und nicht drastisch, um die Leistung im Training möglichst lange aufrechtzuerhalten. Priorisiere Kohlenhydrate rund um deine Trainingseinheiten, um die Energieversorgung für das Lifting zu gewährleisten.
- Qualität über Quantität: In der Diät sind Ballaststoffe besonders wichtig. Konzentriere dich auf ballaststoffreiche Kohlenhydrate wie Vollkornprodukte, Gemüse und Hülsenfrüchte, da sie das Sättigungsgefühl stark verbessern und dir helfen, Hungerattacken zu vermeiden. Sie füllen den Magen, ohne viele Kalorien zu liefern.

EMPFEHLUNG

Eine Reduzierung auf 2 bis 4 Gramm pro Kilogramm Körpergewicht ist häufig realistisch und nachhaltig. Unter 2 Gramm pro Kilogramm Körpergewicht kann es sein, dass die Leistung stark leidet.

Kohlenhydrate für Männer und Frauen im Kraftsport

Die grundsätzlichen Empfehlungen für die Kohlenhydratzufuhr in Gramm pro Kilogramm Körpergewicht gelten für beide Geschlechter gleichermaßen. Dennoch gibt es ein paar Feinheiten zu beachten.

- Individuelle Anpassung: Da Männer im Durchschnitt mehr Muskelmasse und einen höheren Gesamtenergieverbrauch haben, sind ihre absoluten Kohlenhydratmengen in Gramm oft höher. Das Verhältnis zum Körpergewicht bleibt jedoch ähnlich.
- Hormonelle Aspekte bei Frauen: Einige Frauen reagieren empfindlicher auf eine sehr niedrige Kohlenhydratzufuhr, was sich auf den Hormonhaushalt und den Menstruationszyklus auswirken kann. Eine zu starke Reduktion sollte daher vermieden werden, es sei denn, es ist medizinisch oder zielorientiert strikt notwendig. Das bedeutet nicht, dass Frauen keine kohlenhydratarmen Diäten machen sollten, aber die Toleranzschwelle kann sich von der von männlichen Kraftsportlern unterscheiden und auch individuell verschieden sein.

Praktische Quellen für gesunde Kohlenhydrate

Wähle überwiegend komplexe Kohlenhydrate und ballaststoffreiche Quellen:

- Vollkornprodukte: Haferflocken, Vollkornbrot, Vollkornnudeln, Quinoa, Hirse, Bulgur
- Kartoffeln und Süßkartoffeln: Vielseitig einsetzbar und sehr gut verdaulich.
- Reis: Vollkornreis, Basmatireis und Jasminreis
- Hülsenfrüchte: Linsen, Bohnen, Kichererbsen sind reich an Kohlenhydraten, Protein und Ballaststoffen.
- Obst: Eine gute Quelle für Einfachzucker (Fruktose) und Ballaststoffe sowie für Vitamine
- Gemüse: Liefert Ballaststoffe und Mikronährstoffe bei geringem Kaloriengehalt.

FAZIT

Kohlenhydrate sind dein primärer Treibstoff für intensive Trainingseinheiten und entscheidend für den Muskelaufbau und die Regeneration. Eine strategische Zufuhr, angepasst an dein Ziel – Muskelaufbau oder Gewichtsreduktion – und den Umfang deines Trainings, ist unerlässlich, um deine Leistung zu maximieren und deine Körperzusammensetzung zu optimieren. Wähle überwiegend komplexe, ballaststoffreiche Quellen und passe die Mengen flexibel an deine Bedürfnisse an.

Du kannst deine Kohlenhydratzufuhr flexibel über den Tag verteilen, ganz nach Belieben. Es lohnt sich, zu experimentieren, was sich für dich persönlich am besten anfühlt. Du musst Kohlenhydrate nicht zwingend sofort nach dem Training essen, es sei denn, deine nächste Einheit findet bereits wenige Stunden später statt. Die oft betonte Insulinausschüttung, die für die Nährstoffversorgung nach dem Training wichtig ist, erfolgt auch ohne Kohlenhydrate. Meist ist es sinnvoll, etwa ein bis zwei Stunden vor dem Training eine kohlenhydratreiche Mahlzeit einzunehmen.

Zielphase	Protein (in Gramm pro Kilogramm Körpergewicht)	Fette (in Gramm pro Kilogramm Körpergewicht)	Kohlenhydrate (in Gramm pro Kilogramm Körpergewicht)	Wichtige Hinweise
Muskelaufbau	1,6–2,2	0,5–1,0	3–6+ (Rest der Kalorien)	Fokus auf Kalorienüberschuss. Kohlenhydrate sind primärer Energielieferant für maximale Leistung. Qualitativ hochwertige Fette für Hormone und Gesundheit.
Diät/Fettabbau	2,0–2,5	0,5–0,8	2–4 (Rest der Kalorien)	Hohe Proteinzufuhr zum Muskelerhalt und für Sättigung. Fette nicht zu stark reduzieren (< 0,5 Gramm pro Kilogramm Körpergewicht). Kohlenhydrate strategisch um das Training herum platzieren.
Body-Recomposition	2,0–2,5	0,6–1,0	2–4 (variiert je nach Kalorien-Gesamtzahl)	Nur realistisch für bestimmte Gruppen (Anfänger, Rückkehrer, Menschen mit hohem Körperfettanteil). Kalorien sind tendenziell knapp über dem Bedarf für den Erhalt oder leicht darunter. Makros können zwischen Muskelaufbau und Gewichtsreduktion schwanken, je nach Tagesform und/oder Training.

Nachdem du dein Kalorienziel festgelegt hast, ist der nächste Schritt herauszufinden, woher diese Kalorien stammen. Kalorien werden hauptsächlich in Form von Proteinen, Kohlenhydraten und Fetten geliefert, die als Makronährstoffe oder Makros bezeichnet werden.

Wie viele Kalorien du pro Tag essen solltest, hängt von deinem primären Ziel ab: Fett verlieren, Muskeln aufbauen oder beides. Letzteres Ziel, die Body Recomposition, ist theoretisch für jeden möglich, aber am realistischsten, wenn du:

- neu (oder relativ neu) im Krafttraining bist,
- nach einer längeren Pause ins Fitnessstudio zurückkehrst,
- zum ersten Mal einem gut durchdachten Trainingsprogramm folgst,
- viel Körperfett hast.

DIE ROLLE VON MIKROS – MIKRONÄHRSTOFFEN, BALLASTSTOFFEN UND WASSER – DEFINIEREN

Bisher haben wir nur Makronährstoffe besprochen, die in vollen Gramm-Mengen angegeben werden. Im Gegensatz dazu sprechen wir bei Mikronährstoffen von sehr kleinen Mengen, beginnend im Milligrammbereich und darunter. Gelegentlich, wenn ein Mikronährstoff in Gramm-Mengen benötigt wird, handelt es sich höchstens um ein paar wenige Gramm.

Diese Nährstoffe, die wir nur in winzigen Mengen benötigen, können einen großen Unterschied für die allgemeine Gesundheit, die sportliche Leistung, das Hungergefühl, den mentalen Zustand und die Fähigkeit zum Muskelaufbau ausmachen, wenn wir an einem Mangel leiden.

MIKRONÄHRSTOFFE: MINERALIEN UND VITAMINE

In der Ernährung gibt es zwei Hauptkategorien von Mikronährstoffen: Mineralien, die anorganisch sind, und Vitamine, die organischen Ursprungs sind. Ich werde hier keine vollständige Ernährungslehre zu jedem einzelnen Mikronährstoff geben, aber der Vollständigkeit halber darauf eingehen, was sie sind und welche verschiedenen Kategorien es gibt. Ich denke, das eröffnet dir eine Perspektive, warum du diese wichtigen Nährstoffe ebenfalls in deiner Ernährung berücksichtigen solltest. Du erfährst hier auch, wie du sicherstellen kannst, dass alle Ernährungsbedürfnisse abgedeckt sind.

Mineralien

Anorganische Verbindungen, von denen du einige wahrscheinlich aus dem Periodensystem aus dem Chemieunterricht kennst, werden Mineralien genannt. Es gibt Makromineralien, die unser Körper in größeren Mengen benötigt, und Spurenelemente, die wir in kleineren Mengen brauchen.

Zu den Makromineralien gehören Kalzium, Phosphor, Kalium, Schwefel, Natrium, Chlor und Magnesium. Wer sich in Sachen Ernährung oder Chemie genauer auskennt, wird vielleicht bemerken, dass viele davon Elektrolyte sind, die mit der Flüssigkeitsaufnahme und dem Flüssigkeitshaushalt zusammenhängen.

Die Spurenelemente, die wichtige Funktionen in der menschlichen Physiologie erfüllen, obwohl sie nicht in großer Menge benötigt werden, sind Elemente wie Eisen, Kupfer, Kobalt, Zink, Molybdän, Jod und Selen. Es gibt noch weitere, aber dies sind einige der bekannteren.

Vitamine

Die organischen Mikronährstoffe werden Vitamine genannt. Hier werden ebenfalls zwei verschiedene Arten unterschieden: die fettlöslichen und die wasserlöslichen. Diese Kategorien beziehen sich auf die Art und Weise, wie diese verschiedenen Vitamine vom Körper aufgenommen werden.

Fettlösliche Vitamine werden mithilfe von Fett über den Dünndarm aufgenommen und verbleiben tendenziell viel länger in unserem Körper als ihre wasserlöslichen Kollegen. Wasserlösliche Vitamine werden schnell über Schweiß und Urin ausgeschieden, weshalb sie häufiger über die Nahrung aufgenommen werden müssen.

Zu den fettlöslichen Vitaminen zählen die Vitamine A, D, E und K, leicht zu merken mit dem Akronym ADEK. Sobald du ADEK auswendig gelernt hast, musst du dir nur noch merken, dass alle anderen Vitamine wasserlöslich sind. Die wasserlöslichen Vitamine bestehen aus den acht verschiedenen Formen von Vitamin B und Vitamin C. Das Auswendiglernen des chemischen Namens für jedes Vitamin, seine Funktion und was bei einem Mangel oder bei einer Aufnahme in übermäßigen Dosen auftritt, ist im Kontext deiner Trainingsziele nicht wichtig und daher in diesem Zusammenhang irrelevant. Was ich jedoch für grundlegend halte, sind die Unterschiede zwischen fettlöslichen und wasserlöslichen Vitaminen und wie ihre Absorptionsweise beeinflusst, wie oft wir sie aufnehmen müssen.

Da der Mensch den ganzen Tag trinken und urinieren muss, wird ständig eine große Menge Wasser durch den Körper verarbeitet. Daher müssen wasserlösliche Vitamine regelmäßig täglich wieder aufgefüllt werden. Es ist also schwieriger, eine Überdosis an einem wasserlöslichen Vitamin zu sich zu nehmen, da man etwaigen Überschuss ausscheiden kann. Umso leichter ist es, einen Mangel an wasserlöslichem Vitamin zu haben, da bei diesen eine so hohe Umsatzrate herrscht.

Das Gegenteil gilt für fettlösliche Vitamine. Es ist leichter, eine überhöhte Dosis aufzunehmen, da sie länger im Körper bleiben und somit auch schwerer wieder ausgeschieden werden. Es ist unwahrscheinlicher, einen Mangel daran zu entwickeln, es sei denn, es handelt sich um ein Konsistenzproblem. Es dauert auch länger, bis sich ein Mangel an fettlöslichen Vitaminen manifestiert.

MANGELERSCHEINUNGEN IN DER KRAFTSPORT-ERNÄHRUNG

Beim Kraftsport, insbesondere in Phasen des Abnehmens, den Diäten, stehen Sportler vor der Herausforderung, einerseits die Kalorienzufuhr zu reduzieren, andererseits eine ausreichende Versorgung mit Makro- und Mikronährstoffen sicherzustellen. Das Risiko von Mangelerscheinungen ist in dieser Zeit erhöht und kann sich negativ auf Leistung, Regeneration und die allgemeine Gesundheit auswirken. Im Folgenden werden wichtige Mikronährstoffe beleuchtet, bei denen im Kraftsport – und besonders während einer Diät – auf eine ausreichende Zufuhr geachtet werden sollte.

Allgemeine Risikofaktoren für Mangelerscheinungen im Kraftsport

- **Erhöhter Bedarf durch Training:** Intensives Training kann den Bedarf an bestimmten Vitaminen und Mineralien erhöhen, sei es durch vermehrten Verbrauch, höhere Verluste über Schweiß oder eine erhöhte Rate des Gewebeumbaus.
- **Kalorienrestriktion:** Wenn die Gesamtkalorienzufuhr reduziert wird, sinkt oft auch die absolute Zufuhr an Vitaminen und Mineralien, es sei denn, es wird eine extrem nährstoffdichte Lebensmittelauswahl getroffen.
- **Einseitige Diäten:** Diäten, die bestimmte Lebensmittelgruppen stark einschränken, zum Beispiel der Verzicht auf Milchprodukte oder rotes Fleisch, erhöhen das Risiko für spezifische Mängel.
- ***Relative Energy Deficiency in Sport* (RED-S):** Dieses Syndrom beschreibt eine unzureichende Energieverfügbarkeit, bei der die Energiezufuhr nicht ausreicht, um die Anforderungen des Trainings und die normalen Körperfunktionen zu decken. RED-S kann bei Männern und Frauen auftreten und hat weitreichende negative Folgen für die Gesundheit und die Leistung, einschließlich des Mikronährstoffstatus.

SPEZIFISCHE MIKRONÄHRSTOFFE UND IHRE BEDEUTUNG FÜR DEN KRAFTSPORT

Vitamin D

Bedeutung im Kraftsport: Vitamin D spielt eine zentrale Rolle für die Knochengesundheit (Kalziumaufnahme), die Muskelfunktion und das Immunsystem. Für Kraftsportler ist eine ausreichende Versorgung wichtig für die Knochenstärke, die zur Belastbarkeit bei schweren Gewichten beiträgt, und die Muskelkraft. Ein Mangel kann zu Muskelschwäche, erhöhter Müdigkeit und einem erhöhten Risiko für Stressfrakturen führen.

Was du bei einem Mangel beachten solltest:

- **Männer und Frauen:** Vitamin-D-Mangel ist in vielen Bevölkerungsgruppen verbreitet, insbesondere in Regionen mit wenig Sonnenlicht, da die Hauptquelle die Sonneneinstrahlung auf die Haut ist. Athleten, die viel drinnen trainieren oder in den Wintermonaten Diät halten, sind besonders gefährdet.
- **Diagnose und Zufuhr:** Ein Bluttest kann den Status feststellen. Für Sportler werden oft höhere Werte angestrebt, beispielsweise mehr als 32 Nanogramm pro Milliliter oder sogar mehr als 40 Nanogramm pro Milliliter. Eine Supplementierung ist in vielen Fällen empfehlenswert, besonders in den Wintermonaten, wo die Sonne wenig und weniger intensiv scheint.

Kalzium

Bedeutung im Kraftsport: Kalzium ist essenziell für die Knochengesundheit, die Muskelfunktion (Kontraktion) und die Nervenreizweiterleitung. Für Kraftsportler ist eine hohe Knochendichte entscheidend, um den Belastungen des Trainings standzuhalten und das Verletzungsrisiko zu minimieren.

Was du bei einem Mangel beachten solltest:

- **Männer und Frauen:** Kalziummangel kann auftreten, wenn Milchprodukte (eine Hauptquelle) reduziert oder gemieden werden, um Kalorien zu sparen.

- **Besonderheit bei Frauen:** Bei weiblichen Athleten mit niedriger Energieverfügbarkeit oder Amenorrhoe (Ausbleiben der Periode) ist das Risiko für eine geringe Knochendichte und damit für Kalziummangel deutlich erhöht.
- **Zufuhr:** Die empfohlene Tagesdosis für Erwachsene liegt bei 1000 Milligramm. Für Athleten, insbesondere bei intensivem Training, können 1200 bis 1500 Milligramm pro Tag sinnvoll sein, um die Knochengesundheit zu optimieren. Gute Quellen sind Milchprodukte, angereicherte Pflanzenmilch, grünes Blattgemüse, Nüsse und Samen.

Zink

Bedeutung im Kraftsport: Zink ist ein essenzielles Spurenelement, das an über 70 enzymatischen Reaktionen beteiligt ist, darunter an der Proteinsynthese, dem Funktionieren des Immunsystems, dem Stoffwechsel von Kohlenhydraten und Lipiden sowie an der Hormonproduktion, beispielsweise Testosteron. Für Kraftsportler ist es daher wichtig für Muskelwachstum, Regeneration, Immunfunktion und Leistungsfähigkeit.

Was du bei einem Mangel beachten solltest:

- **Männer und Frauen:** Zinkverluste können durch starkes Schwitzen während des Trainings zunehmen. Eine kalorienarme Ernährung, insbesondere wenn sie arm an zinkreichen Lebensmitteln wie rotem Fleisch, Meeresfrüchten (besonders Austern), Nüssen und Vollkornprodukten ist, kann zu einem Mangel führen.
- **Spezifische Risikogruppen:** Vegetarier und Veganer sind aufgrund der geringeren Bioverfügbarkeit von Zink aus pflanzlichen Quellen stärker gefährdet.
- **Zufuhr:** Die empfohlene Tagesdosis für Männer liegt bei 11 Milligramm, für Frauen bei 8 Milligramm. Sportler können einen erhöhten Bedarf von 12 bis 20 Milligramm pro Tag haben. Zu hohe Dosen an Zink sollten wiederum vermieden werden, da dies die Aufnahme anderer Mineralien wie beispielsweise Kupfer beeinträchtigen kann.

Magnesium

Bedeutung im Kraftsport: Magnesium ist an Hunderten von biochemischen Reaktionen beteiligt, darunter Muskelkontraktion und -entspannung, Nervenfunktion,

Energieproduktion (ATP-Synthese)*, Proteinsynthese und Blutzuckerregulierung. Ein ausreichender Magnesiumspiegel ist entscheidend für die Leistungsfähigkeit, die Vermeidung von Muskelkrämpfen und eine gute Regeneration.

Was du bei einem Mangel beachten solltest:

- **Männer und Frauen:** Magnesium geht über den Schweiß verloren, was bei intensivem Training relevant ist. Eine kalorienarme Diät kann die Zufuhr von magnesiumreichen Lebensmitteln wie Vollkornprodukten, Nüssen, Samen, Hülsenfrüchten und grünem Blattgemüse reduzieren.
- **Symptome:** Ein Mangel kann sich in Muskelkrämpfen, Müdigkeit, Schwäche, Schlafstörungen und geringer Leistungsfähigkeit äußern.
- **Zufuhr:** Der tägliche Bedarf liegt bei Männern bei circa 350 bis 400 Milligramm und bei Frauen bei 300 bis 350 Milligramm. Kraftsportler können davon profitieren, diese Mengen zu erreichen oder leicht zu überschreiten.

Eisen

Bedeutung im Kraftsport: Eisen ist ein Hauptbestandteil von Hämoglobin (im Blut) und Myoglobin (in den Muskeln) und somit entscheidend für den Sauerstofftransport im Körper. Eine ausreichende Sauerstoffversorgung der Muskeln ist fundamental für Ausdauer und Leistungsfähigkeit im Kraftsport.

Was du bei einem Mangel beachten solltest:

- **Männer:** Eisenmangel ist bei Männern im Allgemeinen seltener als bei Frauen, kann aber bei sehr intensiver Belastung, die mit einem erhöhten Eisenumsatz einhergeht, oder unzureichender Zufuhr, zum Beispiel bei vegetarischer oder veganer Ernährung, auftreten.
- **Frauen:** Kraftsportlerinnen sind aufgrund von Menstruationsblutungen einem deutlich höheren Risiko für Eisenmangel ausgesetzt. Eine Diät, die den Verzehr von rotem Fleisch oder anderen eisenreichen Lebensmitteln einschränkt, ver-

* ATP-Synthese bedeutet die Herstellung von Adenosintriphosphat, der zentralen Energiequelle der Zellen. ATP ist der Batteriespeicher deines Körpers, es liefert die Energie, die Muskeln, Nerven und andere Zellen für ihre Arbeit benötigen.

schärft dieses Risiko. Müdigkeit, Kurzatmigkeit und eine verringerte Trainingsleistung können Anzeichen für einen Eisenmangel sein.

- **Verschiedene Formen von Eisen:** Häm-Eisen (aus tierischen Quellen) wird besser aufgenommen als Nicht-Häm-Eisen (aus pflanzlichen Quellen). Die Kombination von Nicht-Häm-Eisen mit Vitamin C kann die Aufnahme verbessern.
- **Zufuhr:** Die empfohlene Tagesdosis liegt für Männer bei 8 Milligramm, für Frauen im gebärfähigen Alter bei 18 Milligramm. Insbesondere Athletinnen können einen erhöhten Bedarf haben und sollten auf eine ausreichende Zufuhr achten. Bei Verdacht auf Eisenmangel ist ein Bluttest mit der Analyse des Ferritinspiegels empfehlenswert.

WIE MANGELERSCHEINUNGEN VERMIEDEN WERDEN

Um Mangelerscheinungen während einer Diät im Kraftsport zu vermeiden, ist eine durchdachte Ernährungsplanung von größter Bedeutung. Dies beinhaltet:

- **Nährstoffdichte Lebensmittel:** Priorisiere Lebensmittel, die viele Mikronährstoffe pro Kalorie liefern, das heißt viel Gemüse, Obst, mageres Eiweiß und Vollkornprodukte.
- **Vielfältige Ernährung:** Vermeide extreme Einschränkungen von Lebensmittelgruppen.
- **Auf Anzeichen des Körpers achten:** Wenn du Anzeichen wie unerklärliche Müdigkeit, Leistungseinbußen, Krämpfe oder häufige Infekte beobachtest, solltest du eine Mikronährstoffanalyse vornehmen lassen und etwaige Mängel ausgleichen.
- **Professionelle Beratung:** Bei Verdacht auf einen Mangel oder zur optimalen Ernährungsplanung ist die Konsultation eines Arztes oder Ernährungsberaters ratsam. Bluttests können Aufschluss über den Mikronährstoffstatus geben und eine gezielte Supplementierung ermöglichen, falls diese notwendig ist.

Ein gesunder Mikronährstoffhaushalt ist die Basis für langfristigen Trainingserfolg und allgemeines Wohlbefinden, besonders in Phasen erhöhter Belastung und Kalorienrestriktion.

TYPISCHE MANGELERSCHEINUNGEN IM AUFBAU

Während in Diätphasen der Fokus oft auf der Vermeidung von Mikronährstoffmängeln liegt, wird in einer Aufbauphase, dem sogenannten Bulking, das durch einen Kalorienüberschuss gekennzeichnet ist, dieses Thema manchmal vernachlässigt. Die Annahme, dass ein Mehr an Nahrung automatisch auch ein Mehr an allen notwendigen Nährstoffen bedeutet, ist jedoch ein Trugschluss. Auch im Kalorienüberschuss können Mangelerscheinungen auftreten oder sich manifestieren, die die Leistungsfähigkeit, die Regeneration und die Gesundheit von Kraftsportlern beeinträchtigen.

Warum auch im Kalorienüberschuss Mängel auftreten können, hat unterschiedliche Gründe. Einige von ihnen sind die folgenden:

- **»Dirty Bulk« versus »Clean Bulk«:** Viele Athleten tendieren im Aufbau zu einem »Dirty Bulk« mit einem hohen Anteil an stark verarbeiteten Lebensmitteln, Fast Food und Süßigkeiten. Diese Lebensmittel liefern zwar viele Kalorien, sind aber oft arm an Vitaminen, Mineralien und Ballaststoffen.
- **Einseitige Lebensmittelauswahl:** Selbst bei einem »Clean Bulk« kann es vorkommen, dass sich Athleten auf wenige »sichere« Lebensmittel konzentrieren, um die Menge ihrer Makros zu sichern, zum Beispiel viel Reis, Huhn, Proteinpulver. Eine mangelnde Vielfalt führt jedoch zu Lücken in der Mikronährstoffversorgung.
- **Erhöhter Bedarf durch Muskelwachstum und Training:** Der Körper arbeitet auf Hochtouren, um Muskelmasse aufzubauen und sich von intensivem Training zu erholen. Dieser Prozess erfordert eine Vielzahl von Mikronährstoffen als Co-Faktoren für Stoffwechselprozesse, Hormonsynthese und Zellreparatur. Ein erhöhter Bedarf kann trotz höherer Kalorienzufuhr zu relativen Mängeln führen.
- **Verdauungsprobleme:** Ein sehr hoher Kalorien- oder Nährstoffüberschuss wie zum Beispiel hohe Mengen an Ballaststoffen oder Fetten kann bei manchen Personen Verdauungsprobleme verursachen, die die Nährstoffaufnahme beeinträchtigen.

Wenn du keine Diät machst, wirst du feststellen, dass es viel einfacher ist, diese Mängel zu vermeiden. Es kann jedoch sein, dass du weniger Hunger hast und Obst und Gemüse, das reich an Ballaststoffen, Wasser und vor allem Mikronährstoffen ist, leicht vergessen oder übersehen wird, weil es einen geringeren Kaloriengehalt hat. Daher empfehle ich dir, bewusst darauf zu achten, dass du ausreichend Obst und Gemüse zu dir nimmst.

EINFACHE EMPFEHLUNGEN ZUM VERZEHR VON OBST UND GEMÜSE FÜR KRAFTSPORTLER

Für Kraftsportler ist die ausreichende Zufuhr von Mikronährstoffen, also Vitaminen und Mineralien, entscheidend für Leistung, Regeneration und allgemeine Gesundheit. Obst und Gemüse sind hierbei die wichtigsten Quellen. Oft werden sie jedoch aufgrund ihres geringeren Kaloriengehalts übersehen, besonders wenn man viele Kalorien für den Muskelaufbau benötigt oder bei Diäten stark auf Makros achtet. Hier sind einfache und praktikable Empfehlungen, wie du genug Obst und Gemüse in deine Ernährung integrieren kannst:

Die Grundregel: An Kalorienzufuhr anpassen

Eine effektive Methode, um deinen Bedarf zu decken, ist die Orientierung an deiner täglichen Kalorienzufuhr:

In der Aufbauphase – im Kalorienüberschuss

- Plane mindestens eine Portion Obst und eine Portion ballaststoffreiches Gemüse pro 1000 Kalorien, die du täglich zu dir nimmst.
- Beispiel: Bei 3000 Kalorien pro Tag wären das drei Portionen Obst und drei Portionen Gemüse.
- Runde bei der Berechnung immer auf. Achte darauf, dass zu viel Obst und Gemüse nicht dein Sättigungsgefühl so stark beeinflusst, dass du Schwierigkeiten hast, deine erforderlichen Kalorien für den Aufbau zu essen. Hier ist oft ein Kompromiss nötig, um die Gesamtenergiezufuhr nicht zu gefährden.

Während der Diät – im Kaloriendefizit

- Plane mindestens eine Portion Obst und eine Portion ballaststoffreiches Gemüse pro 500 Kalorien, die du täglich zu dir nimmst.
- Beispiel: Bei 1500 Kalorien pro Tag wären das drei Portionen Obst und drei Portionen Gemüse.
- Vorteil in der Diät: Obst und Gemüse sind kalorienarm, ballaststoffreich und wasserreich. Sie füllen den Magen gut und tragen stark zum Sättigungsgefühl bei, was die Einhaltung der Diät erheblich erleichtern kann.

Was ist eine Portion?

Obst: etwa eine Tasse (zum Beispiel Beeren, geschnittener Apfel) oder ein mittelgroßes Stück wie etwa ein Apfel oder eine Banane

Gemüse: etwa eine Tasse (zum Beispiel Brokkoli, Spinat, Paprika) oder eine entsprechende Menge eines anderen Gemüses

Nährstoffdichte und kalorienarme Optionen in der Diät priorisieren

Wenn du im Kaloriendefizit bist und auf Kohlenhydrate achten musst, wähle Obst- und Gemüsesorten, die viel Volumen und Nährstoffe bei geringem Kaloriengehalt bieten:

- **Bevorzugte Optionen:** Beeren (Erdbeeren, Himbeeren, Blaubeeren), Blattsalate, Brokkoli, Blumenkohl, grüne Bohnen, Gurken, Zucchini, Paprika
- **Vorsicht bei:** Bananen, Trauben, Kartoffeln (im Kontext von Obst/Gemüse oft als Stärkequelle betrachtet), die einen höheren Kohlenhydrat- und Kaloriengehalt haben

Priorisiere Anpassungen für Extremfälle

Sehr hohe Kalorienzufuhr (4000 bis 5000 oder mehr Kilokalorien pro Tag): Es kann schwierig sein, fünf oder mehr Portionen Obst und Gemüse täglich zu essen, ohne ein zu starkes Völlegefühl zu bekommen, das die restliche Kalorienaufnahme behindert. In solchen Fällen können auch zwei bis vier Portionen ausreichen, solange die restliche Ernährung sehr nährstoffreich ist. Das Ziel ist, eine übermäßige Sättigung zu vermeiden, die den notwendigen Kalorienüberschuss beeinträchtigt.

WICHTIGE ERKENNTNISSE FÜR DEINE ERNÄHRUNG

Zusammenfassend lässt sich sagen, dass eine ausreichende Lebensmittelvielfalt entscheidend ist, besonders wenn du eine Diät machst. Achte darauf, dass du jeweils zwei bis drei Optionen für Proteine, Gemüse, Obst, Fette und Kohlenhydrate hast. Ebenso wichtig ist der ausreichende Verzehr von Obst und Gemüse.

Sehr niedrige Kalorienzufuhr (unter 1200 Kilokalorien pro Tag): Hier kann es eine Herausforderung sein, die empfohlene Menge an Obst und Gemüse zu integrieren, ohne den Makro- oder Kalorienplan zu sprengen. Auch hier sind kalorienarme Optionen essenziell.

AUSWÄRTS ESSEN

Nachdem du nun einige Methoden zum Tracking kennst, ist es wichtig, diese auch außerhalb deiner eigenen Küche, im Kreis von Freunden und Familie, anwenden zu können. Doch bevor du Strategien für die Essensauswahl kennenlernst, ein Wort an alle wettkampforientierten Bodybuilder während der Saison. Während der Wettkampfvorbereitung solltest du es vermeiden, regelmäßig auswärts zu essen. Eine gute Faustregel ist: maximal einmal im Monat, und diese Ausflüge würde ich für wirklich wichtige Anlässe aufheben. Ich empfehle dir, während einer Wettkampfdiät nur dann auswärts essen zu gehen, wenn ein Anlass in deinem Leben absolute Priorität hat.

Beachte bitte: Ich spreche hier ausschließlich von der spezifischen Situation der Wettkampfvorbereitung im Bodybuilding. Ich sage nicht, dass Powerlifter, die für eine Gewichtsklasse cutten, oder Personen, die aus nicht-wettkampfbezogenen Gründen Diät halten, dieses Maß an Kontrolle anstreben sollten.

Wenn du dich nicht in der Wettkampfvorbereitung befindest und ein Kaloriendefizit für eine Gewichtsklasse oder andere Zwecke anstrebst, ist es völlig in Ordnung, auswärts zu essen. Wichtig ist dabei, dass du die Kalorien- und Makronährstoffgehalte deiner Speisen konservativ schätzt, das heißt lieber etwas überschätzt, und kalorienarme Optionen wählst. So stellst du sicher, dass du präzise bleibst und gleichzeitig am sozialen Leben teilnehmen kannst.

WASSER – ODER WARUM DIE FLÜSSIGKEITSZUFUHR SO WICHTIG IST

Es ist fundamental für deine Gesundheit, deine Leistungsfähigkeit im Training und sogar für die Fettverbrennung und den Muskelaufbau, dass du ausreichend trinkst. Wasser ist nicht nur ein Transportmittel für Nährstoffe, sondern auch entscheidend für Stoffwechselprozesse, die Regulierung der Körpertemperatur und die Schmierung von Gelenken. Bereits ein geringer Flüssigkeitsmangel kann deine körperliche und geistige Leistungsfähigkeit spürbar mindern.

Empfehlungen für Männer und Frauen:
Die genaue Flüssigkeitsmenge hängt von vielen Faktoren ab – wie viel du dich bewegst, wie das Klima ist und wie viel du schwitzt. Als gute Richtwerte gelten:

- Männer: Strebe eine tägliche Flüssigkeitsaufnahme von etwa 3,7 Litern an.
- Frauen: Ziel ist eine tägliche Flüssigkeitsaufnahme von rund 2,7 Litern.

Wichtig zu wissen: Diese Mengen beinhalten nicht nur reines Wasser, sondern auch Flüssigkeit aus anderen Getränken und sogar aus wasserreichen Lebensmitteln wie Obst und Gemüse.

Warum das Trinken so wichtig ist:

- **Optimale Leistungsfähigkeit:** Dein Körper braucht Wasser, um Muskeln mit Nährstoffen zu versorgen und Abfallprodukte abzutransportieren. Eine gute Hydration hilft dir, länger und intensiver zu trainieren.

- **Mit Wasser den Stoffwechsel in Schwung halten:** Wasser ist essenziell für alle Stoffwechselprozesse. Wenn dein Körper gut mit Flüssigkeit versorgt ist, kann er Kalorien und Fette viel effizienter verbrennen.
- **Muskelaufbau und Regeneration:** Muskeln bestehen zu einem Großteil aus Wasser. Ausreichende Flüssigkeitszufuhr unterstützt die Muskelproteinsynthese und die Regeneration nach dem Training.
- **Sättigungsgefühl:** Manchmal wird Durst mit Hunger verwechselt. Ein Glas Wasser kann dir helfen, unnötige Snacks zu vermeiden und dein Kalorienziel besser einzuhalten.

Hör auf deinen Körper und trink regelmäßig, auch wenn du noch keinen Durst verspürst. Eine Wasserflasche griffbereit zu haben, kann dir dabei helfen, dein tägliches Trinkziel zu erreichen. Ein Richtwert von etwa 30–40 Milliliter Wasser pro Kilogramm Körpergewicht pro Tag bietet dir eine gute Orientierung, um deinen täglichen Wasserbedarf einzuschätzen und ausreichend mit Flüssigkeit versorgt zu sein.

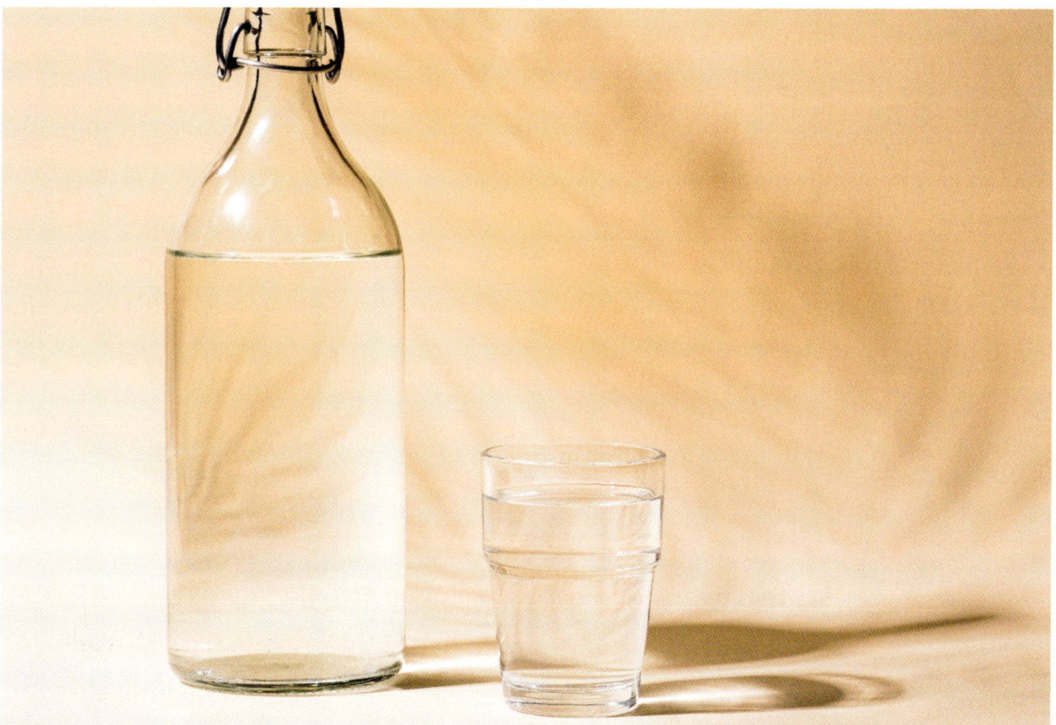

Weitere Faktoren für die Flüssigkeitsaufnahme

- **Aktivität:** Bei intensivem Training oder starkem Schwitzen steigt dein Bedarf erheblich. Plane hier zusätzlich 0,5 bis 1 Liter oder mehr pro Stunde intensiver Aktivität ein.
- **Klima:** In warmer Umgebung oder bei hoher Luftfeuchtigkeit benötigst du mehr Flüssigkeit.
- **Gesundheitszustand:** Bei bestimmten Erkrankungen wie Fieber, Erbrechen, Durchfall oder bei der Einnahme bestimmter Medikamente kann der Flüssigkeitsbedarf variieren. Sprich hier im Zweifel mit einem Arzt.
- **Art der Flüssigkeit:** Die Empfehlungen beziehen sich auf die gesamte Flüssigkeitsaufnahme, nicht nur auf reines Wasser. Auch Getränke wie ungesüßter Tee, Kaffee (in Maßen) und wasserreiche Lebensmittel wie Obst, Gemüse oder Suppen tragen dazu bei.

ALKOHOL UND FITNESSZIELE – EINE KRITISCHE BETRACHTUNG

Übermäßiger Alkoholkonsum stört nicht nur den Schlaf, was wiederum die Trainingsleistung beeinträchtigt, sondern reduziert auch die Muskelproteinsynthese – ein klares Problem für jeden, der Muskeln aufbauen möchte. Für jemanden, der Fett verlieren will, ist es sogar noch gravierender. Alkohol liefert zwar sieben Kalorien pro Gramm, besitzt aber keinerlei Nährwert in Form von Vitaminen, Mineralien oder Ballaststoffen. Darüber hinaus können ein paar Drinks deine Hemmungen lockern, was dazu führt, dass du Lebensmittel isst, die du normalerweise nicht anrühren würdest, und das in Mengen, die du sonst nie zu dir nehmen würdest.

Die »leeren Kalorien«

Ein zentrales Problem bei Alkohol sind die sogenannten leeren Kalorien. Während dein Körper die Kalorien aus Alkohol verwertet, bleiben essenzielle Nährstoffe, die für Regeneration, Muskelaufbau und allgemeine Gesundheit unerlässlich sind, aus. Diese Kalorien können dein Tagesbudget schnell sprengen, ohne dass du ein Sättigungsgefühl verspürst oder deinem Körper wertvolle Bausteine zuführst.

EMPFEHLUNG

Wenn du überhaupt keinen Alkohol trinkst, gibt es absolut keinen Grund, damit anzufangen. Wenn du trinkst, schlage ich vor, dich auf ein Maximum von ein bis zwei Drinks pro Tag (an Tagen, an denen du trinkst) zu beschränken und schwere Alkoholexzesse so weit wie möglich zu vermeiden.

Moderater Alkoholkonsum

Wenn du Alkohol in moderaten Mengen trinkst, kann dies tolerabel sein. Obwohl keine Menge Alkohol dir beim Muskelaufbau oder Fettabbau helfen wird, ist es unwahrscheinlich, dass ein gelegentlicher Drink deine Bemühungen zunichtemachen oder deinen Fortschritt gefährden wird.

Besondere Anlässe versus Gewohnheit: Wo ziehst du die Grenze?

Natürlich solltest du das Leben genießen können – sei es bei einer Geburtstagsfeier, einer Hochzeit oder einem gemütlichen Abend mit Freunden. Es geht nicht darum, auf jeden Schluck Alkohol zu verzichten und zum sozialen Außenseiter zu werden.

Doch sei ehrlich zu dir selbst: Wenn du die Ausrede »besonderer Anlass« nutzt, um jedes zweite oder dritte Wochenende hemmungslos zu feiern, wird das unweigerlich deine Trainingsfortschritte beeinträchtigen. Die Frage ist: Sind diese exzessiven Feiern wichtiger als deine Fitnessziele?

Wenn die Antwort »Nein« lautet, solltest du Wege finden, den Schaden zu minimieren:

- Kannst du ein paar Feiern auslassen, ohne dass sich jemand beleidigt fühlt oder deine Beziehungen darunter leiden?
- Kannst du eine Veranstaltung genießen, wenn du dich auf ein oder zwei Drinks beschränkst?
- Wäre es eine Option, frühzeitig zu gehen, bevor die Trinkspiele beginnen und der Konsum eskaliert?

- Könntest du stattdessen auf alkoholfreie Alternativen wie alkoholfreies Bier oder alkoholfreie Cocktails umsteigen und trotzdem Teil der Gruppe sein?

Es geht darum, eine Balance zu finden, die zu deinem Lebensstil und deinen Zielen passt. Eine bewusste Entscheidung für Mäßigung statt exzessiver Gewohnheit kann den entscheidenden Unterschied für deine Erfolge machen.

BODY RECOMPOSITION – GLEICHZEITIG FETT VERLIEREN UND MUSKELN AUFBAUEN

Der Begriff *Body Recomposition* (zu Deutsch »Körperrekomposition«) bezeichnet das Ziel, gleichzeitig Körperfett zu reduzieren und Muskelmasse aufzubauen. Im Gegensatz zu traditionellen Diäten, die reinen Fettabbau zum Ziel haben, oder reinen Aufbauphasen, die reinen Muskelaufbau mit unvermeidbarer Fettzunahme anstreben, versucht die Body Recomposition, beide Prozesse parallel zu optimieren.

DAS PRINZIP DER BODY RECOMPOSITION

Normalerweise sind Fettabbau und Muskelaufbau entgegengesetzte Prozesse:

- **Fettabbau** erfordert ein Kaloriendefizit – weniger Kalorien essen als verbrauchen.
- **Muskelaufbau** erfordert in der Regel einen Kalorienüberschuss – mehr Kalorien essen als verbrauchen, um dem Körper ausreichend Energie und Bausteine für das Muskelwachstum zur Verfügung zu stellen.

Body Recomposition stellt diese Regeln nicht völlig auf den Kopf, sondern nutzt bestimmte physiologische Umstände, unter denen der Körper effizienter zwischen diesen Prozessen wechseln oder sie sogar gleichzeitig ausführen kann. Es geht darum, die Energie (Kalorien) und die Nährstoffaufnahme so zu steuern, dass der Körper Fettreserven als Energiequelle nutzt, während gleichzeitig genügend Reize und Bausteine für den Muskelaufbau vorhanden sind.

FÜR WEN UND WANN BODY RECOMPOSITION AM REALISTISCHSTEN UND EFFEKTIVSTEN IST

Obwohl Body Recomposition theoretisch für jeden möglich ist, ist sie in der Praxis nicht für jeden gleich realistisch oder effizient. Die besten und deutlichsten Erfolge erzielen Personen, die sich folgenden Kategorien zuordnen lassen:

Anfänger im Krafttraining (Newbies): Personen, die neu mit Krafttraining beginnen, erleben oft die sogenannten Newbie Gains. Ihr Körper reagiert extrem gut auf neue Trainingsreize und ist in der Lage, schnell Muskeln aufzubauen, selbst bei einem geringen Kaloriendefizit oder wenn sie so essen, dass der Erhalt angepeilt wird. Der Anpassungsbedarf der Muskulatur ist so groß, dass sie auch aus den körpereigenen Fettspeichern Energie für den Aufbau ziehen kann.

Wiedereinsteiger nach langer Trainingspause: Ähnlich wie Anfänger profitieren Menschen, die nach einer längeren Pause (mehrere Monate bis Jahre) ins Training zurückkehren, vom sogenannten Muskelgedächtnis. Ihre Muskeln reagieren schnell und effizient auf erneute Reize und können verlorene Muskelmasse relativ zügig wieder aufbauen, oft auch während eines Kaloriendefizits.

Personen mit hohem Körperfettanteil: Je mehr Körperfett jemand hat, desto mehr Energie steht dem Körper aus den eigenen Speichern zur Verfügung. Bei einem hohen Fettanteil kann der Körper diese Reserven nutzen, um den Kalorienbedarf für den Muskelaufbau zu decken, selbst wenn die Kalorienzufuhr leicht unter dem Gesamtverbrauch liegt. Dies ist oft die effektivste Gruppe für Body Recomposition.

Verwendung eines optimierten Trainingsprogramms: Ein gut strukturiertes und progressives Krafttrainingsprogramm, das eine kontinuierliche Steigerung von Intensität und Volumen gewährleistet, ist unerlässlich. Ohne den richtigen Reiz kann kein Muskel aufgebaut werden, egal, wie die Ernährung aussieht.

WIE BODY RECOMPOSITION IN DER PRAXIS FUNKTIONIERT

Für die genannten Personengruppen wird Body Recomposition durch eine spezifische Kombination aus Ernährung und Training erreicht:

- **Kalorienzufuhr:** Meistens liegt die Kalorienzufuhr nahe am Erhaltungsbedarf (oder leicht darunter oder darüber). Das Ziel ist, gerade so viele Kalorien zuzuführen, dass der Körper genug Energie für den Muskelaufbau hat, aber gleichzeitig auf die Fettreserven zugreift. Schwankungen in der Kalorienzufuhr über die Woche, zum Beispiel eine höhere Kalorienzufuhr an Trainingstagen, können ebenfalls erfolgreiche Strategien sein.
- **Hohe Proteinzufuhr:** Eine erhöhte Proteinzufuhr – oft am oberen Ende der Empfehlungen, zum Beispiel 2,0 bis 2,5 Gramm pro Kilogramm Körpergewicht – ist entscheidend, um den Muskelerhalt und -aufbau zu unterstützen und gleichzeitig das Sättigungsgefühl zu fördern.
- **Krafttraining als Priorität:** Das Hauptaugenmerk liegt auf progressivem Widerstandstraining, um einen starken Muskelaufbaureiz zu setzen.
- **Geduld und Konsistenz:** Body Recomposition ist ein langsamer Prozess. Die Veränderungen sind oft weniger dramatisch als bei einem reinen Bulk oder Mini-Cut und erfordern viel Geduld und konstante Anstrengung.

BODY RECOMPOSITION – JA ODER NEIN

Body Recomposition ist ein attraktives Ziel, das Fettabbau und Muskelaufbau vereint. Es ist am realistischsten für Anfänger, Wiedereinsteiger oder Personen mit hohem Körperfettanteil. Wenn du nicht zu diesen Personengruppen gehörst, ist es meist effizienter, dich auf ein Ziel nach dem anderen zu konzentrieren, also entweder Muskelaufbau oder Fettabbau, um schnellere und deutlichere Ergebnisse zu erzielen.

SUPPLEMENTE – NAHRUNGSERGÄNZUNGSMITTEL IM ÜBERBLICK

Es ist eine alltägliche Herausforderung: Wer schafft es schon, dreimal täglich frisch zu kochen und dabei den Proteinbedarf optimal zu decken? Für viele ist die Zeit für diesen Aufwand im Alltag schlichtweg zu knapp – tatsächlich kochen 20 Prozent der Deutschen nur einmal pro Woche oder noch seltener mit frischen Zutaten. Die Ernährung mit Fertigprodukten oder Fast Food führt jedoch oft zu Nährstoffmängeln, die weitreichende gesundheitliche Folgen haben können.

Hier kommen Nahrungsergänzungsmittel, kurz Supplemente, ins Spiel. Ihr Name ist Programm: Sie sollen ergänzend wirken und dazu dienen, einen gut durchdachten Ernährungs- und Trainingsplan zu unterstützen, nicht aber eine ausgewogene Ernährung zu ersetzen. Eine Supplement-Routine kann dir dabei helfen, bestehende Nährstofflücken zu schließen und Mängeln gezielt vorzubeugen. Insbesondere eine ausreichende Proteinzufuhr ist entscheidend, um die Muskelproteinsynthese optimal zu stimulieren und so den Muskelaufbau zu maximieren.

Doch nicht nur für den Muskelaufbau sind Nährstoffe unerlässlich. Sie sind neben unseren Organsystemen maßgeblich für die Steuerung des Stoffwechsels und die Funktion der Organe verantwortlich. Mikronährstoffe und Mineralstoffe sind essenzielle Bausteine des Körpers. Vitamine, Mineralstoffe und Spurenelemente tragen in unterschiedlichen Mengen zu vielfältigen Körperfunktionen bei – sei es der Aufbau von Knochen und Zähnen, die Regulierung des Elektrolythaushalts oder die Funktion des Immunsystems.

Die Liste der Supplemente, die dir tatsächlich dabei helfen, Muskeln aufzubauen und stärker zu werden oder deine Gesundheit auf andere Weise zu unterstützen, ist allerdings relativ kurz. Im folgenden Abschnitt findest du zunächst Kurzporträts der meiner Meinung nach wichtigsten Supplemente, aber auch von Supplementen, deren Einnahme insbesondere für Frauen interessant und wertvoll sein könnte.

Es ist entscheidend zu verstehen, dass geschlechtsspezifische Unterschiede die optimalen Ernährungs- und Nahrungsergänzungsempfehlungen maßgeblich beeinflussen. Die folgenden Informationen heben daher sowohl allgemeine Vorteile als auch spezifische Besonderheiten für Frauen hervor, um deren Energielevel, geistige Klarheit und körperliche Gesundheit zu unterstützen.

Nahrungsergänzungsmittel stellen, wie ihr Name schon sagt, dabei immer nur eine Ergänzung zu einer ausgewogenen und gesunden Ernährung sowie einem gesunden Lebensstil dar.

PROTEINPULVER

Wenn du nur ein einziges Supplement nutzen möchtest, kann ich dir dieses hier empfehlen. Es ist eine praktische und erschwingliche Möglichkeit, die täglich erforderliche Proteinzufuhr abzudecken.

Supplement-Firmen bieten dir Dutzende von Optionen für Proteinpulver an, doch die Wahl ist meist einfach: Whey-Protein wird durch die meisten Forschungen gestützt, und du solltest in der Lage sein, ein hochwertiges Produkt zu einem vernünftigen Preis zu finden, da es dafür zahlreiche Anbieter gibt.

EMPFEHLUNG

Morgens einen Proteinshake zu konsumieren, kann während einer Diät sehr hilfreich sein. In der Muskelaufbauphase erlebt man in der Regel keine Schwierigkeiten mit dem Proteinbedarf. Sollte es dir aber dennoch schwerfallen, ausreichend Proteine zu dir zu nehmen, kannst du Proteinpulver nutzen, um den Proteingehalt einer ansonsten proteinarmen Mahlzeit zu erhöhen.

Die besten veganen Optionen werden aus Soja, Erbsen oder braunem Reis hergestellt – auch wenn sich das ändern könnte, bis du dies liest. Vegane Proteine sind ein boomender Teil des Supplement-Marktes, und Forscher arbeiten ständig daran, mit all den neuen Optionen Schritt zu halten.

KREATIN

Kreatin ist eines der am besten untersuchten Nahrungsergänzungsmittel mit nachgewiesenem Nutzen für Kraft- und Schnellkraftleistung.

Dein Körper stellt selbst Kreatin her und nimmt es über Fleisch und Fisch auf. Trotzdem sind die Muskelkreatinspeicher oft nicht voll. Mit Kreatin-Monohydrat kannst du diese Speicher komplett füllen. Das hilft dir, im Training mehr Leistung zu bringen – sei es durch mehr Wiederholungen oder höhere Gewichte. Zahlreiche Studien belegen, dass dies langfristig zu mehr Kraft und einer besseren Körperzusammensetzung führt. Besonders für Vegetarier und Veganer ist eine Ergänzung sinnvoll.

Kreatin-Monohydrat ist die am besten erforschte und sicherste Form von Kreatin, weshalb ich nur diese Form uneingeschränkt empfehle.

Es ist nicht nötig, Kreatin zu zyklisieren, also Einnahmepausen einzulegen, da der Körper keine Toleranz dagegen entwickelt. Außerdem zeigen Jahrzehnte der Forschung, dass eine langfristige Einnahme keine negativen Auswirkungen hat.

EMPFEHLUNG

Täglich 0,1 Gramm Kreatin pro Kilogramm Körpergewicht einnehmen.

KOFFEIN

Koffein ist ein hervorragendes Pre-Workout-Supplement, das dir hilft, härter zu trainieren und deine bestehende Kraft zu nutzen, um langfristig stärker zu werden – deshalb ist es auch in so vielen Sportgetränken und Pre-Workout-Produkten enthalten. Studien empfehlen 3 bis 6 Milligramm pro Kilogramm Körpergewicht, was für eine 80 Kilogramm schwere Person 240 bis 480 Milligramm entspricht (zwei bis vier Tassen Kaffee). So viel Koffein würde dich für dein Training definitiv auf Touren bringen, doch bedenke: Du willst weder von Stimulanzien abhängig werden noch die leistungssteigernden Effekte durch eine zu hohe, regelmäßige Zufuhr abstumpfen, ganz zu schweigen von möglichen Nebenwirkungen wie Angstzuständen und Schlaflosigkeit. Beachte aber: Die Wirkung von Koffein kann individuell stark variieren, je nach Genetik, Gewöhnung oder Tageszeit. Menschen, die besonders koffeinempfindlich oder »hypersensibel« sind, können bereits bei niedrigen Dosen Nervosität, Herzrasen oder Schlafstörungen erleben. Du willst weder von Stimulanzien abhängig werden, noch die leistungssteigernden Effekte durch eine zu hohe, regelmäßige Zufuhr abschwächen.

EMPFEHLUNG

Ein wenig Koffein bewirkt viel. Nutze den Vorteil, aber übertreibe es nicht. Sei besonders achtsam in Bezug auf deine Schlafenszeiten.

MULTIVITAMINE

Laut Studien haben Multivitamine so gut wie keine Auswirkung auf die langfristige Gesundheit in der Allgemeinbevölkerung. Sie senken weder das Risiko für Herz-Kreislauf-Erkrankungen noch das Sterberisiko aus irgendeinem Grund.

EMPFEHLUNG

Ein Multivitaminpräparat kann eine schlechte Ernährung nicht ausgleichen. Das gilt für Allesesser genauso wie für Menschen, die sich pflanzlich ernähren. Was es jedoch kann, ist eine einfache und günstige Möglichkeit bieten, potenzielle Mängel auszugleichen. Ein Blutbild könnte auf eventuelle Mängel aufmerksam machen.

Warum sollte man sie also überhaupt in Betracht ziehen? Ein Mangel an einem oder mehreren Vitaminen oder Mineralstoffen könnte sich auf bestimmte Aspekte deiner Leistungsfähigkeit auswirken. Wenn du dich vegetarisch oder vegan ernährst, ist die Wahrscheinlichkeit groß, dass du ein Supplement benötigst, um die empfohlenen Mengen an Vitamin B_{12} und D_3, Häm-Eisen, Kalzium und Zink zu erhalten.

FISCHÖL

Im Gegensatz zum oft überschätzten Multivitaminpräparat ist die Wirkung von Fischöl wissenschaftlich fundiert und gut belegt. Eine Metaanalyse aus dem Jahr 2019 zeigte beispielsweise, dass die Ergänzung mit marinen Omega-3-Fetten das Risiko für Herz-Kreislauf-Erkrankungen, inklusive tödlicher Herzinfarkte, senken kann. Darüber hinaus wird Fischöl mit einer ganzen Reihe weiterer gesundheitlicher Vorteile in Verbindung gebracht, wie einem potenziell geringeren Demenzrisiko, die aber noch weiter untersucht werden müssen.

Was Fischöl bei gesunden Menschen allerdings nicht konstant leistet, ist die direkte Steigerung der Trainingsleistung oder die Unterstützung beim Fettabbau. Diese essenziellen Omega-3-Fette sind für den gesamten Körper unverzichtbar – von den Zellmembranen über das Immunsystem bis hin zum Gehirn. Für Veganer ist Algenöl eine hervorragende Alternative.

EMPFEHLUNG

Wenn du dich für ein Fischöl-Supplement entscheidest, achte darauf, dass es täglich 1 bis 2 Gramm kombiniertes EPA und DHA liefert. Da Omega-3-Fette anfällig für Oxidation sind, ist es entscheidend, auf die Qualität des Produkts zu achten, da ranziges Öl seine positiven Effekte verliert und potenziell schädlich sein kann. Achte daher auf seriöse Hersteller und eine gute Lagerung, um die Wirksamkeit und Sicherheit deines Omega-3-Supplements zu gewährleisten.

L-CITRULLIN

L-Citrullin ist eine Aminosäure, die der Körper im Harnstoffzyklus bildet und die auch in Lebensmitteln wie Wassermelonen vorkommt. Sie ist bekannt dafür, im Körper zu L-Arginin umgewandelt zu werden, wobei die Einnahme von L-Citrullin die Blut-L-Arginin-Spiegel oft stärker erhöht als die direkte Supplementierung mit L-Arginin. L-Arginin ist ein wichtiger Ausgangsstoff für Stickoxid (NO). Stickoxid sorgt für eine Erweiterung der Blutgefäße (Vasodilatation) und kann dadurch die Durchblutung sowie die Nährstoff- und Sauerstoffversorgung der Muskeln verbessern, was potenziell die sportliche Leistung steigert.

EMPFEHLUNG

Die empfohlene Dosis liegt bei 6 Gramm pro Tag, eingenommen etwa 90 Minuten vor dem Training. Am besten verwendest du L-Citrullin als eigenständiges Supplement, idealerweise in Form von L-Citrullin-Malate. Viele Pre-Workout-Produkte werben zwar mit L-Citrullin, enthalten aber oft eine zu geringe Dosis, um die gewünschten Effekte zu erzielen. Überprüfe deshalb immer selbst das Label, um sicherzustellen, dass die Dosis ausreichend ist.

MELATONIN

Melatonin ist bisher das einzige schlaffördernde Supplement, dessen Sicherheit und Wirksamkeit durch eine beachtliche Menge an Forschung untermauert wird. Melatonin ist ein Hormon, das dein Körper natürlicherweise produziert, um den Schlaf-wach-Rhythmus zu steuern. Als Supplement wird es eingesetzt, um das Einschlafen zu erleichtern und die Schlafqualität zu verbessern, besonders bei Jetlag, Schichtarbeit oder leichten Schlafstörungen.

Die Zirbeldrüse, tief in deinem Gehirn gelegen, ist ein kleines Organ mit einer großen Aufgabe: Sie produziert Melatonin. Dieses Hormon ist maßgeblich dafür verantwortlich, deine innere Uhr zu steuern. Melatonin zeigt deinem Körper, dass die Nacht beginnt, während die eigentliche innere Uhr vor allem von einem Bereich im Gehirn namens suprachiasmatischer Nucleus gesteuert wird. Bei Dunkelheit steigt die Melatoninproduktion der Zirbeldrüse, da das Gehirn Lichtmangel signalisiert. Bei Tageslicht wird die Produktion gedrosselt.

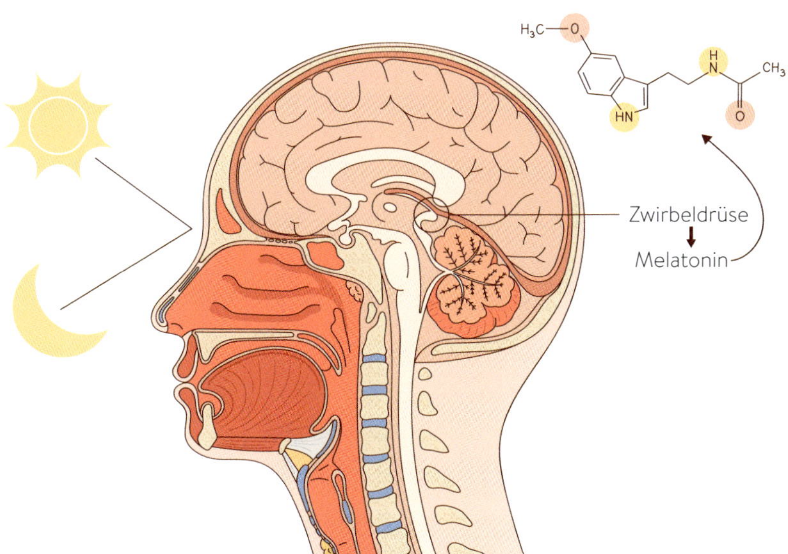

Die Zirbeldrüse befindet sich mitten im Gehirn. Sie produziert Melatonin, das Schlafhormon, und ist so auch für die innere Uhr zuständig.

EMPFEHLUNG

Die gebräuchliche Dosis von Melatonin liegt meist zwischen 0,3 und 1 Milligramm, manchmal bis zu 5 Milligramm, je nach individueller Empfindlichkeit. Am besten nimmst du es ein bis zwei Stunden vor dem Schlafengehen ein. Suche nach einem reinen Melatonin-Supplement; andere Inhaltsstoffe erhöhen meist nur den Preis, ohne dass ihr Nutzen wissenschaftlich belegt ist.

Wenn du abends gerne Licht anlässt oder fernsiehst, kann eine gestaffelte Einnahme hilfreich sein: zum Beispiel 1 Milligramm etwa drei Stunden vor dem Schlafengehen und 1 Milligramm eine Stunde davor. Diese Methode ist besonders bei künstlicher Lichtbelastung interessant, ist aber eher experimentell und nicht standardisiert.

VITAMIN D

Vitamin D, oft als »Sonnenvitamin« bezeichnet, spielt eine zentrale Rolle in zahlreichen körperlichen Prozessen und ist laut Weltgesundheitsorganisation (WHO) in unseren Breitengraden für die meisten Menschen eine sinnvolle Ergänzung.

Darüber hinaus beeinflusst ein ausreichend hoher Vitamin-D-Spiegel direkt die Muskelkraft und -leistung, die Erholung nach dem Training und die Knochengesundheit. Es unterstützt das Immunsystem und kann Anämie (Blutarmut) vorbeugen. Ein niedriger Vitamin-D-Spiegel kann zu schwachen Knochen, Muskelschwäche, Stürzen und Stressfrakturen führen. Studien zeigen außerdem, dass ein Mangel mit einem höheren Risiko für Herz-Kreislauf-Erkrankungen, Infektionen und entzündliche Erkrankungen verbunden sein kann. Diese Zusammenhänge sind aber meist aus Beobachtungsstudien und nicht immer bewiesen.

EMPFEHLUNG

Die grundlegenden Empfehlungen für die tägliche Vitamin-D-Zufuhr sind für erwachsene Frauen und Männer im Allgemeinen gleich. Erwachsene (19 bis 70 Jahre): 600 Internationale Einheiten (IE) pro Tag, was 15 Mikrogramm entspricht, sind die empfohlene tägliche Zufuhr für die meisten Erwachsenen.

Älteren Erwachsenen über 70 Jahren wird eine Dosis von 800 Internationalen Einheiten, also 20 Mikrogramm, pro Tag empfohlen, da die Haut mit zunehmendem Alter weniger effektiv Vitamin D produzieren kann und ältere Menschen oft weniger der Sonne ausgesetzt sind.

Für Schwangere und stillende Frauen liegt die Empfehlung ebenfalls bei 600 Internationalen Einheiten, das heißt 15 Mikrogramm pro Tag, obwohl höhere Dosen in Absprache mit einem Arzt sicher und vorteilhaft sein können.

Die kontinuierliche Überwachung des Vitamin-D-Status durch Bluttests wird für alle Personen, die höhere Dosen supplementieren, empfohlen, um optimale Spiegel zu gewährleisten und eine Überdosierung zu vermeiden.

MAGNESIUM

Magnesium ist ein essenzielles Mineral, das unser Körper nicht selbst herstellen kann. Wir müssen es über die Nahrung oder Nahrungsergänzungsmittel aufnehmen. Es wird in vergleichsweise größeren Mengen benötigt und ist an über 300 biochemischen Reaktionen im Körper beteiligt.

Für Frauen kann eine Magnesium-Supplementierung besonders hilfreich sein, um PMS-Symptome zu lindern. Studien zeigen, dass Magnesium manchmal PMS-Symptome lindern kann, insbesondere Krämpfe und Stimmungsschwankungen, die Effekte sind aber individuell unterschiedlich. Es wirkt, indem es Entzündungsmarker reduziert und die glatte Muskulatur der Gebärmutter entspannt, was Krämpfe verringert.

Magnesium spielt eine entscheidende Rolle für die Schlafqualität. Es trägt zur Entspannung des Nervensystems bei, indem es die Aktivität des Neurotransmitters GABA (Gamma-Aminobuttersäure) unterstützt, der eine beruhigende Wirkung hat und das Einschlafen fördert. Darüber hinaus kann Magnesium die Produktion von Melatonin, dem Schlafhormon, regulieren und die Muskelentspannung unterstützen, was zu einem tieferen und erholsameren Schlaf führt. Bei Schlafproblemen oder erhöhter Stressanfälligkeit kann eine Supplementierung daher besonders vorteilhaft sein.

Hier sind die gängigsten und empfehlenswertesten Formen:

- **Magnesiumglycinat** (oder Bisglycinat) gilt als eine der besten Formen für die Aufnahme und ist besonders magenfreundlich. Es ist ideal zur Schlafverbesserung, Stressreduktion und Entspannung, da es beruhigend wirken kann – perfekt für empfindliche Mägen und die Abendroutine.
- **Magnesiumcitrat** ist eine sehr gut bioverfügbare und beliebte Form, die schnell vom Körper aufgenommen wird. Es kann auch eine leicht abführende Wirkung haben, was bei leichter Verstopfung vorteilhaft ist – eine vielseitige Option für die allgemeine Versorgung.

EMPFEHLUNG

Für Sportler kann der Bedarf durch erhöhte Verluste über Schweiß und Urin sowie einen gesteigerten Stoffwechsel um 10 bis 20 Prozent höher sein. Frauen empfehle ich daher circa 310 bis 320 Milligramm pro Tag und Sportlerinnen circa 340 bis 380 Milligramm pro Tag. Männern empfehle ich circa 400 bis 420 Milligramm pro Tag und Sportlern circa 440 bis 500 Milligramm pro Tag. Es ist wichtig zu beachten, dass dies Richtwerte sind. Der tatsächliche Bedarf kann individuell variieren.

ZINK

Zink ist ein essenzielles Spurenelement, das eine zentrale Rolle in einer Vielzahl von Stoffwechselprozessen einnimmt. Dazu gehören die hormonelle Regulation, die Aufrechterhaltung des Redox-Gleichgewichts, die Modulation von Entzündungsprozessen sowie die Beteiligung am Glukose- und Fettstoffwechsel. Ein Zinkmangel kann daher weitreichende Folgen haben, darunter hormonelle Ungleichgewichte, erhöhten oxidativen Stress, verstärkte Entzündungen und ein erhöhtes Risiko für Übergewicht, Diabetes und Insulinresistenz.

Bei Frauen mit polyzystischem Ovarialsyndrom (PCOS), die unter einem Testosteronüberschuss leiden und damit verbundene Symptome wie Akne oder Hirsutismus (übermäßiges Wachstum von dicken oder dunklen Haare bei Frauen an Stellen, die eher typisch für männlichen Haarwuchs sind) haben, kann eine Zinksupplementierung helfen, indem sie die Umwandlung von Testosteron in das stärkere Dihydrotestosteron (DHT) reduziert. Dadurch können die androgenbedingten Symptome, die durch zu viel DHT verursacht werden, gelindert werden.

Neben diesen Funktionen ist Zink auch von großer Bedeutung für die Hautgesundheit, das Immunsystem und die Wundheilung. Es spielt eine wichtige Rolle bei der Zellregeneration und wirkt entzündungshemmend, was sich positiv auf Hautbilder wie Akne auswirken kann. Zudem ist es entscheidend für die Sinneswahrnehmung (Geschmack und Geruch) und die Erhaltung der Haar- und Nagelgesundheit.

EMPFEHLUNG

Greife auf folgende Zinkformen zurück: Zinkcitrat, Zinkgluconat oder Zinkbisglycinat, da diese gut vom Körper aufgenommen werden. Männer sollten circa 11 bis 16 Milligramm pro Tag und Frauen circa 7 bis 10 Milligramm pro Tag zu sich nehmen. 20–25 Milligramm pro Tag kurzfristig ist für Hautprobleme üblich und gilt als sicher, wenn es kontrolliert erfolgt.

EISEN

Eisen ist ein essenzielles Spurenelement, das für zahlreiche Körperfunktionen unverzichtbar ist, insbesondere für den Sauerstofftransport im Blut (als Bestandteil von Hämoglobin), die Energieproduktion und die Immunfunktion. Generell tritt Eisenmangel bei Frauen häufiger auf als bei Männern, bei Sportlerinnen sogar fünf- bis siebenmal öfter.

Eisen ist besonders wichtig für die Bildung der Schilddrüsenhormone, die den Stoffwechsel regulieren. Da nur ein kleiner Abschnitt des Darms in der Lage ist, Eisen aufzunehmen, ist das Auffüllen der Eisenvorräte im Körper ein langsamer Prozess, der Monate dauern kann. Eine bewusste, eisenreiche Ernährung und eine moderat dosierte, regelmäßige Supplementierung sind daher insbesondere für menstruierende Athletinnen essenziell, um einem Mangel vorzubeugen.

Ein Eisenmangel kann zu Blutarmut (Anämie) führen, was sich in extremer Müdigkeit, reduzierter Leistungsfähigkeit und allgemeinem Unwohlsein äußert.

EMPFEHLUNG

Für Frauen: Die empfohlene Tagesdosis für Frauen im gebärfähigen Alter liegt bei 14 bis 15 Milligramm pro Tag. Sportlerinnen haben aufgrund der genannten Faktoren einen deutlich höheren Bedarf. Gerade in diesen Fällen lohnt sich die regelmäßige Kontrolle des Ferritinwertes im Blut (Eisenspeicherprotein), um einen Mangel frühzeitig zu erkennen und gezielt zu behandeln. Bei Frauen in der Menopause oder ohne natürlichen Zyklus (wenn sie zum Beispiel orale Kontrazeptiva einnehmen) ist eine erhöhte Eisensupplementation allerdings nicht generell empfohlen, da der monatliche Blutverlust entfällt.

Für Männer: Männer haben in der Regel einen geringeren Eisenbedarf als Frauen, da der monatliche Blutverlust fehlt. Die empfohlene Tagesdosis liegt hier bei 10 bis 12 Milligramm pro Tag. Bei sportlich sehr aktiven Männern, insbesondere Ausdauersportlern, kann der Bedarf jedoch ebenfalls leicht erhöht sein.

KALZIUM

Kalzium ist ein fundamentaler Mineralstoff, der weit über seine bekannte Rolle für die Knochengesundheit hinausgeht. Es ist an zahlreichen lebenswichtigen Körperfunktionen beteiligt, einschließlich der Nervenfunktion, Blutgerinnung und Muskelkontraktion.

Athletinnen weisen oft eine geringere Kalziumaufnahme auf als Männer, was insbesondere bei niedrigem Konsum von Milchprodukten oder in Phasen eines Kaloriendefizits eine Supplementierung sinnvoll macht.

Kalzium spielt eine wichtige Rolle bei der Regulierung von Hormonen. Ein stabiler Kalziumspiegel kann dazu beitragen, hormonelle Schwankungen auszugleichen und folglich typische PMS-Symptome wie Stimmungsschwankungen, Reizbarkeit, Kopfschmerzen und Müdigkeit zu reduzieren. Zudem ist Kalzium entscheidend für den Prozess der Muskelkontraktion und -entspannung. Für eine optimale Muskelfunktion, insbesondere vor dem Hintergrund von Menstruationskrämpfen und -schmerzen, kann eine zusätzliche Supplementierung gegebenenfalls ratsam sein. Eine ausreichende Kalziumzufuhr kann auch Wassereinlagerungen, Blähungen und Brustspannen in der prämenstruellen Phase verringern.

EMPFEHLUNG

Für Frauen: Die empfohlene Tagesdosis für Kalzium bei erwachsenen Frauen beträgt 1000 Milligramm pro Tag. Für Leistungssportlerinnen kann der Bedarf aufgrund intensiver Belastung und des potenziell erhöhten Verlusts individuell höher liegen. Dies ist besonders wichtig für die Prävention von Osteoporose und zur Unterstützung der hormonellen Balance.

Für Männer: Auch für Männer ist Kalzium für eine starke Knochenstruktur, die Muskelfunktion und die Nervenimpulsweiterleitung unerlässlich. Die allgemeinen Empfehlungen für erwachsene Männer liegen ebenfalls bei 1000 Milligramm pro Tag. Bei hoher körperlicher Aktivität oder spezifischen Risikofaktoren kann auch hier der Bedarf angepasst werden.

VITAMINE DER B-FAMILIE

Die Vitamine der B-Familie sind wasserlöslich und spielen eine entscheidende Rolle in zahlreichen Stoffwechselprozessen des Körpers, darunter der Abbau von Toxinen, die Steuerung von Genen (DNA-Methylierung) und die Produktion von Hormonen. Da sie wasserlöslich sind, ist eine Überdosierung kaum möglich. Sportlich aktive Menschen, insbesondere Frauen, weisen häufig einen Mangel an diesen Vitaminen auf, insbesondere an Folsäure (B_9), Vitamin B_{12} und Riboflavin (B_2). Ein solcher Mangel kann die sportliche Leistungsfähigkeit erheblich beeinträchtigen und zu gesundheitlichen Problemen führen.

Folsäure (Vitamin B_9)

Ein Mangel an Folsäure kann unter anderem zu Blutarmut (Anämie) führen und die Leistungsfähigkeit im Sport reduzieren. Die durchschnittliche Folsäureaufnahme bei Frauen liegt oft unter der Empfehlung von 300 Mikrogramm pro Tag. Eine Folsäure-Supplementierung ist daher eine einfache und effektive Methode, um diesen Mangel auszugleichen und Leistungseinbußen vorzubeugen.

EMPFEHLUNG

Für Frauen: Die empfohlene Tagesdosis liegt bei 300 Mikrogramm pro Tag, kann aber bei Sportlerinnen oder spezifischem Bedarf höher liegen. Eine Supplementierung ist oft sinnvoll, um die Lücke in der durchschnittlichen Aufnahme zu schließen.

Für Männer: Auch Männer profitieren von einer ausreichenden Folsäureversorgung, da sie für die Zellteilung, die DNA-Synthese und die Bildung roter Blutkörperchen essenziell ist. Sportlich aktive Männer sollten ebenfalls auf eine ausreichende Zufuhr achten, um Müdigkeit und Leistungseinbußen zu vermeiden.

Vitamin B_{12}

Menschen, die sich überwiegend pflanzlich ernähren, leiden häufig an einem Mangel an Vitamin B_{12}, da es hauptsächlich in tierischen Produkten vorkommt und die Bioverfügbarkeit in Pflanzen gering ist. Ein Vitamin-B_{12}-Mangel kann zu Anämie führen und bei körperlicher Aktivität zu schnellerer Ermüdung beitragen.

EMPFEHLUNG

Für Frauen: Die empfohlene Tagesdosis für Vitamin B_{12} beträgt 2,4 bis 4 Mikrogramm pro Tag. Für Frauen mit pflanzlicher Ernährung oder einem diagnostizierten Mangel ist eine Supplementierung dringend anzuraten.

Für Männer: Männliche Sportler, insbesondere Veganer oder Vegetarier, sollten ebenfalls auf eine ausreichende Vitamin-B_{12}-Zufuhr achten. Ein Mangel kann auch bei Männern zu Anämie, neurologischen Symptomen und einer verminderten Leistungsfähigkeit führen. Die empfohlene Dosis liegt hier ebenfalls bei 2,4 bis 4 Mikrogramm pro Tag.

Riboflavin (Vitamin B_2)

Riboflavin ist ein wasserlösliches Vitamin, das eine zentrale Rolle im Energiestoffwechsel spielt. Es hilft dabei, Kohlenhydrate, Fette und Proteine in Energie umzuwandeln und unterstützt das Zellwachstum, gesunde Haut, Haare und Nägel sowie die Augengesundheit.

EMPFEHLUNG

Für Frauen: 1,1 bis 1,4 Milligramm pro Tag. Dies ist besonders wichtig für die Energieproduktion und den Schutz vor oxidativem Stress.

Für Männer: Auch für Männer ist Riboflavin essenziell für den Energiestoffwechsel und die Zellfunktion. Eine Zufuhr im Bereich von 1,3 bis 1,7 Milligramm pro Tag wird empfohlen, um eine optimale Leistung und Gesundheit zu gewährleisten.

Die B-Vitamine wirken oft synergistisch, daher ist eine ausgewogene Zufuhr aller Mitglieder dieser Gruppe für beide Geschlechter von großer Bedeutung, um die vielfältigen Stoffwechselprozesse und die Leistungsfähigkeit optimal zu unterstützen.

PROBIOTIKA

Probiotika sind lebende Mikroorganismen, meist Bakterien oder Hefen, die, wenn sie in ausreichender Menge aufgenommen werden, die Gesundheit fördern.

Ein gesunder Darm ist die Grundvoraussetzung für die optimale Aufnahme von Mikronährstoffen und Aminosäuren. Probiotika haben sich als wirksames Mittel erwiesen, um die bakterielle Vielfalt im Darm zu fördern und gezielt viele Gesundheitsaspekte zu unterstützen. Eine Probiotika-Supplementierung kann die Darmfunktion effektiv verbessern und Entzündungen reduzieren. Dies ist relevant für die allgemeine Nährstoffverwertung; so kann beispielsweise die Aufnahme von Eisen oder Aminosäuren in Kombination mit Probiotika optimiert werden.

Wann eine Supplementierung sinnvoll ist

Obwohl Probiotika vielfältige Vorteile bieten können, sollte ihre Einnahme kritisch abgewogen werden:

- **Individueller Bedarf:** Eine Probiotika-Supplementierung ist nicht für jeden zwingend notwendig. Bei einer bereits ausgewogenen Ernährung, die reich an präbiotischen Ballaststoffen und fermentierten Lebensmitteln wie Joghurt, Kefir und/oder Sauerkraut ist, kann der Darm bereits ausreichend unterstützt werden.
- **Symptomorientierung:** Probiotika sind besonders sinnvoll, wenn konkrete Symptome wie Verdauungsbeschwerden, Blähungen, unregelmäßiger Stuhlgang oder eine gestörte Nährstoffaufnahme vorliegen oder wenn spezifische Bedingungen wie die Einnahme von Antibiotika eine Störung der Darmflora wahrscheinlich machen.
- **Qualität der Produkte:** Die Wirksamkeit von Probiotika hängt stark von der Qualität, der Stammspezifität und der Menge der enthaltenen Bakterienkulturen ab. Eine Beratung durch Fachpersonal kann hier sinnvoll sein.

EMPFEHLUNG

Zusammenfassend lässt sich sagen, dass Probiotika ein wertvolles Werkzeug zur Förderung der Darmgesundheit sein können, insbesondere bei Frauen mit entsprechenden Beschwerden oder hormonellen Ungleichgewichten. Eine bewusste Entscheidung, basierend auf individuellen Bedürfnissen und einer kritischen Bewertung der Notwendigkeit, ist jedoch stets ratsam.

BETA-ALANIN

Beta-Alanin, eine nicht-essenzielle Aminosäure, wurde ursprünglich vor allem im Bodybuilding aufgrund seiner nachgewiesenen Fähigkeit zur Verzögerung der Ermüdung geschätzt, insbesondere bei intensiven Trainingssätzen von zwei bis vier Minuten Dauer.

Beta-Alanin bildet zusammen mit der Aminosäure Histidin das Dipeptid Carnosin. Carnosin spielt eine entscheidende Rolle bei der Pufferung der Muskelazidose, eine Anhäufung von Stoffwechselsäuren, insbesondere Laktat, in den Muskeln während intensiver körperlicher Aktivität, wodurch die Ermüdung verzögert und die Leistungsfähigkeit gesteigert werden kann. Frauen weisen in der Regel einen geringeren Carnosingehalt in den Muskeln auf, insbesondere bei vegetarischer oder fleischarmer Ernährung. Dies bedeutet, dass die durch eine Supplementierung erzielbaren Effekte bei Frauen potenziell ausgeprägter sein können als bei Männern. Interessanterweise scheinen Männer zudem eher von Nebenwirkungen betroffen zu sein als Frauen.

Darüber hinaus bietet Beta-Alanin für Frauen zusätzliche Vorteile: Die stark antioxidativen Eigenschaften des Carnosins unterstützen die Regeneration und tragen zur beschleunigten Erholung der Herzfrequenz nach intensivem Training bei. Auch für Ausdauersportlerinnen kann Beta-Alanin vor dem Training von Nutzen sein, da es die Leistungsfähigkeit bei hochintensiven Belastungen verbessert und die Ermüdung hinauszögert.

EMPFEHLUNG

Für eine maximale Erhöhung des Muskel-Carnosinspiegels ist eine Ladephase von etwa 28 Tagen erforderlich. Für Frauen wird daher eine tägliche Dosis von 2 bis 3 Gramm, aufgeteilt auf zwei Einnahmen pro Tag, empfohlen. Für Männer wird eine tägliche Dosis von 4 bis 6 Gramm, ebenfalls aufgeteilt auf zwei Einnahmen pro Tag, empfohlen.

KOLLAGEN

Die Qualität des Bindegewebes wird durch eine Vielzahl von Faktoren beeinflusst, und das gilt gleichermaßen für Frauen und Männer. Neben genetischen Veranlagungen und dem Lebensstil, wie Ernährung und Bewegung, spielen auch hormonelle Schwankungen eine entscheidende Rolle für dessen Struktur und Elastizität. Grundsätzlich können sowohl Frauen als auch Männer von einer Kollagen-Supplementierung profitieren.

Hormoneller Einfluss auf das Bindegewebe

- Östrogene fördern die Produktion und den Erhalt von Kollagen, dem primären Strukturprotein des Bindegewebes. Eine höhere Östrogenkonzentration kann somit zu einer besseren Kollagensynthese und einer erhöhten Elastizität der Haut und des Bindegewebes führen. Dieser Effekt ist oft in der Follikelphase des Zyklus oder während der Schwangerschaft spürbar.
- Progesteron beeinflusst ebenfalls das Bindegewebe, wenn auch auf eine andere Weise. Hohe Progesteronspiegel, besonders in der Lutealphase, können zu einer gewissen Lockerung des Bindegewebes führen, was den Körper auf eine mögliche Schwangerschaft vorbereitet.
- Andere Hormone und Faktoren: Auch das Testosteron spielt eine Rolle bei der Kollagenproduktion, da es die Hautdichte und -festigkeit beeinflusst. Zudem wirken sich Cortisol (Stresshormon) und Insulin auf das Bindegewebe aus. Chronisch erhöhte Cortisolspiegel können den Kollagenabbau fördern und die Elastizität negativ beeinflussen.

EMPFEHLUNG

Am häufigsten wird Kollagenhydrolysat (auch als Kollagen-Peptide bezeichnet) empfohlen. Es ist bereits in kleine Peptide aufgespalten und kann daher vom Körper sehr gut aufgenommen und verwertet werden. Die Dosen reichen von 2,5 bis 15 Gramm pro Tag. Für Haut und Gelenke reichen oft schon 2,5 bis 10 Gramm, während für umfassendere Effekte bis zu 15 Gramm sinnvoll sein können. Die Aufnahme von Kollagen kann durch Vitamin C verbessert werden. Viele Kollagenprodukte enthalten bereits Vitamin C, ansonsten kann es sinnvoll sein, es separat einzunehmen. Zwar zeigen viele Studien positive Effekte von Kollagen-Supplementen auf Haut, Gelenke und Bindegewebe, die Datenlage ist jedoch noch begrenzt und teilweise uneinheitlich. Die individuellen Ergebnisse können stark variieren, sodass eine Supplementierung als Ergänzung zu einer proteinreichen Ernährung betrachtet werden sollte, nicht als alleinige Lösung.

MÖNCHSPFEFFER

Mönchspfeffer *(Vitex agnus-castus)* gilt als einer der am besten erforschten und anerkanntesten pflanzlichen Wirkstoffe zur Unterstützung der weiblichen Hormonregulation. Zahlreiche klinische Studien sowie die Europäische Arzneimittelagentur bestätigen seine Effektivität bei der Reduzierung der Häufigkeit und Schwere prämenstrueller Symptome (PMS). Der Hauptwirkmechanismus von Mönchspfeffer basiert auf seinen hormonmodulierenden Eigenschaften, insbesondere der Beeinflussung des Prolaktinspiegels. Prolaktin ist ein Hormon, das in erhöhten Mengen bei Schwangerschaft und Stillzeit wichtig ist. Außerhalb dieser Phasen können jedoch zu hohe Prolaktinspiegel verschiedene PMS-Symptome wie Stimmungsschwankungen und Brustspannen verursachen. Die im Mönchspfeffer enthaltenen Wirkstoffe binden an Dopaminrezeptoren und imitieren die Wirkung von Dopamin, welches die Prolaktinproduktion hemmt. Dadurch wird der Prolaktinspiegel gesenkt und ein hormonelles Gleichgewicht gezielt gefördert.

EMPFEHLUNG

Mönchspfeffer kann täglich in Dosen von 20 bis 40 Milligramm eines standardisierten Extrakts, vorzugsweise morgens, über mindestens zwei bis drei Monate eingenommen werden, um PMS-Symptome und Zyklusstörungen zu lindern. Neben der genannten Dosierung und Einnahmedauer ist es wichtig, Mönchspfeffer konsequent über mehrere Zyklen einzunehmen, da die Wirkung langsam einsetzt. Besprich die Einnahme immer mit deinem Arzt, besonders wenn du andere Medikamente nimmst oder schwanger werden möchtest, da es hormonell wirken kann.

ASHWAGANDHA

Ashwagandha, eine altehrwürdige Pflanze aus der ayurvedischen Tradition Indiens, erobert zunehmend die moderne Forschung. Das Pulver ihrer gemahlenen Wurzel zeigt vielversprechende Effekte, die besonders für sportlich aktive Frauen und deren Hormonbalance von Interesse sind.

Eine der bemerkenswertesten Eigenschaften von Ashwagandha ist ihre Fähigkeit zur Stressreduktion. Die enthaltenen bioaktiven Stoffe können den körpereigenen Cortisolspiegel senken. Da hohe Cortisolwerte das hormonelle Gleichgewicht stören, trägt Ashwagandha zur Stabilisierung des Hormonhaushalts bei. Durch die Verbesserung der Stressantwort des Körpers kann Ashwagandha den natürlichen Menstruationszyklus regulieren und Symptome wie PMS lindern. Ein regelmäßiger Zyklus ist ein wichtiges Indiz für die allgemeine und hormonelle Gesundheit. Ashwagandhas adaptogene Eigenschaften wirken sich auch positiv auf die Schlafqualität aus. Schlafmangel ist ein erheblicher Stressfaktor, der weitreichende negative Folgen für den Hormonhaushalt hat.

EMPFEHLUNG

Viele bevorzugen die Einnahme am Abend, um die Entspannung und den Schlaf zu fördern. Achte auf hochwertige, standardisierte Extrakte wie KSM-66, um die Wirksamkeit zu gewährleisten. Bei Schwangerschaft, Stillzeit oder Autoimmunerkrankungen solltest du Ashwagandha nur nach Rücksprache mit einem Arzt einnehmen. Die Wirkung kann individuell sehr unterschiedlich ausfallen, und nicht jede Frau wird die gleichen Effekte auf Stress, Schlaf oder Zyklusregulation erleben. Zudem ist die Datenlage für einige Anwendungsbereiche noch begrenzt, sodass Ashwagandha eher als unterstützende Ergänzung und nicht als alleinige Lösung betrachtet werden sollte.

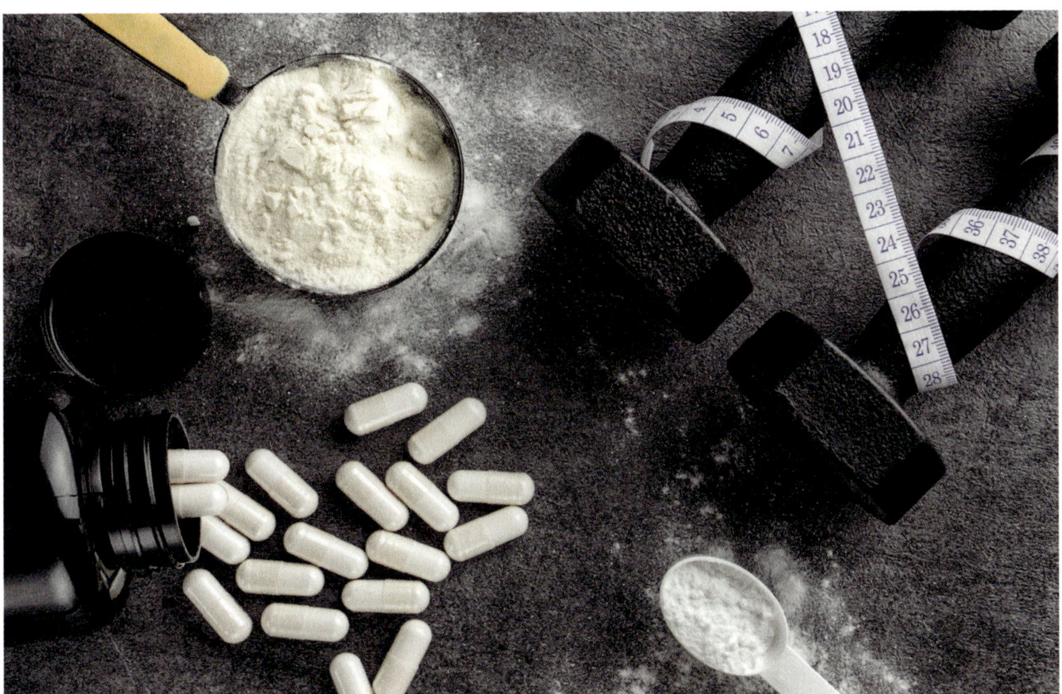

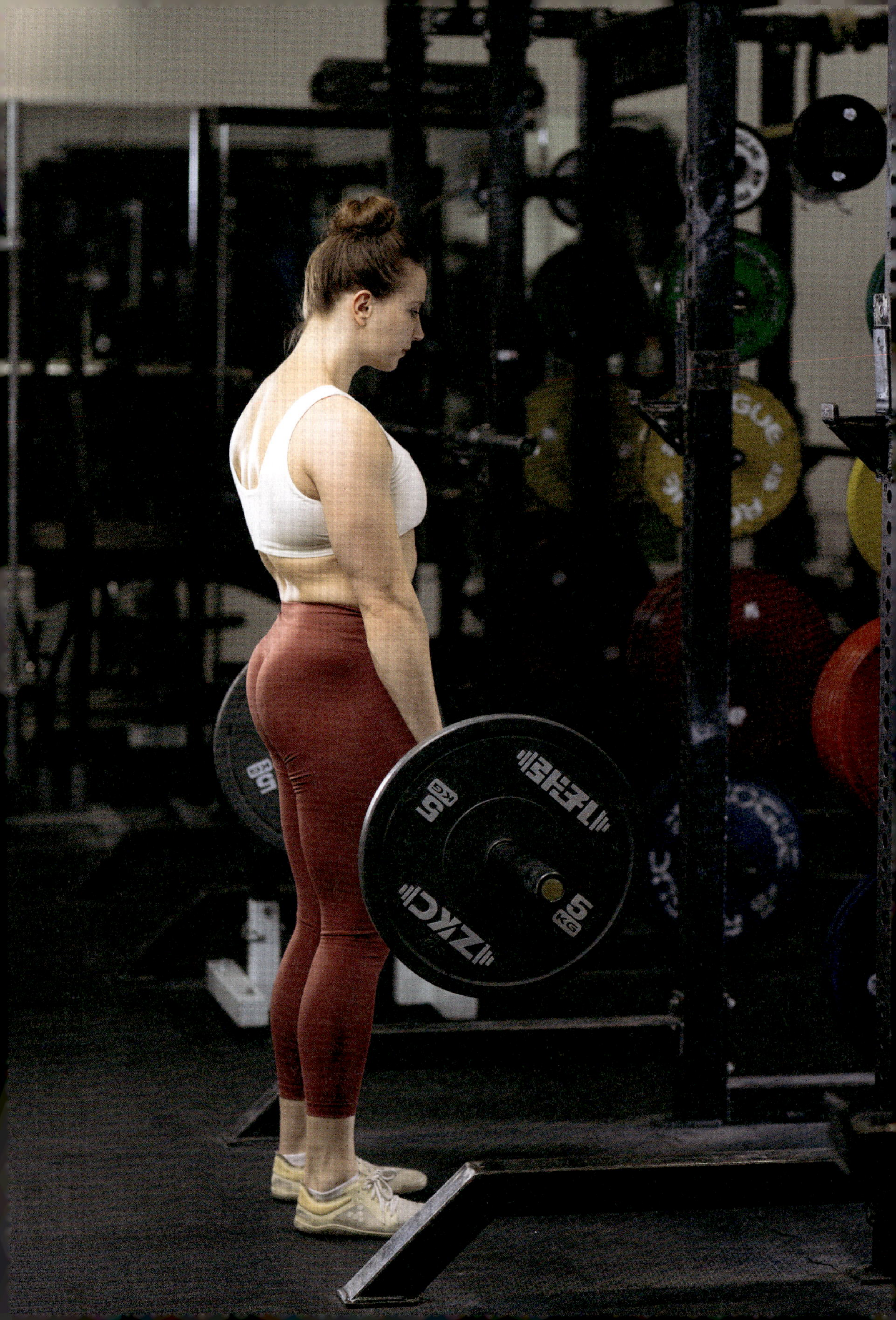
ZKC
5 KG

KAPITEL VIER

DIE PRAXIS – TRAININGSPLÄNE UND ÜBUNGEN

Nachdem du dich in den vorherigen Kapiteln intensiv mit den Grundlagen von Training und Ernährung auseinandergesetzt hast, folgt nun die praktische Umsetzung. Die kommenden Trainingspläne sind auf drei, vier oder fünf Trainingstage pro Woche ausgelegt und geben dir eine klare Struktur an die Hand, um das Erlernte gezielt in die Tat umzusetzen. Nimm dir Zeit, die einzelnen Übungen und deren Ausführung aufmerksam durchzugehen. Ein sorgfältiges Aufwärmen vor deinen Einheiten ist dabei besonders wichtig, passende Warm-ups für Unter- und Oberkörper findest du ebenfalls in diesem Kapitel.

STRUKTURIERT INS TRAINING STARTEN

Du hast jetzt ein solides Fundament: Du kennst die Grundlagen des Trainings, verfügst über die richtige Denkweise und du hast ein Verständnis für Technik und Übungsauswahl entwickelt. Du weißt, dass du nicht zwangsläufig extrem hart trainieren musst und wie viel Volumen sinnvoll ist. Du hast gelernt, dass eine gute Trainingsorganisation zu deinem Alltag passen und gleichzeitig ausreichend Erholung ermöglichen sollte. Du weißt, dass alle Wiederholungsbereiche Muskelaufbau fördern können, manche jedoch in der Praxis effektiver sind. Auch Pausenzeiten von mindestens ein bis fünf Minuten zwischen den Sätzen sind dir vertraut. Außerdem hast du einige Möglichkeiten kennengelernt, wie du dich in deinem Training steigern und ein mögliches Plateau überwinden kannst.

Mit diesem Wissen bist du bestens gerüstet, um deinen eigenen Trainingsplan speziell auf deine Ziele und Möglichkeiten zuzuschneiden. Um dir die Planung zu erleichtern, findest du am Ende dieses Buches zehn sorgfältig ausgearbeitete Trainingspläne. Diese sind auf verschiedene Trainingsfrequenzen ausgelegt: für zwei, drei, vier und fünf Trainingseinheiten pro Woche, und sie berücksichtigen unterschiedliche Leistungslevel und Zeitbudgets. Dabei hast du die Wahl zwischen Ganzkörper-Trainingseinheiten sowie Trainingsplänen mit unterschiedlichem Fokus auf beispielsweise Unter- und Oberkörper, die sich optimal an deine Bedürfnisse anpassen lassen. Solltest du an einzelnen Trainingstagen oder wegen fehlender Ausrüstung bestimmte Übungen nicht durchführen können, findest du für jede Übung zwei Ersatzoptionen, damit du flexibel bist. Alle Sätze, Wiederholungen, Pausenzeiten und Wiederholungen in Reserve (RIR oder RPE) sind vorgegeben, sodass du dich voll auf dein Training konzentrieren kannst.

Für die Progression gilt: Versuche, Woche für Woche entweder die Wiederholungszahl zu erhöhen oder das Gewicht zu steigern, oder nutze eine der weiteren Methoden zur progressiven Überlastung, die ich dir vorgestellt habe (siehe ab Seite 53).Bevor du mit deinem Trainingsplan startest, gibt es noch ein paar wichtige Hinweise, die dir helfen werden, dein Training effektiv und sicher zu gestalten.

WARM-UP-PROTOKOLL

Bevor du mit dem Training startest, solltest du ein kurzes, effektives Aufwärmprogramm absolvieren. Ziel ist es, das zentrale Nervensystem zu aktivieren, die Gelenke zu mobilisieren und die für das Training relevante Muskulatur vorzubereiten.

Plane pro Einheit circa fünf bis zehn Minuten ein. Wähle das passende Warm-up je nach Trainingsschwerpunkt:

Warm-up: Oberkörper-Training

Ziel: Mobilisation von Brustwirbelsäule, Schultergürtel und Aktivierung der Stabilisatoren

- Thoracic Extension über den Foam Roller: 1–2 Sätze à 8–10 Wiederholungen
- Scapula Push-up: 1–2 Sätze à 10–12 Wiederholungen
- Face Pull (mit Band oder Kabelzug): 1–2 Sätze à 12–15 Wiederholungen
- Plank to Downward Dog: 1–2 Sätze à 6–8 Wiederholungen

Warm-up: Unterkörper-Training

Ziel: Mobilisierung von Hüfte, Lendenwirbelsäule und Aktivierung von Gesäß- und Beinmuskulatur

- Cat/Cow: 1–2 Sätze à 8–10 Wiederholungen
- Lumbar Rotation: 1–2 Sätze à 8–10 Wiederholungen pro Seite
- Glute Bridge: 1–2 Sätze à 12–15 Wiederholungen
- Bodyweight Squat: 1–2 Sätze à 12–15 Wiederholungen

Übungsspezifisches Aufwärmen

Ziel: Bewegungsausführung einüben, Zielmuskulatur aktivieren, passendes Gewicht finden

Je nach Übungskomplexität und Trainingsgewicht führst du 1 bis 4 progressive Aufwärmsätze durch. Nutze dabei dein geplantes Arbeitsgewicht als Referenz.

Leichte Isolationsübungen

(zum Beispiel Bizeps-Curl, Seitheben, Leg Curls)

1 Aufwärmsatz: circa 60 Prozent des Arbeitsgewichts, 6–10 Wiederholungen

Schwere Verbundübungen

(zum Beispiel Kniebeugen, Bankdrücken, Kreuzheben)

Wähle je nach Bedarf:

2 Aufwärmsätze

- Satz 1: circa 40 Prozent des Arbeitsgewichts, 6–10 Wiederholungen
- Satz 2: circa 70 Prozent des Arbeitsgewichts, 4–6 Wiederholungen

3 Aufwärmsätze

- Satz 1: circa 45 Prozent des Arbeitsgewichts, 6–10 Wiederholungen
- Satz 2: circa 65 Prozent des Arbeitsgewichts, 4–6 Wiederholungen
- Satz 3: circa 85 Prozent des Arbeitsgewichts, 3–4 Wiederholungen

4 Aufwärmsätze (bei sehr hohem Trainingsgewicht oder Technikbedarf)

- Satz 1: circa 45 Prozent des Arbeitsgewichts, 6–10 Wiederholungen
- Satz 2: circa 60 Prozent des Arbeitsgewichts, 4–6 Wiederholungen
- Satz 3: circa 75 Prozent des Arbeitsgewichts, 3–5 Wiederholungen
- Satz 4: circa 85 Prozent des Arbeitsgewichts, 2–4 Wiederholungen

Führe die Aufwärmsätze kontrolliert und technisch sauber aus. Sie dienen nicht der Erschöpfung, sondern der Vorbereitung. Die genannten Beispiele dienen als Leitfaden, du kannst die Wiederholungszahl gern anpassen. Nach dem letzten Aufwärmsatz solltest du dich körperlich und mental bereit für deinen ersten echten Arbeitssatz fühlen.

DIE TRAININGSPLÄNE

FULL BODY (2-MAL PRO WOCHE)

Montag	Dienstag	Mittwoch	Donnerstag	Freitag	Samstag	Sonntag
Training	*Rest (Pause)*	*Rest (Pause)*	*Training*	*Rest (Pause)*	*Rest (Pause)*	*Rest (Pause)*
Full Body	OFF	OFF	Full Body	OFF	OFF	OFF

Muskelgruppe	Übung	Sets	Reps	Rest	Cadence	RIR	RPE
Quads, Glutes (Quadrizeps, Gesäßmuskel)	Barbell Back Squat	2	5–8	3–5 Min.	21X1	1–2	8–9
Chest (Brust)	Incline Dumbbell Bench Press	1 / 1	5–8 / 6–10	3–5 Min.	21X1	1–2 / 0–1	8–9 / 9–10
Traps (oberer Rücken)	Seated Chest Supported Upper Back Row	2	6–10	2–3 Min.	21X0	1–2 / 0–1	8–9 / 9–10
Hamstrings (Beinbeuger)	Lying Leg Curl	2	8–12	2–3 Min.	21X0	1–2 / 0–1	8–9 / 9–10
Triceps (Trizeps)	Triceps Pushdown	2	8–12	2–3 Min.	21X1	0–1	9–10
Abs (Bauch)	Cable Crunch	2	6–10	2 Min.	21X1	0–1	9–10

X bedeutet: so eXplosiv wie möglich

Alternative Übungen

- Quads und Glutes: Hack Squat oder Front Squat
- Chest: Incline Barbell Bench Press oder Dumbbell Bench Press
- Traps: Seated Upper Back Cable Row
- Hamstrings: Seated Leg Curl
- Triceps: Unilateral Triceps Pushdown
- Abs: Machine Crunch

	Muskelgruppe	Übung	Sets	Reps	Rest	Cadence	RIR	RPE
TAG 2	**Hamstrings (Beinbeuger)**	Stiff Legged Deadlift	1	4–6	3–5 Min.	21X1	1–2	8–9
			1	6–10				
	Lat (Latissimus)	Wide Grip Lat Pulldown	2	5–8	2–3 Min.	21X1	1–2	8–9
							0–1	9–10
	Shoulders (Schultern)	High Incline Dumbbell Shoulder Press	1	5–8	3 Min.	21X0	1–2	8–9
			1	6–10			0–1	9–10
	Calves (Waden)	Standing Calf Raise	2	6–10	2 Min.	22X1	0–1	9–10
	Biceps (Bizeps)	V-Station Curl	2	6–10	2–3 Min.	21X0	1–2	8–9
							0–1	9–10
	Abs (Bauch)	Cable Crunch	2	6–10	2 Min.	21X1	0–1	9–10

Alternative Übungen

- Hamstrings: Barbell Romanian Deadlift oder Dumbbell Romanian Deadlift
- Lat: Neutral Grip Lat Pulldown oder Pull-up
- Shoulders: Shoulder Press Machine oder Smith Machine Shoulder Press
- Calves: Calf Press
- Biceps: Unilateral Cable Curl
- Abs: Machine Crunch

FULL BODY (3-MAL PRO WOCHE)

Montag	Dienstag	Mittwoch	Donnerstag	Freitag	Samstag	Sonntag
Training	*Rest (Pause)*	*Training*	*Rest (Pause)*	*Training*	*Rest (Pause)*	*Rest (Pause)*
Full Body	OFF	Full Body	OFF	Full Body	OFF	OFF

TAG 1

Muskelgruppe	Übung	Sets	Reps	Rest	Cadence	RIR	RPE
Quads, Glutes (Quadrizeps, Gesäßmuskel)	Barbell Back Squat	2	5–8	3–5 Min.	21X1	1–2	8–9
Chest (Brust)	Dumbbell Bench Press	1	5–8	3–5 Min.	21X1	1–2	8–9
		1	6–10			0–1	9–10
Traps (oberer Rücken)	Seated Chest Supported Upper Back Row	2	6–10	2–3 Min.	21X0	1–2	8–9
						0–1	9–10
Hamstrings (Beinbeuger)	Seated Leg Curl	2	8–12	2–3 Min.	21X0	1–2	8–9
						0–1	9–10
Abs (Bauch)	Cable Crunch	2	6–10	2 Min.	21X1	0–1	9–10

Alternative Übungen

- Quads und Glutes: Hack Squat oder Front Squat
- Chest: Flat Chest Press oder Incline Barbell Bench Press
- Traps: Seated Upper Back Cable Row
- Hamstrings: Lying Leg Curl
- Abs: Machine Crunch

TAG 2

Muskelgruppe	Übung	Sets	Reps	Rest	Cadence	RIR	RPE
Hamstrings (Beinbeuger)	Stiff Legged Deadlift	1	4–6	3–5 Min.	21X1	1–2	8–9
		1	6–10				
Lat (Latissimus)	Wide Grip Lat Pulldown	2	5–8	2–3 Min.	21X1	1–2	8–9
						0–1	9–10
Shoulders (Schultern)	High Incline Dumbbell Shoulder Press	1	5–8	3 Min.	21X0	1–2	8–9
		1	6–10			0–1	9–10
Biceps (Bizeps)	Seated Dumbbell Curl	2	8–12	2 Min.	21X0	1–2	8–9
						0–1	9–10
Triceps (Trizeps)	Triceps Pushdown	2	8–12	2–3 Min.	21X1	0–1	9–10

Alternative Übungen

- Hamstrings: Barbell Romanian Deadlift oder Dumbbell Romanian Deadlift
- Lat: Neutral Grip Lat Pulldown oder Pull-up
- Shoulders: Shoulder Press Machine oder Smith Machine Shoulder Press
- Biceps: Machine Preacher Curl
- Triceps: Unilateral Triceps Pushdown

Muskelgruppe	Übung	Sets	Reps	Rest	Cadence	RIR	RPE
Quads, Glutes (Quadrizeps, Gesäßmuskel)	Dual Dumbbell RFESS	2	8–12	3–5 Min.	20X1	1–2	8–9
Chest (Brust)	Incline Dumbbell Bench Press	1	5–8	3–5 Min.	21X1	1–2	8–9
		1	6–10			0–1	9–10
Lat (Latissimus)	Seated Chest Supported Lat Row	2	8–12	2–3 Min.	21X0	1–2	8–9
						0–1	9–10
Calves (Waden)	Standing Calf Raise	2	6–10	2 Min.	22X1	0–1	9–10
Side Delt (seitliche Schulter)	Seated Dumbbell Lateral Raise	2	8–12	2 Min.	–	1–2	8–9
						0–1	9–10

Alternative Übungen

- Quads und Glutes: Dumbbell Walking Lunge oder Contralateral Dumbbell Rear Foot Elevated Spilt Squat
- Chest: Incline Barbell Bench Press oder Dumbbell Bench Press
- Lat: Unilateral Lat Machine Row
- Calves: Calf Press
- Side Delt: Standing Dumbbell Lateral Raise oder Machine Lateral Raise

LOWER – UPPER – LOWER (3-MAL PRO WOCHE)

Montag	Dienstag	Mittwoch	Donnerstag	Freitag	Samstag	Sonntag
Training	*Rest (Pause)*	*Training*	*Rest (Pause)*	*Training*	*Rest (Pause)*	*Rest (Pause)*
Lower (anterior focus)	OFF	Upper (well rounded)	OFF	Lower (posterior focus)	OFF	OFF

TAG 1

Muskelgruppe	Übung	Sets	Reps	Rest	Cadence	RIR	RPE
Adductors (Adduktoren)	Adduction Machine	2	8–12	2 Min.	21X0	1–2 0–1	8–9 9–10
Calves (Waden)	Standing Calf Raise	2	6–10	2 Min.	22X1	0–1	9–10
Quads & Glutes 1 (Quadrizeps, Gesäßmuskel)	Hack Squat	2	5–8	3–5 Min.	21X1	1–2	8–9
Quads (Quadrizeps)	Leg Extension	2	10–15	3 Min.	20X1	1–2 0–1	8–9 9–10
Quads & Glutes 2 (Quadrizeps, Gesäßmuskel)	Dual Dumbbell RFESS	2	6–10	3–5 Min.	20X1	1–2	8–9
Abs (Bauch)	Cable Crunch	2	6–10	2 Min.	21X1	0–1	9–10

Alternative Übungen

- Calves: Calf Press
- Quads und Glutes 1: Barbell Squat oder Front Squat
- Quads: Unilateral Leg Extension
- Quads und Glutes 2: Dumbbell Walking Lunge oder Contralateral Dumbbell Rear Foot Elevated Spilt Squat
- Abs: Machine Crunch

Muskelgruppe	Übung	Sets	Reps	Rest	Cadence	RIR	RPE
Chest (Brust)	Barbell Bench Press	1	5–8	3–5 Min.	21X1	1–2	8–9
		1	6–10			0–1	9–10
Shoulders (Schultern)	High Incline Dumbbell Shoulder Press	1	5–8	3 Min.	21X0	1–2	8–9
		1	6–10			0–1	9–10
Lat (Latissimus)	Wide Grip Lat Pulldown	2	5–8	2–3 Min.	21X1	1–2	8–9
						0–1	9–10
Traps (oberer Rücken)	Seated Chest Supported Upper Back Row	2	6–10	2–3 Min.	21X0	1–2	8–9
						0–1	9–10
Side Delt (seitliche Schulter)	Seated Dumbbell Lateral Raise	2	8–12	2 Min.	–	1–2	8–9
						0–1	9–10
Biceps (Bizeps)	Seated Dumbbell Curl	2	8–12	2 Min.	21X0	1–2	8–9
						0–1	9–10
Triceps (Trizeps)	Triceps Pushdown	2	8–12	2–3 Min.	21X1	0–1	9–10

Alternative Übungen

- Chest: Flat Chest Press oder Dumbbell Bench Press
- Shoulders: Shoulder Press Machine oder Smith Machine Shoulder Press
- Lat: Neutral Grip Lat Pulldown oder Pull-up
- Traps: Seated Upper Back Cable Row
- Side Delt: Standing Duumbbell Lateral Raise oder Machine Lateral Raise
- Biceps: Machine Preacher Curl
- Triceps: Unilateral Triceps Pushdown

TAG 3

Muskelgruppe	Übung	Sets	Reps	Rest	Cadence	RIR	RPE
Glutes (Gesäßmuskel)	Smith Machine Hip Thrust	2	8–12	3 Min.	21X0	1–2	8–9
						0–1	9–10
Hamstrings 1 (Beinbeuger)	Stiff Legged Deadlift	1	4–6	3–5 Min.	21X1	1–2	8–9
		1	6–10				
Hamstrings 2 (Beinbeuger)	Seated Leg Curl	2	8–12	2–3 Min.	21X0	1–2	8–9
						0–1	9–10
Calves (Waden)	Standing Calf Raise	2	6–10	2 Min.	22X1	0–1	9–10
Quads &, Glutes (Quadrizeps, Gesäßmuskel)	45° Leg Press	2	6–10	3–5 Min.	21X1	1–2	8–9
Abs (Bauch)	Cable Crunch	2	6–10	2 Min.	21X1	0–1	9–10

Alternative Übungen

- Glutes: Machine Hip Thrust oder Barbell Hip Thrust
- Hamstrings 1: Barbell Romanian Deadlift oder Dumbbell Romanian Deadlift
- Hamstrings 2: Lying Leg Curl
- Calves: Calf Press
- Quads und Glutes: Unilateral Horizontal Leg Press
- Abs: Machine Crunch

UPPER – LOWER – UPPER (3-MAL PRO WOCHE)

Montag	Dienstag	Mittwoch	Donnerstag	Freitag	Samstag	Sonntag
Training	*Rest (Pause)*	*Training*	*Rest (Pause)*	*Training*	*Rest (Pause)*	*Rest (Pause)*
Upper	OFF	Lower	OFF	Upper	OFF	OFF

TAG 1

Muskelgruppe	Übung	Sets	Reps	Rest	Cadence	RIR	RPE
Side Delt (seitliche Schulter)	Seated Dumbbell Lateral Raise	2	8–12	2 Min.	–	1–2	8–9
						0–1	9–10
Chest (Brust)	Incline Dumbbell Bench Press	1	5–8	3–5 Min.	21X1	1–2	8–9
		1	6–10			0–1	9–10
Triceps (Trizeps)	Dip	1	5–8	3 Min.	21X0	1–2	8–9
		1	6–10			0–1	9–10
Lat (Latissimus)	Wide Grip Lat Pulldown	2	5–8	2–3 Min.	21X1	1–2	8–9
						0–1	9–10
Rear Delt (hintere Schulter)	Butterfly Reverse	2	10–15	2 Min.	–	0–1	9–10
Biceps (Bizeps)	V-Station Curl	2	6–10	2–3 Min.	21X0	1–2	8–9
						0–1	9–10

Alternative Übungen

- Side Delt: Standing Dumbbell Lateral Raise oder Machine Lateral Raise
- Chest: Incline Barbell Bench Press oder Dumbbell Bench Press
- Triceps: Dip Machine oder Close Grip Bench Press
- Lat: Neutral Grip Lat Pulldown oder Pull-up
- Rear Delt: Face Pull
- Biceps: Unilateral Cable Curl

TAG 2

Muskelgruppe	Übung	Sets	Reps	Rest	Cadence	RIR	RPE
Hamstrings (Beinbeuger)	Seated Leg Curl	2	8–12	2–3 Min.	21X0	1–2 0–1	8–9 9–10
Quads 1 (Quadrizeps)	Hack Squat	2	5–8	3–5 Min.	21X1	1–2	8–9
Hamstrings & Glutes (Beinbeuger, Gesäßmuskel)	Barbell Romanian Deadlift	1 1	4–6 6–10	3–5 Min.	21X1	1–2	8–9
Quads & Glutes (Quadrizeps, Gesäßmuskel)	45° Leg Press	2	6–10	3–5 Min.	21X1	1–2	8–9
Quads 2 (Quadrizeps)	Leg Extension	2	10–15	3 Min.	20X1	1–2 0–1	8–9 9–10
Calves (Waden)	Standing Calf Raise	2	6–10	2 Min.	22X1	0–1	9–10
Abs (Bauch)	Cable Crunch	2	6–10	2 Min.	21X1	0–1	9–10

Alternative Übungen

- Hamstrings: Lying Leg Curl
- Quads 1: Front Squat
- Hams und Glutes: Dumbbell Romanian Deadlift oder Stiff Legged Deadlift
- Quads und Glutes: Unilateral Horizontal Leg Press
- Quads 2: Unilateral Leg Extension
- Calves: Calf Press
- Abs: Machine Crunch

TAG 3

Muskelgruppe	Übung	Sets	Reps	Rest	Cadence	RIR	RPE
Lat 1 (Latissimus)	Unilateral Lat Machine Row	2	8–12	2–3 Min.	21X0	1–2	8–9
						0–1	9–10
Traps (oberer Rücken)	Seated Chest Supported Upper Back Row	2	6–10	2–3 Min.	21X0	1–2	8–9
						0–1	9–10
Lat 2 (Latissimus)	Wide Grip Lat Pulldown	2	5–8	2–3 Min.	21X1	1–2	8–9
						0–1	9–10
Chest (Brust)	Flat Chest Press	1	5–8	3–5 Min.	21X1	1–2	8–9
		1	6–10			0–1	9–10
Side Delt (seitliche Schulter)	Unilateral Cable Lateral Raise	3	10–15	2 Min.	–	0–1	9–10
Biceps (Bizeps)	Seated Dumbbell Curl	2	8–12	2 Min.	21X0	1–2	8–9
						0–1	9–10
Triceps (Trizeps)	Triceps Pushdown	2	8–12	2–3 Min.	21X1	0–1	9–10

Alternative Übungen

- Lat 1: Seated Chest Supported Lat Row
- Traps: Seated Upper Back Cable Row
- Lat 2: Neutral Grip Lat Pulldown oder Pull-up
- Chest: Dumbbell Bench Press oder Barbell Bench Press
- Side Delt: Machine Lateral Raise oder Standing Dumbbell Lateral Raise
- Biceps: Machine Preacher Curl
- Triceps: Unilateral Triceps Pushdown

FULL BODY PUSH AND PULL (3-MAL PRO WOCHE)

Montag	Dienstag	Mittwoch	Donnerstag	Freitag	Samstag	Sonntag
Training	*Training*	*Rest (Pause)*	*Rest (Pause)*	*Training*	*Rest (Pause)*	*Rest (Pause)*
Push FB	Pull FB	OFF	OFF	Full Body	OFF	OFF

TAG 1

Muskelgruppe	Übung	Sets	Reps	Rest	Cadence	RIR	RPE
Chest & Shoulders (Brust & Schultern)	Incline Dumbbell Bench Press	1	5–8	3–5 Min.	21X1	1–2	8–9
		1	6–10			0–1	9–10
Chest (Brust)	Seated Cable Fly	2	8–12	2–3 Min.	21X1	1–2	8–9
						0–1	9–10
Side Delt (seitliche Schulter)	Seated Dumbbell Lateral Raise	2	8–12	2 Min.	-	1–2	8–9
						0–1	9–10
Triceps (Trizeps)	Triceps Pushdown	2	8–12	2–3 Min.	21X1	0–1	9–10
Calves (Waden)	Standing Calf Raise	2	6–10	2 Min.	22X1	0–1	9–10
Quads 1 (Quadrizeps)	Leg Extension	2	10–15	3 Min.	20X1	1–2	8–9
						0–1	9–10
Quads 2 (Quadrizeps)	Hack Squat	2	5–8	3–5 Min.	21X1	1–2	8–9

Alternative Übungen

- Chest und Shoulders: Incline Barbell Bench Press oder Dumbbell Bench Press
- Chest: Dumbbell Fly
- Side Delt: Standing Dumbbell Lateral Raise oder Machine Lateral Raise
- Triceps: Unilateral Triceps Pushdown
- Calves: Calf Press
- Quads 1: Unilateral Leg Extension
- Quads 2: 45° Leg Press oder Front Squat

TAG 2

Muskelgruppe	Übung	Sets	Reps	Rest	Cadence	RIR	RPE
Lat 1 (Latissimus)	Wide Grip Lat Pulldown	2	5–8	2–3 Min.	21X1	1–2	8–9
						0–1	9–10
Lat 2 (Latissimus)	Unilateral Lat Machine Row	2	8–12	2–3 Min.	21X0	1–2	8–9
						0–1	9–10
Traps (oberer Rücken)	Seated Chest Supported Upper Back Row	2	6–10	2–3 Min.	21X0	1–2	8–9
						0–1	9–10
Biceps (Bizeps)	Machine Preacher Curl	2	8–12	2 Min.	21X0	1–2	8–9
						0–1	9–10
Hamstrings 1 (Beinbeuger)	Seated Leg Curl	2	8–12	2–3 Min.	21X0	1–2	8–9
						0–1	9–10
Hamstrings 2 (Beinbeuger)	Stiff Legged Deadlift	1	4–6	3–5 Min.	21X1	1–2	8–9
		1	6–10				
Abs (Bauch)	Cable Crunch	2	6–10	2 Min.	21X1	0–1	9–10

Alternative Übungen

- Lat 1: Neutral Grip Pulldown oder Pull-up
- Lat 2: Seated Chest Supported Lat Row
- Traps: Seated Upper Back Cable Row
- Biceps: Seated Dumbbell Curl
- Hamstrings 1: Lying Leg Curl
- Hamstrings 2: Barbell Romanian Deadlift oder Conventional Deadlift
- Abs: Machine Crunch

TAG 3

Muskelgruppe	Übung	Sets	Reps	Rest	Cadence	RIR	RPE
Chest & Shoulders (Brust & Schultern)	Flat Chest Press	1 1	5–8 6–10	3–5 Min.	21X1	1–2 0–1	8–9 9–10
Lat (Latissimus)	Seated Chest Supported Lat Row	2	8–12	2–3 Min.	21X0	1–2 0–1	8–9 9–10
Side Delt (seitliche Schulter)	Unilateral Cable Lateral Raise	2	8–12	2 Min.	–	1–2 0–1	8–9 9–10
Triceps (Trizeps)	Triceps Overhead Extension	2	8–12	2 Min.	21X1	0–1	9–10
Biceps (Bizeps)	V-Station Curl	2	6–10	2–3 Min.	21X0	1–2 0–1	8–9 9–10
Glutes & Hamstrings (Gesäßmuskel & Beinbeuger)	Back Extension	2	8–12	2–3 Min.	21X0	1–2 0–1	8–9 9–10
Quads (Quadrizeps)	Leg Extension	2	10–15	3 Min.	20X1	1–2 0–1	8–9 9–10

Alternative Übungen

- Chest und Shoulders: Dumbbell Bench Press oder Incline Barbell Bench Press
- Lat: Unilateral Lat Machine Row
- Side Delt: Machine Lateral Raise oder Seated Dumbbell Lateral Raise
- Triceps: Unilateral Triceps Overhead Extension
- Biceps: Unilateral Cable Curl
- Glutes und Hamstrings: Dumbbell Romanian Deadlift
- Quads: Unilateral Leg Extension

FULL BODY PUSH AND PULL (4-MAL PRO WOCHE)

Montag	Dienstag	Mittwoch	Donnerstag	Freitag	Samstag	Sonntag
Training	*Training*	*Rest (Pause)*	*Rest (Pause)*	*Training*	*Rest (Pause)*	*Rest (Pause)*
Pull FB A	Push FB A	OFF	Pull FB B	Push FB B	OFF	OFF

TAG 1

Muskelgruppe	Übung	Sets	Reps	Rest	Cadence	RIR	RPE
Lat (Latissimus)	Unilateral Lat Machine Row	2	8–12	2–3 Min.	21X0	1–2 0–1	8–9 9–10
Traps (oberer Rücken)	Seated Chest Supported Upper Back Row	2	6–10	2–3 Min.	21X0	1–2 0–1	8–9 9–10
Calves (Waden)	Standing Calf Raise	2	6–10	2 Min.	22X1	0–1	9–10
Hamstrings (Beinbeuger)	Seated Leg Curl	2	8–12	2–3 Min.	21X0	1–2 0–1	8–9 9–10
Glutes & Hamstrings (Gesäßmuskel & Beinbeuger)	Back Extension	2	8–12	2–3 Min.	21X0	1–2 0–1	8–9 9–10
Biceps 1 (Bizeps)	Machine Preacher Curl	2	8–12	2 Min.	21X0	1–2 0–1	8–9 9–10
Biceps 2 (Bizeps)	Cable Hammer Curl	2	8–12	2–3 Min.	21X1	1–2 0–1	8–9 9–10

Alternative Übungen

- Lat: Seated Chest Supported Lat Row
- Traps: Seated Upper Back Cable Row
- Calves: Calf Press
- Hamstrings: Lying Leg Curl
- Glute und Hamstrings: Dumbbell Romanian Deadlift
- Biceps 1: Seated Dumbbell Curl
- Biceps 2: Dumbbell Hammer Curl

TAG 2

Muskelgruppe	Übung	Sets	Reps	Rest	Cadence	RIR	RPE
Chest 1 (Brust)	Incline Dumbbell Bench Press	1	5–8	3–5 Min.	21X1	1–2	8–9
		1	6–10			0–1	9–10
Side Delt (seitliche Schulter)	Seated Dumbbell Lateral Raise	2	8–12	2 Min.	–	1–2	8–9
						0–1	9–10
Triceps (Trizeps)	Triceps Pushdown	2	8–12	2–3 Min.	21X1	0–1	9–10
Shoulders (Schultern)	Shoulder Press Machine	1	5–8	3 Min.	21X0	1–2	8–9
		1	6–10			0–1	9–10
Chest 2 (Brust)	Seated Cable Fly	2	8–12	2–3 Min.	21X1	1–2	8–9
						0–1	9–10
Quads 1 (Quadrizeps)	Leg Extension	2	10–15	3 Min.	20X1	1–2	8–9
						0–1	9–10
Quads 2 (Quadrizeps)	Hack Squat	2	5–8	3–5 Min.	21X1	1–2	8–9

Alternative Übungen

- Chest 1: Incline Barbell Bench Press oder Dumbbell Bench Press
- Side Delt: Standing Dumbbell Lateral Raise oder Machine Lateral Raise
- Triceps: Unilateral Triceps Pushdown
- Shoulders: Smith Machine Shoulder Press oder Barbell Shoulder Press
- Chest 2: Dumbbell Fly
- Quads 1: Unilateral Leg Extension
- Quads 2: 45° Leg Press oder Front Squat

Muskelgruppe	Übung	Sets	Reps	Rest	Cadence	RIR	RPE
Lat 1 (Latissimus)	Wide Grip Lat Pulldown	2	5–8	2–3 Min.	21X1	1–2	8–9
						0–1	9–10
Lat 2 (Latissimus)	Seated Chest Supported Lat Row	2	8–12	2–3 Min.	21X0	1–2	8–9
						0–1	9–10
Calves (Waden)	Standing Calf Raise	2	6–10	2 Min.	22X1	0–1	9–10
Hamstrings 1 (Beinbeuger)	Seated Leg Curl	2	8–12	2–3 Min.	21X0	1–2	8–9
						0–1	9–10
Hamstrings 2 (Beinbeuger)	Stiff Legged Deadlift	1	4–6	3–5 Min.	21X1	1–2	8–9
		1	6–10				
Biceps 1 (Bizeps)	Seated Dumbbell Curl	2	8–12	2 Min.	21X0	1–2	8–9
						0–1	9–10
Biceps 2 (Bizeps)	Dumbbell Hammer Curl	2	8–12	2–3 Min.	21X1	1–2	8–9
						0–1	9–10

Alternative Übungen

- Lat 1: Neutral Grip Lat Pulldown oder Pull-up
- Lat 2: Unilateral Lat Machine Row
- Calves: Calf Press
- Hamstrings 1: Lying Leg Curl
- Hamstrings 2: Barbell Romanian Deadlift oder Conventional Deadlift
- Biceps 1: Machine Preacher Curl
- Biceps 2: Cable Hammer Curl

TAG 4

Muskelgruppe	Übung	Sets	Reps	Rest	Cadence	RIR	RPE
Side Delt (seitliche Schulter)	Seated Dumbbell Lateral Raise	2	8–12	2 Min.	–	1–2	8–9
						0–1	9–10
Shoulders (Schultern)	Smith Machine Shoulder Press	1	5–8	3 Min.	21X0	1–2	8–9
		1	6–10			0–1	9–10
Chest (Brust)	Flat Chest Press	1	5–8	3–5 Min.	21X1	1–2	8–9
		1	6–10			0–1	9–10
Triceps (Trizeps)	Triceps Overhead Extension	2	8–12	2 Min.	21X1	0–1	9–10
Adductors (Adduktoren)	Adduction Machine	2	8–12	2 Min.	21X0	1–2	8–9
						0–1	9–10
Quads (Quadrizeps)	Leg Extension	2	10–15	3 Min.	20X1	1–2	8–9
						0–1	9–10
Abs (Bauch)	Cable Crunch	2	6–10	2 Min.	21X1	0–1	9–10

Alternative Übungen

- Side Delts: Standing Dumbbell Lateral Raise oder Machine Lateral Raise
- Shoulders: Shoulder Press Machine oder High Incline Dumbbell Shoulder Press
- Chest: Dumbbell Bench Press oder Incline Barbell Bench Press
- Triceps: Unilateral Overhead Triceps Extension
- Quads: Unilateral Leg Extension
- Abs: Machine Crunch

UPPER – LOWER (4-MAL PRO WOCHE)

Montag	Dienstag	Mittwoch	Donnerstag	Freitag	Samstag	Sonntag
Training	*Training*	*Rest (Pause)*	*Training*	*Training*	*Rest (Pause)*	*Rest (Pause)*
Upper I	Lower I	OFF	Upper II	Lower II	OFF	OFF

Muskelgruppe	Übung	Sets	Reps	Rest	Cadence	RIR	RPE
Chest & Shoulders (Brust & Schultern)	Incline Dumbbell Bench Press	1	5–8	3–5 Min.	21X1	1–2	8–9
		1	6–10			0–1	9–10
Side Delt (seitliche Schulter)	Seated Dumbbell Lateral Raise	2	8–12	2 Min.	–	1–2	8–9
						0–1	9–10
Shoulders (Schultern)	Smith Machine Shoulder Press	1	5–8	3 Min.	21X0	1–2	8–9
		1	6–10			0–1	9–10
Triceps (Trizeps)	Triceps Pushdown	2	8–12	2–3 Min.	21X1	0–1	9–10
Chest (Brust)	Seated Cable Fly	2	8–12	2–3 Min.	21X1	1–2	8–9
						0–1	9–10
Lat 1 (Latissimus)	Wide Grip Lat Pulldown	2	5–8	2–3 Min.	21X1	1–2	8–9
						0–1	9–10
Lat 2 (Latissimus)	Unilateral Lat Machine Row	2	8–12	2–3 Min.	21X0	1–2	8–9
						0–1	9–10
Biceps (Bizeps)	Machine Preacher Curl	2	8–12	2 Min.	21X0	1–2	8–9
						0–1	9–10

Alternative Übungen

- Chest und Shoulders: Incline Barbell Bench Press oder Dumbbell Bench Press
- Side Delt: Standing Dumbbell Lateral Raise oder Machine Lateral Raise
- Shoulders: Barbell Shoulder Press oder Shoulder Press Machine
- Triceps: Unilateral Triceps Pushdown
- Chest: Dumbbell Fly
- Lat 1: Neutral Grip Lat Pulldown oder Pull-up
- Lat 2: Seated Chest Supported Lat Row
- Biceps: Seated Dumbbell Curl

<table>
<tr><th></th><th>Muskelgruppe</th><th>Übung</th><th>Sets</th><th>Reps</th><th>Rest</th><th>Cadence</th><th>RIR</th><th>RPE</th></tr>
<tr><td rowspan="12">TAG 2</td><td rowspan="2">Glutes (Gesäßmuskel)</td><td rowspan="2">Smith Machine Hip Thrust</td><td rowspan="2">2</td><td rowspan="2">8–12</td><td rowspan="2">3 Min.</td><td rowspan="2">21X0</td><td>1–2</td><td>8–9</td></tr>
<tr><td>0–1</td><td>9–10</td></tr>
<tr><td rowspan="2">Hamstrings 1 (Beinbeuger)</td><td rowspan="2">Stiff Legged Deadlift</td><td>1</td><td>4–6</td><td rowspan="2">3–5 Min.</td><td rowspan="2">21X1</td><td rowspan="2">1–2</td><td rowspan="2">8–9</td></tr>
<tr><td>1</td><td>6–10</td></tr>
<tr><td rowspan="2">Hamstrings 2 (Beinbeuger)</td><td rowspan="2">Seated Leg Curl</td><td rowspan="2">2</td><td rowspan="2">8–12</td><td rowspan="2">2–3 Min.</td><td rowspan="2">21X0</td><td>1–2</td><td>8–9</td></tr>
<tr><td>0–1</td><td>9–10</td></tr>
<tr><td>Calves (Waden)</td><td>Standing Calf Raise</td><td>2</td><td>6–10</td><td>2 Min.</td><td>22X1</td><td>0–1</td><td>9–10</td></tr>
<tr><td>Quads & Glutes (Quadrizeps & Gesäßmuskel)</td><td>45° Leg Press</td><td>2</td><td>6–10</td><td>3–5 Min.</td><td>21X1</td><td>1–2</td><td>8–9</td></tr>
<tr><td rowspan="2">Adductors (Adduktoren)</td><td rowspan="2">Adduction Machine</td><td rowspan="2">2</td><td rowspan="2">8–12</td><td rowspan="2">2 Min.</td><td rowspan="2">21X0</td><td>1–2</td><td>8–9</td></tr>
<tr><td>0–1</td><td>9–10</td></tr>
<tr><td>Abs (Bauch)</td><td>Cable Crunch</td><td>2</td><td>6–10</td><td>2 Min.</td><td>21X1</td><td>0–1</td><td>9–10</td></tr>
</table>

Alternative Übungen

- Glutes: Machine Hip Thrust oder Barbell Hip Thrust
- Hamstrings 1: Barbell Romanian Deadlift oder Conventional Deadlift
- Hamstrings 2: Lying Leg Curl
- Calves: Calf Press
- Quads und Glutes: Unilateral Horizontal Leg Press
- Abs: Machine Crunch

Muskelgruppe	Übung	Sets	Reps	Rest	Cadence	RIR	RPE
Lat (Latissimus)	Incline Dumbbell Bench Press	1	5–8	3–5 Min.	21X1	1–2	8–9
		1	6–10			0–1	9–10
Traps (oberer Rücken)	Seated Chest Supported Upper Back Row	2	6–10	2–3 Min.	21X0	1–2	8–9
						0–1	9–10
Chest (Brust)	Flat Chest Press	1	5–8	3–5 Min.	21X1	1–2	8–9
		1	6–10			0–1	9–10
Side Delt (seitliche Schulter)	Machine Lateral Raise	2	8–12	2 Min.	–	1–2	8–9
						0–1	9–10
Triceps (Trizeps)	Dip	1	5–8	3 Min.	21X0	1–2	8–9
		1	6–10			0–1	9–10
Biceps 1 (Bizeps)	Cable Hammer Curl	2	8–12	2–3 Min.	21X1	1–2	8–9
						0–1	9–10
Biceps 2 (Bizeps)	Machine Preacher Curl	2	8–12	2 Min.	21X0	1–2	8–9
						0–1	9–10

Alternative Übungen

- Lat: Incline Barbell Bench Press oder Dumbbell Bench Press
- Traps: Seated Upper Back Cable Row
- Chest: Dumbbell Bench Press
- Side Delt: Standing Dumbbell Lateral Raise oder Seated Dumbbell Lateral Raise
- Triceps: Dip Machine oder Close Grip Bench Press
- Biceps 1: Dumbbell Hammer Curl
- Biceps 2: Seated Dumbbell Curl

TAG 4

Muskelgruppe	Übung	Sets	Reps	Rest	Cadence	RIR	RPE
Adductors (Adduktoren)	Adduction Machine	2	8–12	2 Min.	21X0	1–2 0–1	8–9 9–10
Hamstrings (Beinbeuger)	Lying Leg Curl	2	8–12	2–3 Min.	21X0	1–2 0–1	8–9 9–10
Calves (Waden)	Calf Press	2	6–10	2 Min.	22X1	0–1	9–10
Quads 1 (Quadrizeps)	Leg Extension	2	10–15	3 Min.	20X1	1–2 0–1	8–9 9–10
Quads 2 (Quadrizeps)	Hack Squat	2	5–8	3–5 Min.	21X1	1–2	8–9
Quads & Glutes (Quadrizeps & Gesäßmuskel)	Dual Dumbbell RFESS	2	6–10	3–5 Min.	20X1	1–2	8–9
Abs (Bauch)	Cable Crunch	2	6–10	2 Min.	21X1	0–1	9–10

Alternative Übungen

- Hamstrings: Seated Leg Curl
- Calves: Standing Calf Raise
- Quads 1: Unilateral Leg Extension oder Contralateral Dumbbell Rear Foot Elevated Split Squat
- Quads 2: 45° Leg Press oder Front Squat
- Quads und Glutes: Dumbbell Walking Lunge oder Contralateral Dumbbell Rear Foot Elevated Split Squat
- Abs: Machine Crunch

UPPER – LOWER MINIMALIST (4-MAL PRO WOCHE)

Montag	Dienstag	Mittwoch	Donnerstag	Freitag	Samstag	Sonntag
Training	*Training*	*Rest (Pause)*	*Training*	*Training*	*Rest (Pause)*	*Rest (Pause)*
Upper	Lower	OFF	Upper	Lower	OFF	OFF

Muskelgruppe	Übung	Sets	Reps	Rest	Cadence	RIR	RPE
Chest (Brust)	Incline Dumbbell Bench Press	1	5–8	3–5 Min.	21X1	1–2	8–9
		1	6–10			0–1	9–10
Lat (Latissimus)	Wide Grip Lat Pulldown	2	6–10	3 Min.	21X1	1–2	8–9
						0–1	9–10
Traps (oberer Rücken)	Seated Chest Supported Upper Back Row	2	8–12	2–3 Min.	21X0	1–2	8–9
						0–1	9–10
Triceps (Trizeps)	Triceps Pushdown	2	8–12	2–3 Min.	21X1	0–1	9–10
Biceps (Bizeps)	V-Station Curl	2	6–10	2–3 Min.	21X0	1–2	8–9
						0–1	9–10

Alternative Übungen

- Chest: Dumbbell Bench Press oder Flat Chest Press
- Traps: Seated Upper Back Cable Row
- Triceps: Unilateral Triceps Pushdown
- Biceps: Unilateral Cable Curl

	Muskelgruppe	Übung	Sets	Reps	Rest	Cadence	RIR	RPE
TAG 2	**Side Delt (seitliche Schulter)**	Seated Dumbbell Lateral Raise	2	8–12	2 Min.	–	1–2 0–1	8–9 9–10
	Abs (Bauch)	Cable Crunch	2	6–10	2 Min.	21X1	0–1	9–10
	Hamstrings (Beinbeuger)	Seated Leg Curl	2	8–12	2–3 Min.	21X0	1–2 0–1	8–9 9–10
	Quads (Quadrizeps)	Hack Squat	2	5–8	3–5 Min.	21X1	1–2	8–9
	Calves (Waden)	Standing Calf Raise	2	6–10	2 Min.	22X1	1–2 0–1	8–9 9–10

Alternative Übungen

- Side Delt: Standing Dumbbell Lateral Raise oder Machine Lateral Raise
- Abs: Machine Crunch
- Hamstrings: Lying Leg Curl
- Quads: Barbell Back Squat oder Front Squat

Muskelgruppe	Übung	Sets	Reps	Rest	Cadence	RIR	RPE
Lat (Latissimus)	Wide Grip Lat Pulldown	2	5–8	2–3 Min.	21X1	1–2	8–9
						0–1	9–10
Chest (Brust)	Seated Cable Fly	2	8–12	2–3 Min.	21X1	1–2	8–9
						0–1	9–10
Traps (oberer Rücken)	Seated Chest Supported Upper Back Row	2	6–10	2–3 Min.	21X0	1–2	8–9
						0–1	9–10
Triceps (Trizeps)	Triceps Overhead Extension	2	8–12	2 Min.	21X1	0–1	9–10
Biceps (Bizeps)	Machine Preacher Curl	2	8–12	2–3 Min.	21X1	0–1	9–10

Alternative Übungen

- Lats: Neutral Grip Lat Pulldown oder Pull-up
- Chest: Dumbbell Fly
- Traps: Seated Upper Back Cable Row
- Triceps: Unilateral Triceps Overhead Extension
- Biceps: Seated Dumbbell Curl

	Muskelgruppe	Übung	Sets	Reps	Rest	Cadence	RIR	RPE
TAG 4	**Side Delt (seitliche Schulter)**	Machine Lateral Raise	2	8–12	2 Min.	–	1–2	8–9
							0–1	9–10
	Abs (Bauch)	Cable Crunch	2	6–10	2 Min.	21X1	0–1	9–10
	Hamstrings (Beinbeuger)	Barbell Romanian Deadlift	1	4–6	3–5 Min.	21X1	1–2	8–9
			1	6–10				
	Quads (Quadrizeps)	Leg Extension	2	8–12	2 Min.	21X0	1–2	8–9
							0–1	9–10
	Calves (Waden)	Calf Press	2	6–10	2 Min.	22X1	0–1	9–10

Alternative Übungen

- Side Delt: Standing Dumbbell Lateral Raise oder Seated Dumbbell Lateral Raise
- Abs: Machine Crunch
- Hamstrings: Dumbbell Romanian Deadlift oder Stiff Legged Deadlift
- Quads: Unilateral Leg Extension
- Calves: Standing Calf Raises

UPPER – LOWER – PUSH – LEGS – PULL (5-MAL PRO WOCHE)

Montag	Dienstag	Mittwoch	Donnerstag	Freitag	Samstag	Sonntag
Training	*Training*	*Rest (Pause)*	*Training*	*Training*	*Training*	*Rest (Pause)*
Upper	Lower	OFF	Push	Legs	Pull	OFF

Muskelgruppe	Übung	Sets	Reps	Rest	Cadence	RIR	RPE
Chest & Shoulders (Brust & Schultern)	Incline Dumbbell Bench Press	1	5–8	3–5 Min.	21X1	1–2	8–9
		1	6–10			0–1	9–10
Lat (Latissimus)	Wide Grip Lat Pulldown	2	6–10	3 Min.	21X1	1–2	8–9
						0–1	9–10
Shoulders (Schultern)	Smith Machine Shoulder Press	1	5–8	3 Min.	21X0	1–2	8–9
		1	6–10			0–1	9–10
Traps (oberer Rücken)	Seated Chest Supported Upper Back Row	2	6–10	3 Min.	21X1	1–2	8–9
						0–1	9–10
Side Delt (seitliche Schulter)	Unilateral Cable Lateral Raise	3	10–15	2 Min.	-	0–1	9–10
Biceps (Bizeps)	Seated Dumbbell Curl	2	8–12	2 Min.	21X0	1–2	8–9
						0–1	9–10
Triceps (Trizeps)	Triceps Pushdown	2	8–12	2 Min.	21X0	1–2	8–9
						0–1	9–10

Alternative Übungen

- Chest und Shoulders: Barbell Bench Press oder Dumbbell Bench Press
- Lat: Pull-up oder Unilateral Lat Machine Row
- Shoulders: Barbell Shoulder Press oder Shoulder Press Machine
- Traps: Seated Upper Back Cable Row
- Side Delt: Machine Lateral Raise oder Standing Dumbbell Lateral Raise
- Biceps: Machine Preacher Curl
- Triceps: Unilateral Triceps Pushdown

TAG 2

Muskelgruppe	Übung	Sets	Reps	Rest	Cadence	RIR	RPE
Hamstrings (Beinbeuger)	Seated Leg Curl	2	8–12	3 Min.	21X0	1–2 0–1	8–9 9–10
Quads & Glutes 1 (Quadrizeps & Gesäßmuskel)	Hack Squat	2	5–8	3–5 Min.	21X1	1–2	8–9
Quads & Glutes 2 (Quadrizeps & Gesäßmuskel)	Dual Dumbbell RFESS	2	8–12	3–5 Min.	20X1	1–2	8–9
Adductors (Adduktoren)	Adduction Machine	2	8–12	2 Min.	21X0	1–2 0–1	8–9 9–10
Calves (Waden)	Standing Calf Raise	3	6–10	2 Min.	22X1	0–1	9–10

Alternative Übungen

- Hamstrings: Lying Leg Curl
- Quads und Glutes 1: Barbell Back Squat oder Front Squat
- Quads und Glutes 2: Dumbbell Walking Lunge oder Contralateral Dumbbell Rear Foot Elevated Split Squat
- Calves: Calf Press

Muskelgruppe	Übung	Sets	Reps	Rest	Cadence	RIR	RPE
Chest & Shoulders 1 (Brust & Schultern)	Incline Barbell Bench Press	1	5–8	3–5 Min.	21X1	1–2	8–9
		1	6–10			0–1	9–10
Chest & Shoulders 2 (Brust & Schultern)	Flat Chest Press	2	6–10	3 Min.	21X1	1–2	8–9
						0–1	9–10
Chest (Brust)	Seated Cable Fly	2	6–10	3 Min.	2110	1–2	8–9
						0–1	9–10
Side Delt (seitliche Schulter)	Machine Lateral Raise	3	10–15	2 Min.	–	0–1	9–10
Triceps (Trizeps)	Triceps Overhead Extension	2	8–12	2 Min.	21X1	0–1	9–10

Alternative Übungen

- Chest und Shoulders 1: Incline Dumbbell Bench Press oder Incline Chest Press
- Chest und Shoulders 2: Dumbbell Bench Press
- Chest: Dumbbell Fly
- Side Delt: Unilateral Cable Lateral Raise oder Standing Dumbbell Lateral Raise
- Triceps: Unilateral Triceps Overhead Extension

TAG 4

Muskelgruppe	Übung	Sets	Reps	Rest	Cadence	RIR	RPE
Hamstrings 1 (Beinbeuger)	Stiff Legged Deadlift	1	4–6	3–5 Min.	21X1	1–2	8–9
		1	6–10				
Quads 1 (Quadrizeps)	45° Leg Press	2	6–10	3–5 Min.	21X1	1–2	8–9
Quads 2 (Quadrizeps)	Leg Extension	2	10–15	3 Min.	20X1	1–2	8–9
						0–1	9–10
Hamstrings 2 (Beinbeuger)	Lying Leg Curl	2	8–12	3 Min.	21X0	1–2	8–9
						0–1	9–10
Calves (Waden)	Calf Press	2	6–10	2 Min.	22X1	0–1	9–10

Alternative Übungen

- Hamstrings 1: Barbell Romanian Deadlift oder Conventional Deadlift
- Quads 1: Hack Squat oder Front Squat
- Quads 2: Unilateral Leg Extension
- Hamstrings 2: Seated Leg Curl
- Calves: Standing Calf Raise

Muskelgruppe	Übung	Sets	Reps	Rest	Cad ence	RIR	RPE
Lat 1 (Latissimus)	Neutral Grip Lat Pulldown	2	6–10	3 Min.	21X0	1–2	8–9
						0–1	9–10
Traps (oberer Rücken)	Seated Chest Supported Upper Back Row	2	5–8	3 Min.	21X0	1–2	8–9
						0–1	9–10
Lat 2 (Latissimus)	Unilateral Lat Machine Row	2	8–12	2–3 Min.	21X0	1–2	8–9
						0–1	9–10
Rear Delt (hintere Schulter)	Butterfly Reverse	2	10–15	2 Min.	–	0–1	9–10
Biceps (Bizeps)	V-Station Curl	2	8–12	2 Min.	21X0	1–2	8–9
						0–1	9–10

Alternative Übungen

- Lat 1: Wide Grip Lat Pulldown oder Pull-up
- Traps: Seated Upper Back Cable Row
- Lat 2: Seated Chest Supported Lat Row
- Rear Delt: Face Pull
- Biceps: Unilateral Cable Curl

PUSH – PULL – LEGS – UPPER – LOWER (5-MAL PRO WOCHE)

Montag	Dienstag	Mittwoch	Donnerstag	Freitag	Samstag	Sonntag
Training	*Training*	*Training*	*Rest (Pause)*	*Training*	*Training*	*Rest (Pause)*
Push	Pull	Legs	OFF	Upper	Lower	OFF

TAG 1

Muskelgruppe	Übung	Sets	Reps	Rest	Cadence	RIR	RPE
Chest & Shoulders 1 (Brust & Schultern)	Incline Barbell Bench Press	1	5–8	3–5 Min.	21X1	1–2	8–9
		1	6–10			0–1	9–10
Chest & Shoulders 2 (Brust & Schultern)	Flat Chest Press	2	6–10	3 Min.	21X1	1–2	8–9
						0–1	9–10
Chest (Brust)	Seated Cable Fly	2	6–10	3 Min.	2110	1–2	8–9
						0–1	9–10
Side Delt (seitliche Schulter)	Machine Lateral Raise	3	10–15	2 Min.	20X0	0–1	9–10
Triceps (Trizeps)	Triceps Overhead Extension	2	8–12	2 Min.	21X1	0–1	9–10

Alternative Übungen

- Chest und Shoulders 1: Incline Dumbbell Bench Press oder Incline Chest Press
- Chest und Shoulders 2: Dumbbell Bench Press
- Chest: Dumbbell Fly
- Side Delt: Unilateral Cable Lateral Raise oder Standing Dumbbell Lateral Raise
- Triceps: Unilateral Triceps Overhead Extension

Muskelgruppe	Übung	Sets	Reps	Rest	Cadence	RIR	RPE
Lat 1 (Latissimus)	Neutral Grip Lat Pulldown	2	6–10	3 Min.	21X0	1–2 0–1	8–9 9–10
Traps (oberer Rücken)	Seated Chest Supported Upper Back Row	2	5–8	3 Min.	21X0	1–2 0–1	8–9 9–10
Lat 2 (Latissimus)	Unilateral Lat Machine Row	2	8–12	2–3 Min.	21X0	1–2 0–1	8–9 9–10
Rear Delt (hintere Schulter)	Butterfly Reverse	2	10–15	2 Min.	20X0	0–1	9–10
Biceps (Bizeps)	V-Station Curl	2	8–12	2 Min.	21X0	1–2 0–1	8–9 9–10

Alternative Übungen

- Lat 1: Wide Grip Lat Pulldown oder Pull-up
- Traps: Seated Upper Back Cable Row
- Lat 2: Seated Chest Supported Lat Row
- Rear Delts: Face Pull
- Biceps: Unilateral Cable Curl

<table>
<tr><th rowspan="8">TAG 3</th><th>Muskelgruppe</th><th>Übung</th><th>Sets</th><th>Reps</th><th>Rest</th><th>Cadence</th><th>RIR</th><th>RPE</th></tr>
<tr><td rowspan="2">Hamstrings (Beinbeuger)</td><td rowspan="2">Seated Leg Curl</td><td rowspan="2">2</td><td rowspan="2">8–12</td><td rowspan="2">3 Min.</td><td rowspan="2">21X0</td><td>1–2</td><td>8–9</td></tr>
<tr><td>0–1</td><td>9–10</td></tr>
<tr><td>Quads & Glutes 1 (Quadrizeps & Gesäßmuskel)</td><td>Hack Squat</td><td>2</td><td>5–8</td><td>3–5 Min.</td><td>21X1</td><td>1–2</td><td>8–9</td></tr>
<tr><td>Quads & Glutes 2 (Quadrizeps & Gesäßmuskel)</td><td>Dual Dumbbell RFESS</td><td>2</td><td>8–12</td><td>3–5 Min.</td><td>20X1</td><td>1–2</td><td>8–9</td></tr>
<tr><td rowspan="2">Adductors (Adduktoren)</td><td rowspan="2">Adduction Machine</td><td rowspan="2">2</td><td rowspan="2">8–12</td><td rowspan="2">2 Min.</td><td rowspan="2">21X0</td><td>1–2</td><td>8–9</td></tr>
<tr><td>0–1</td><td>9–10</td></tr>
<tr><td>Calves (Waden)</td><td>Standing Calf Raise</td><td>3</td><td>6–10</td><td>2 Min.</td><td>22X1</td><td>0–1</td><td>9–10</td></tr>
</table>

Alternative Übungen

- Hamstrings: Lying Leg Curl
- Quads und Glutes 1: Barbell Back Squat oder Front Squat
- Quads und Glutes 2: Dumbbell Walking Lunge oder Contralateral Dumbbell Rear Foot Elevated Split Squat
- Calves: Calf Press

TAG 4

<table>
<tr><th>Muskelgruppe</th><th>Übung</th><th>Sets</th><th>Reps</th><th>Rest</th><th>Cadence</th><th>RIR</th><th>RPE</th></tr>
<tr><td rowspan="2">Chest & Shoulders 1 (Brust & Schultern)</td><td rowspan="2">Incline Barbell Bench Press</td><td>1</td><td>5–8</td><td rowspan="2">3–5 Min.</td><td rowspan="2">21X1</td><td>1–2</td><td>8–9</td></tr>
<tr><td>1</td><td>6–10</td><td>0–1</td><td>9–10</td></tr>
<tr><td rowspan="2">Chest & Shoulders 2 (Brust & Schultern)</td><td rowspan="2">Flat Chest Press</td><td rowspan="2">2</td><td rowspan="2">6–10</td><td rowspan="2">3 Min.</td><td rowspan="2">21X1</td><td>1–2</td><td>8–9</td></tr>
<tr><td>0–1</td><td>9–10</td></tr>
<tr><td rowspan="2">Chest (Brust)</td><td rowspan="2">Seated Cable Fly</td><td rowspan="2">2</td><td rowspan="2">6–10</td><td rowspan="2">3 Min.</td><td rowspan="2">2110</td><td>1–2</td><td>8–9</td></tr>
<tr><td>0–1</td><td>9–10</td></tr>
<tr><td>Side Delt (seitliche Schulter)</td><td>Machine Lateral Raise</td><td>3</td><td>10–15</td><td>2 Min.</td><td>20X0</td><td>0–1</td><td>9–10</td></tr>
<tr><td>Triceps (Trizeps)</td><td>Triceps Overhead Extension</td><td>2</td><td>8–12</td><td>2 Min.</td><td>21X1</td><td>0–1</td><td>9–10</td></tr>
</table>

Alternative Übungen

- Chest und Shoulders 1: Incline Dumbbell Bench Press oder Incline Chest Press
- Chest und Shoulders 2: Dumbbell Bench Press
- Chest: Dumbbell Fly
- Side Delt: Unilateral Cable Lateral Raise oder Standing Dumbbell Lateral Raise
- Triceps: Unilateral Triceps Overhead Extension

TAG 5

Muskelgruppe	Übung	Sets	Reps	Rest	Cadence	RIR	RPE
Hamstrings 1 (Beinbeuger)	Stiff Legged Deadlift	1	4–6	3–5 Min.	21X1	1–2	8–9
		1	6–10				
Quads (Quadrizeps)	45° Leg Press	2	6–10	3–5 Min.	21X1	1–2	8–9
Quads (Quadrizeps)	Leg Extension	2	10–15	3 Min.	20X1	1–2	8–9
						0–1	9–10
Hamstrings 2 (Beinbeuger)	Lying Leg Curl	2	8–12	3 Min.	21X0	1–2	8–9
						0–1	9–10
Calves (Waden)	Calf Press	2	6–10	2 Min.	22X1	0–1	9–10

Alternative Übungen

- Hamstrings 1: Barbell Romanian Deadlift oder Conventional Deadlift
- Quads 1: Hack Squat oder Front Squat
- Quads 2: Unilateral Leg Extension oder Contralateral Dumbbell Rear Foot Elevated Split Squat
- Hamstrings 2: Seated Leg Curl
- Calves: Standing Calf Raise

DIE ÜBUNGEN

BARBELL ROMANIAN DEADLIFT

1. Stelle dich hüftbreit hin, die Hantel mit Obergriff oder mit Zughilfen vor den Oberschenkeln, die Knie optional leicht gebeugt. Ziehe die Schulterblätter nach unten, halte den Rücken neutral und spanne den Rumpf an.
2. Atme tief ein und halte die Spannung. Schiebe die Hüfte kontrolliert nach hinten, während die Hantel eng an den Oberschenkeln und Schienbeinen entlangläuft. Beuge den Oberkörper nach vorne, bis du eine deutliche Dehnung in den hinteren Oberschenkeln spürst, ohne den Rücken einzurunden. Die Endposition liegt etwa auf Schienbeinmitte oder knapp unterhalb der Knie, abhängig von deiner Beweglichkeit und Rumpfstabilität. Drücke die Hüfte kraftvoll nach vorn, spanne das Gesäß an und atme aus, bis du wieder aufrecht stehst.

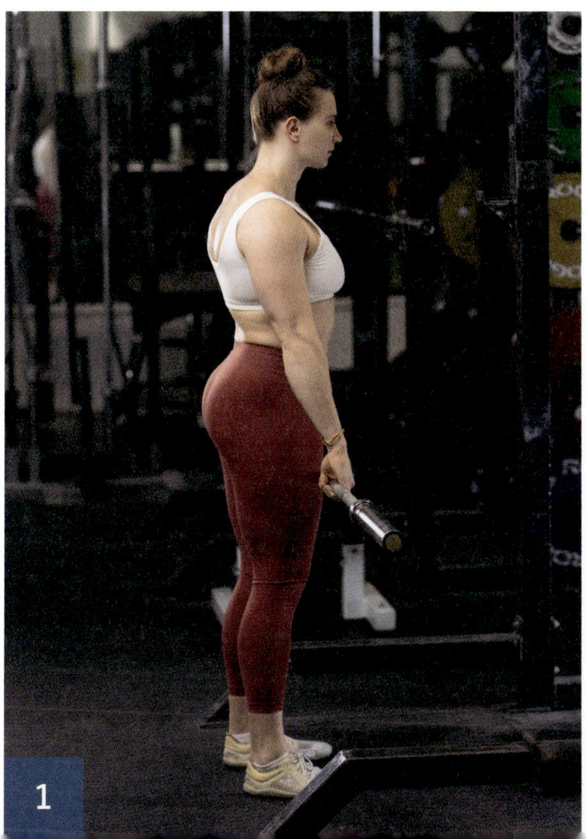

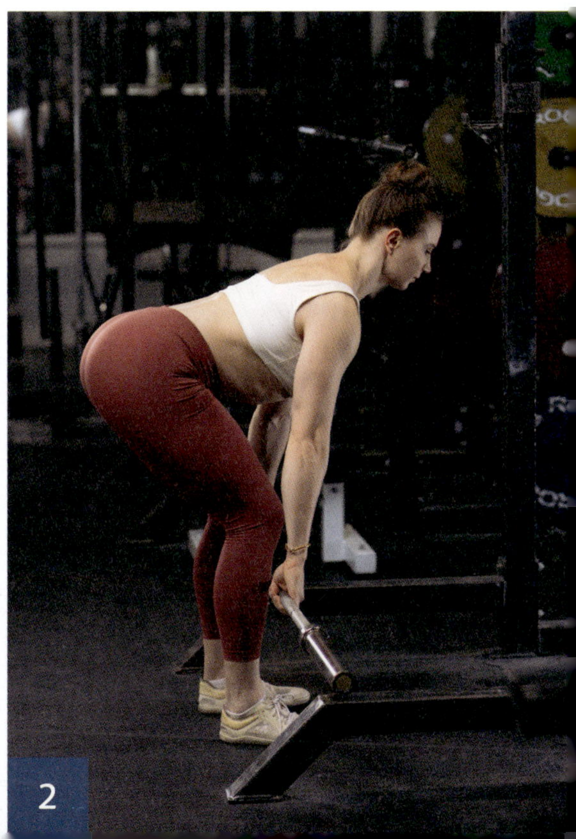

DUMBBELL ROMANIAN DEADLIFT

1. Stelle dich hüftbreit hin, halte je eine Kurzhantel vor den Oberschenkeln, die Knie leicht gebeugt. Ziehe die Schulterblätter nach unten, halte den Rücken neutral und spanne den Rumpf an.
2. Atme tief ein und halte die Spannung. Schiebe die Hüfte kontrolliert nach hinten, während die Kurzhanteln eng an den Oberschenkeln und Schienbeinen entlanggleiten. Beuge den Oberkörper nach vorne, bis du eine deutliche Dehnung in den hinteren Oberschenkeln spürst, ohne den Rücken einzurunden. Die Endposition liegt etwa auf Schienbeinmitte oder knapp unterhalb der Knie, abhängig von deiner Beweglichkeit und Rumpfstabilität. Drücke die Hüfte kraftvoll nach vorn, spanne das Gesäß an und atme aus, bis du wieder aufrecht stehst.

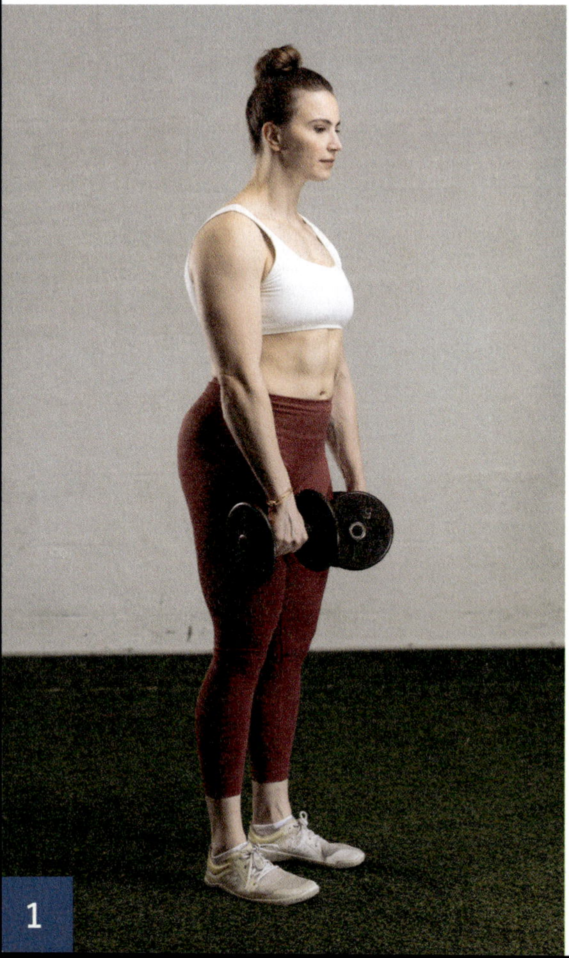
1

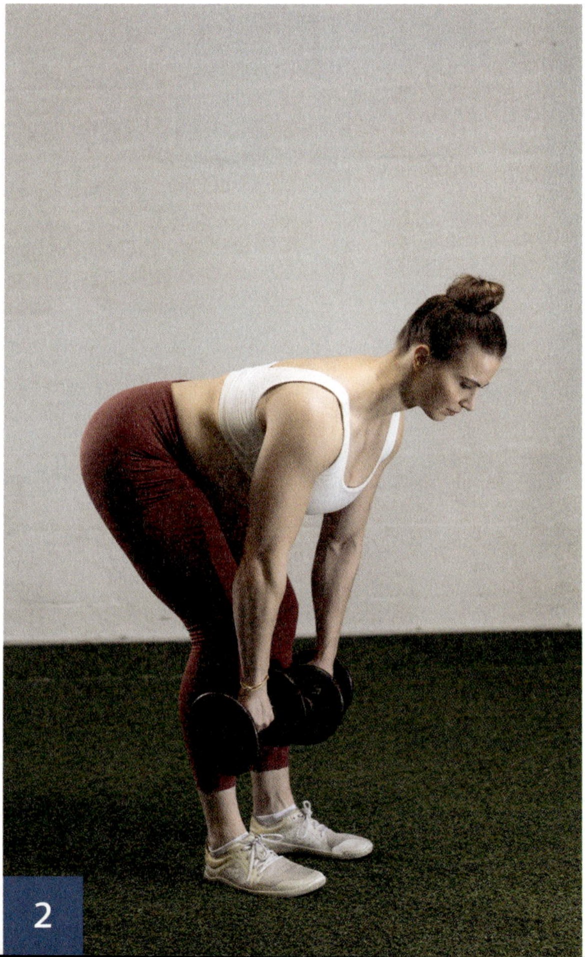
2

SMITH MACHINE ROMANIAN DEADLIFT

1. Stelle dich vor die Stange der Multipresse und platziere die Füße schulterbreit, die Knie sind leicht gebeugt. Greife die Hantel im Obergriff, bei Bedarf mit Zughilfen. Ziehe die Schulterblätter nach unten, halte den Rücken neutral und den Rumpf fest angespannt.
2. Atme tief ein und halte die Spannung. Schiebe die Hüfte kontrolliert nach hinten, während die Hantel eng an den Oberschenkeln und Schienbeinen entlangläuft. Beuge den Oberkörper nach vorn, bis du eine deutliche Dehnung in den hinteren Oberschenkeln spürst, ohne den Rücken einrunden zu lassen. Die Endposition liegt etwa auf Schienbeinmitte oder kurz unterhalb der Knie, abhängig von deiner Beweglichkeit und Rumpfstabilität. Drücke die Hüfte kraftvoll nach vorn, spanne das Gesäß an und atme aus, bis du wieder aufrecht stehst.

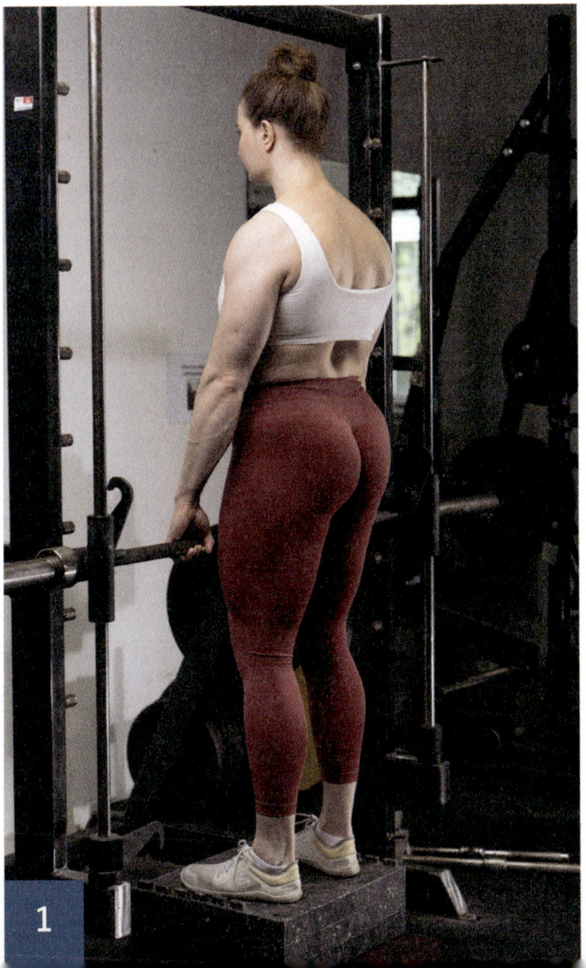

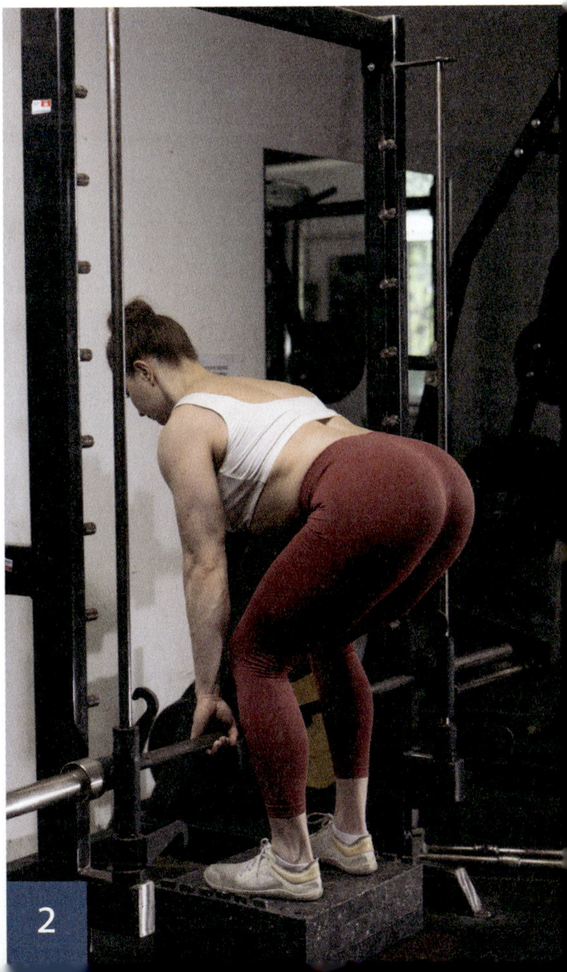

STIFF LEGGED DEADLIFT

1. Stelle dich hüftbreit hin, die Stange liegt über dem Mittelfuß. Greife sie im Ober- oder Kreuzgriff, die Hände knapp außerhalb der Knie. Halte die Beine fast gestreckt (nur minimale Beugung) und die Hüfte deutlich höher als bei einem normalen Deadlift. Der Rücken bleibt neutral, der Blick nach vorn oder leicht schräg unten gerichtet.
2. Atme tief ein und spanne den Rumpf an. Hebe die Hantel, indem du Hüfte und Oberkörper gleichzeitig nach oben führst, während die Beine fast gestreckt bleiben. Die Stange läuft eng am Körper entlang, der Rücken bleibt neutral. In der Endposition stehst du aufrecht, Brust stolz, Gesäß angespannt und die Hantel vor den Oberschenkeln. Senke die Hantel langsam und kontrolliert, indem du die Hüfte nach hinten schiebst und den Oberkörper nach vorne beugst, bis die Stange wieder den Boden berührt.

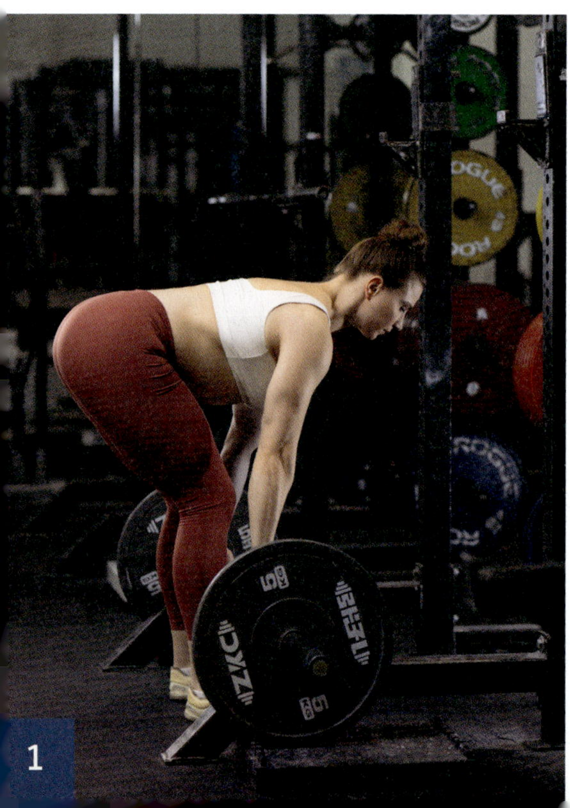
1

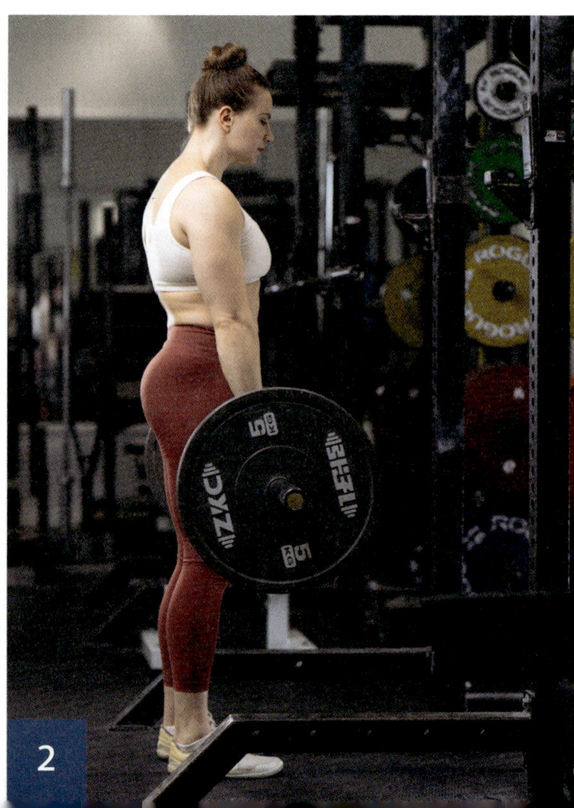
2

CONVENTIONAL DEADLIFT

1. Stelle dich hüftbreit hin, sodass die Stange über deinem Mittelfuß liegt. Greife die Hantel etwas außerhalb der Knie im Ober- oder Kreuzgriff. Beuge die Knie leicht, bis die Schienbeine die Stange berühren. Halte den Rücken neutral, die Schulterblätter nach hinten/unten und den Rumpf fest angespannt. Die Hüfte befindet sich zwischen Knie- und Schulterhöhe.
2. Atme tief ein und halte die Spannung. Drücke die Füße fest in den Boden und strecke Knie und Hüfte gleichzeitig, während die Stange eng am Körper entlangläuft. Halte den Rücken neutral. In der Endposition stehst du aufrecht, Gesäß und Core sind angespannt, Knie gestreckt, Schultern zurückgezogen. Senke die Hantel kontrolliert, indem du zuerst die Hüfte nach hinten schiebst und dann die Knie beugst, bis die Stange wieder am Boden liegt.

Hinweis: Die Bewegung sollte sich vom Boden weg wie eine Beinpresse anfühlen, und sobald du die Stange über die Knie führst, solltest du an einen Hip Thrust (Seite 278) denken.

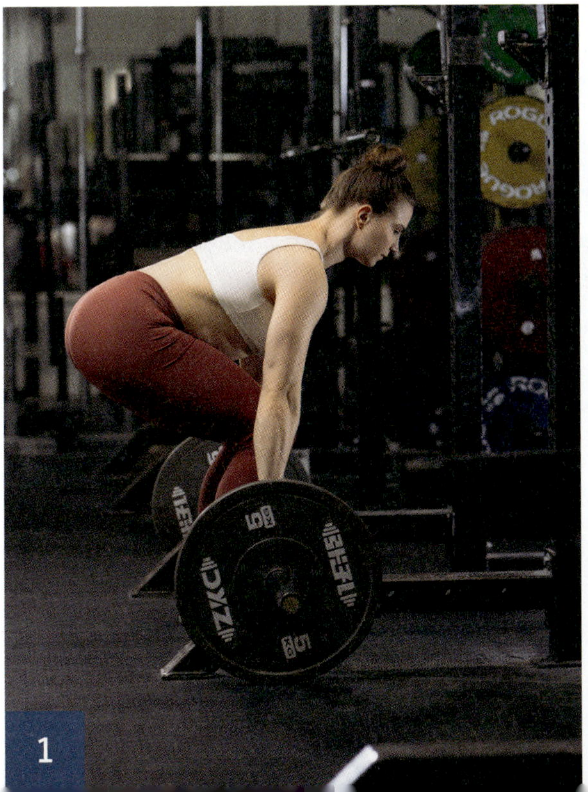
1

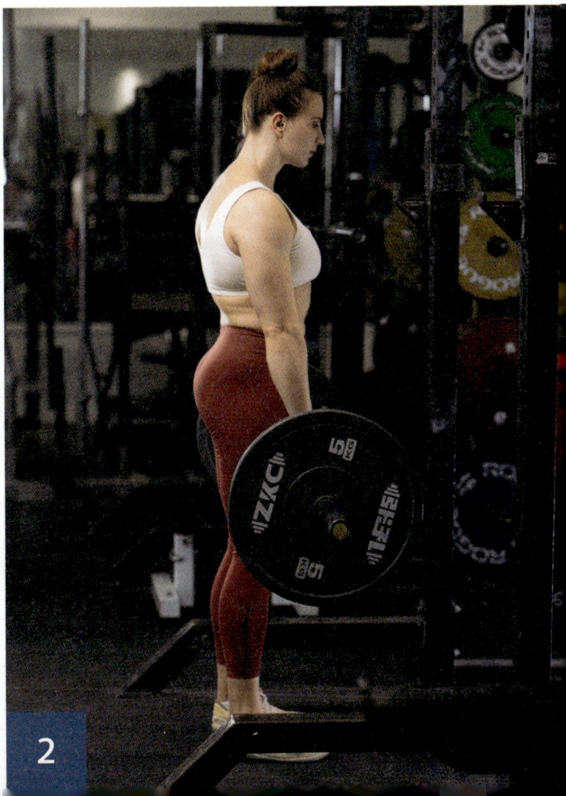
2

LYING LEG CURL

1. Lege dich bäuchlings auf die Maschine. Klemme die Fersen unter das Polster und halte dich an den Griffen fest. Die Beine sind nun fast gestreckt.
2. Ziehe die Fersen zum Gesäß und spanne die gesamte Rückseite der Beine an. Halte kurz die Spannung. Senke das Gewicht langsam zurück.

Hinweis: Behalte die Kontrolle und halte die Spannung die ganze Zeit über aufrecht. Achte darauf, dass dein Kniegelenk in einer Linie mit der Drehachse der Maschine liegt.

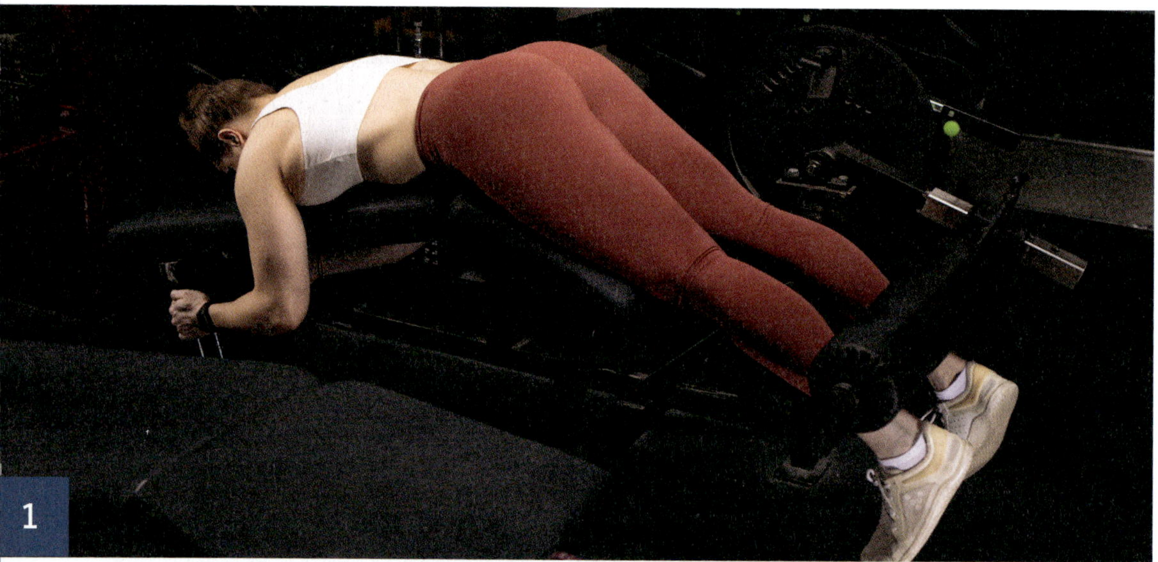

1

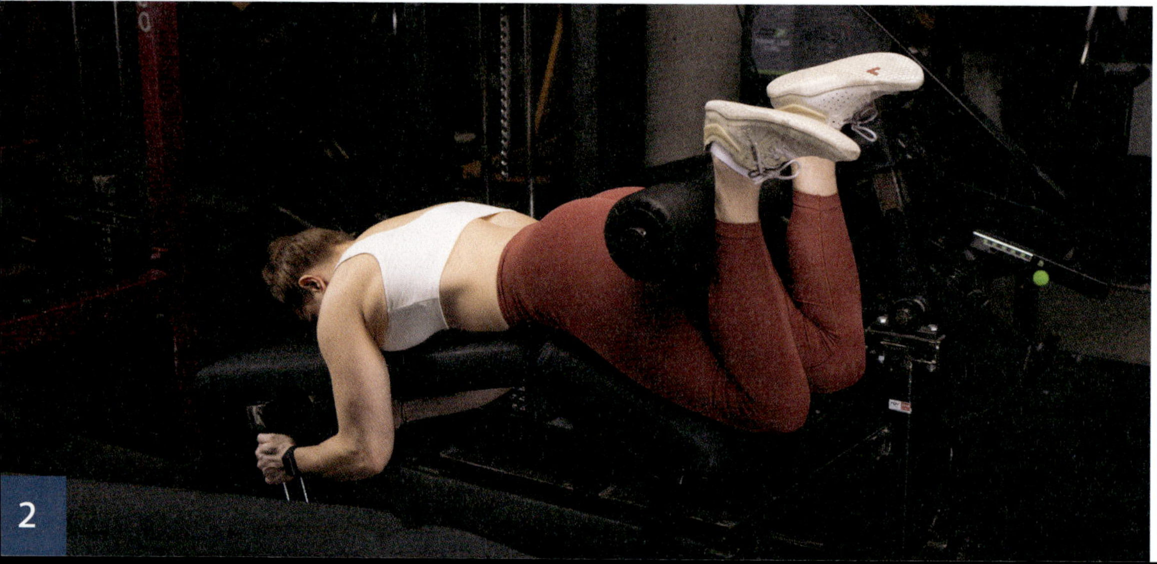

2

SEATED LEG CURL

1. Setze dich aufrecht in die Maschine, lehne den Rücken an. Platziere die Knie unter und die Fersen auf dem Polster. Halte dich am Griff fest.
2. Ziehe die Fersen zum Gesäß, spanne dabei die Rückseite der Beine an. Halte die Endposition kurz. Senke das Gewicht langsam, ohne Schwung, wieder zurück.

Hinweis: Die Beine bleiben die ganze Zeit unter Spannung. Achte darauf, dass dein Kniegelenk in einer Linie mit der Drehachse der Maschine liegt.

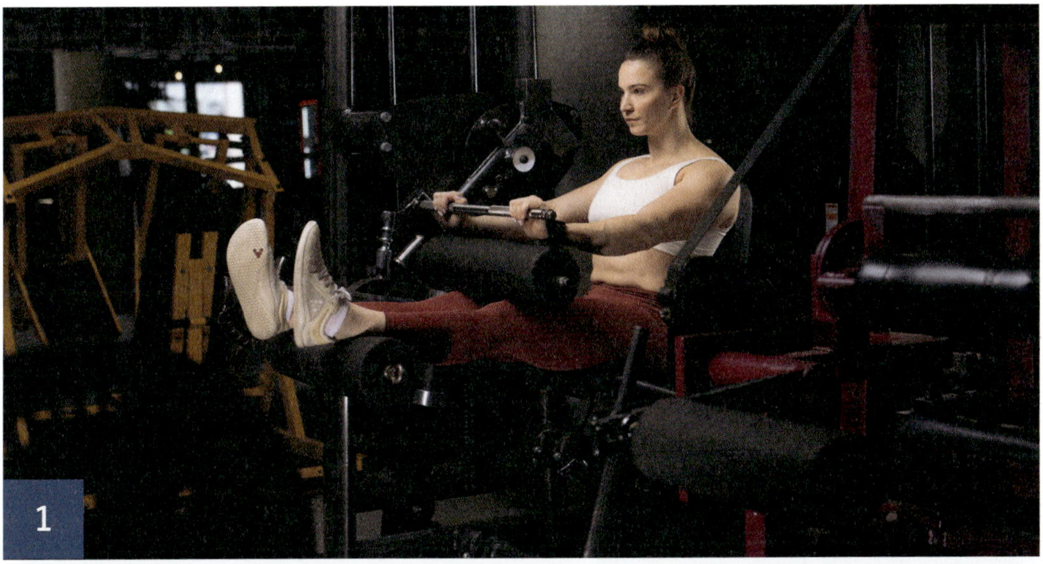

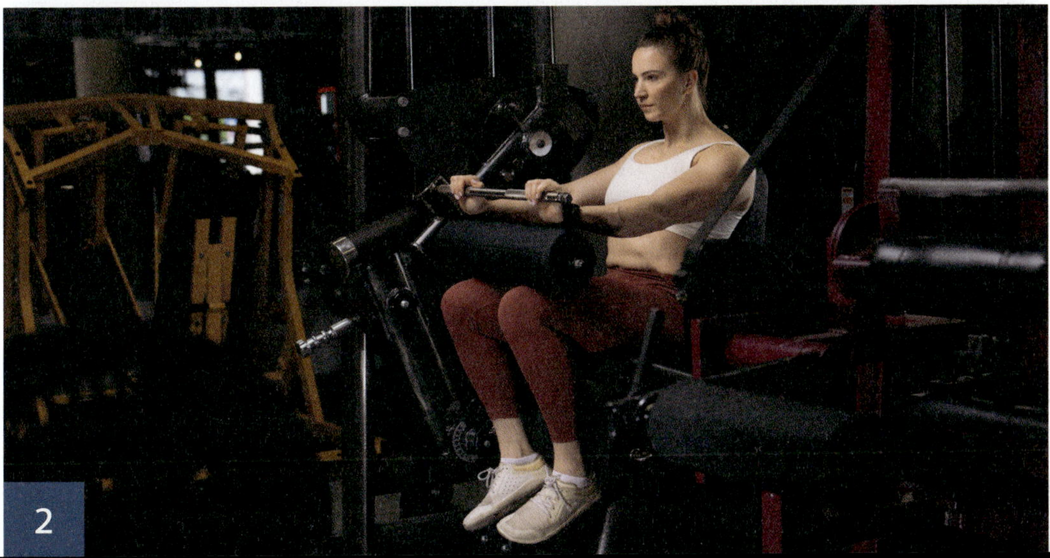

BARBELL BACK SQUAT

1. Stelle dich unter die Langhantel und platziere die Stange auf dem oberen Rücken. Stelle die Füße schulterbreit auf, drehe die Fußspitzen leicht nach außen. Hebe die Hantel aus dem Rack und gehe ein bis zwei Schritte zurück.
2. Atme ein und spanne den Rumpf an. Beuge Knie und Hüfte gleichzeitig, halte den Rücken dabei gerade und drücke die Brust leicht nach unten. Beuge die Knie so tief, wie es dir deine Beweglichkeit erlaubt, bewahre aber so viel Spannung wie möglich. Drücke dich durch den gesamten Fuß zurück nach oben.

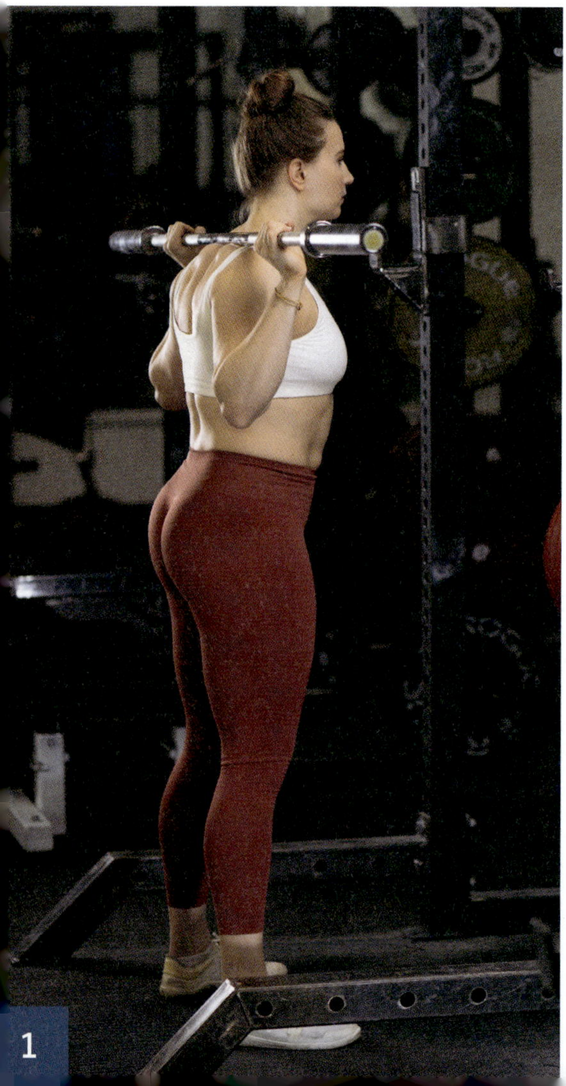
1

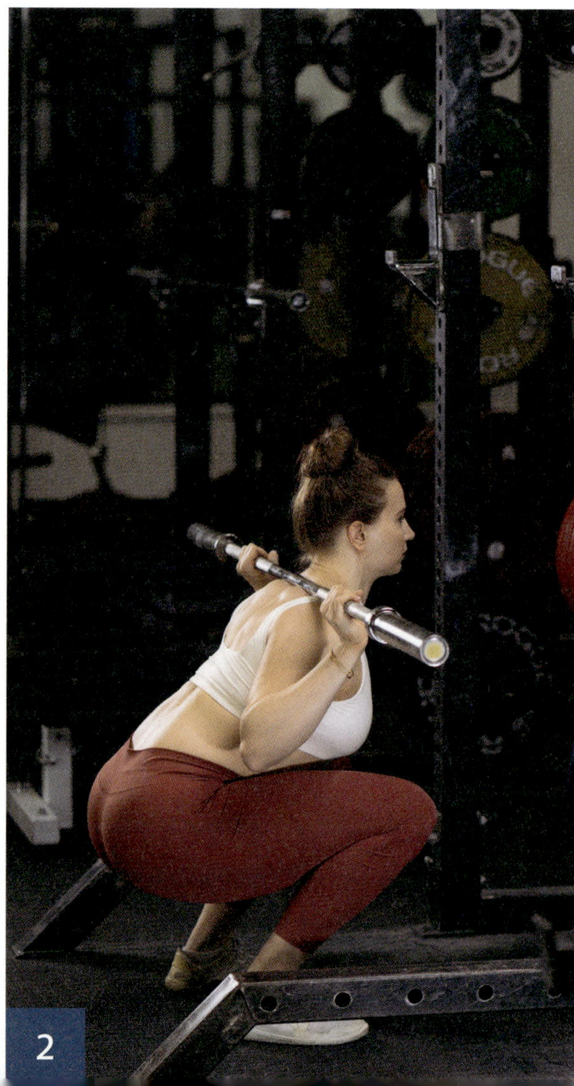
2

FRONT SQUAT

1. Platziere die Langhantelstange vorn auf den Schultern und schiebe die Ellenbogen nach vorn oben. Die Füße sind schulterbreit geöffnet. Hebe die Hantel aus dem Rack und trete ein bis zwei Schritte zurück.
2. Atme tief ein und senke dich in eine tiefe Kniebeuge ab, halte die Ellenbogen dabei nach vorn oben sowie leicht nach außen. Strecke die Brust aufrecht nach oben. Beuge die Knie so tief, wie es dir deine Beweglichkeit erlaubt, bewahre aber so viel Spannung wie möglich. Drücke dich durch den gesamten Fuß zurück nach oben während du kontrolliert ausatmest. Schiebe die Schultern aus der Hocke nach hinten.

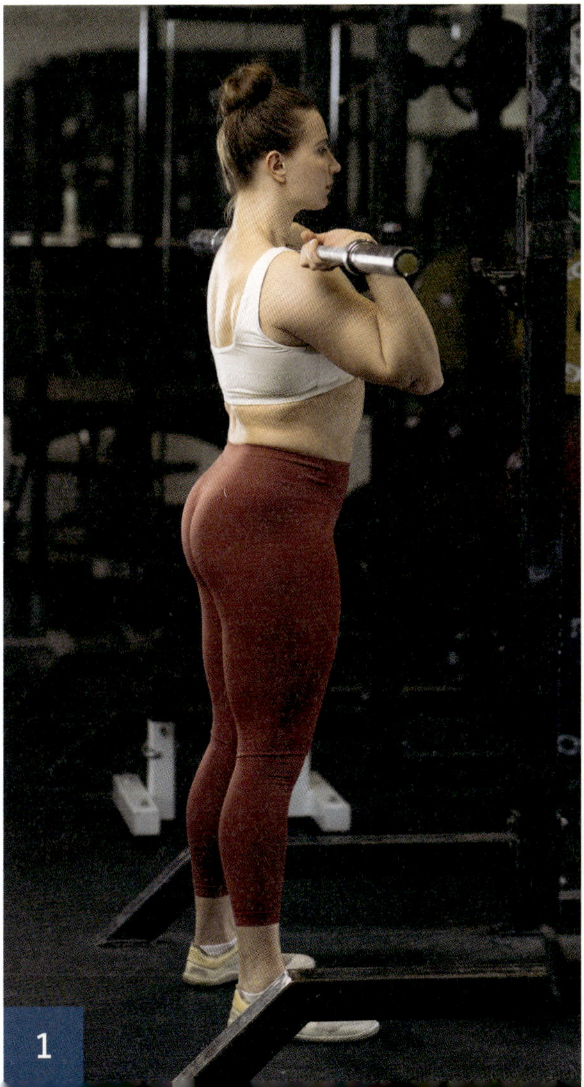

1

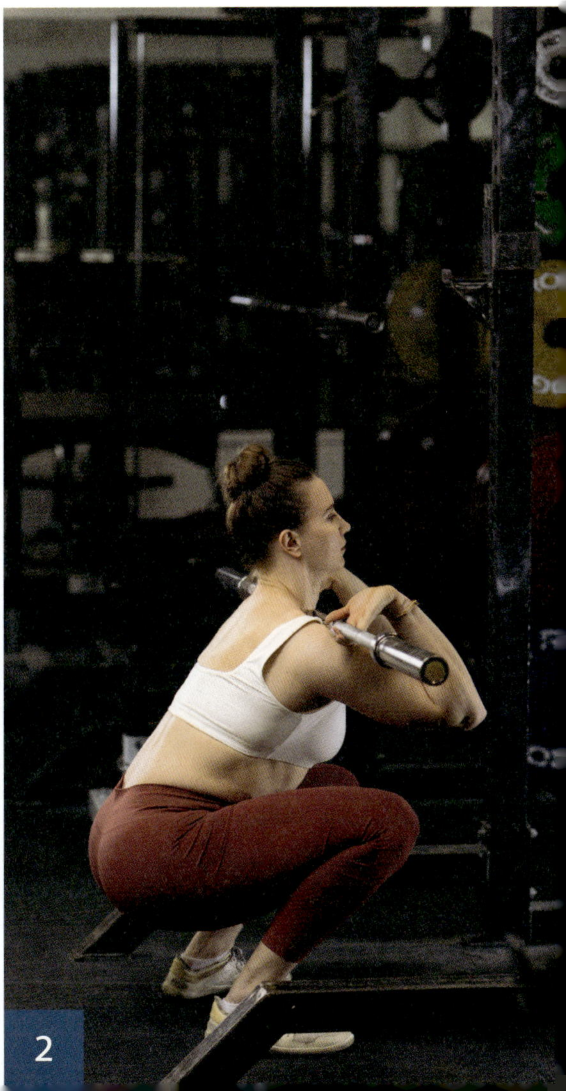

2

HACK SQUAT

1. Stelle dich in die Maschine, platziere die Schultern unter den Polstern und lehne dich mit dem Rücken an. Stelle die Füße schulterbreit auf die Plattform und drehe die Fußspitzen leicht nach außen.
2. Atme tief ein und beuge die Knie so tief, wie es dir deine Beweglichkeit erlaubt, bewahre aber so viel Spannung wie möglich. Drücke dich kontrolliert durch den gesamten Fuß nach oben, während du kontrolliert ausatmest.

Hinweis: Der Rücken bleibt an der Lehne. Solltest du in der Hocke auf die Zehenspitzen kommen, ist das durchaus vertretbar.

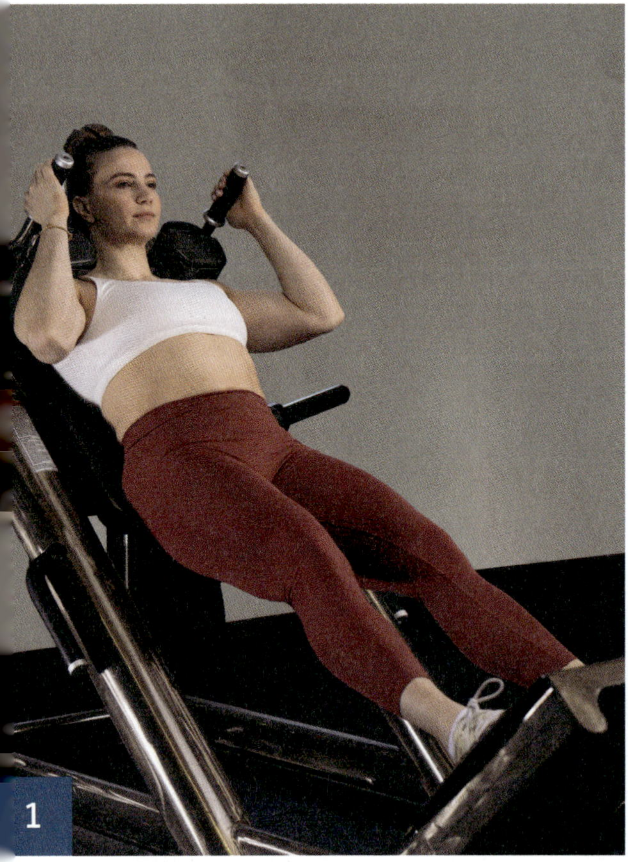

1

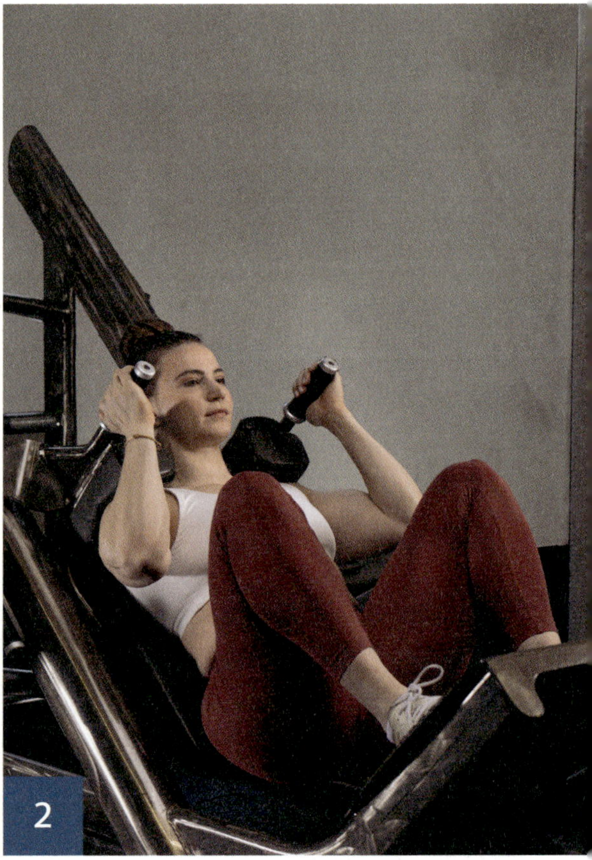

2

LEG EXTENSION

1. Setze dich aufrecht in die Maschine und lehne dich mit dem Rücken an. Platziere die Schienbeine hinter dem Polster, die Knie befinden sich dabei auf Höhe des Drehpunkts.
2. Strecke ein Bein fast komplett aus und spanne den Oberschenkel an.. Halte oben kurz inne und senke das Bein dann langsam ab. Wiederhole den Vorgang mit dem anderen Bein.

Hinweis: Achte darauf, dass die Oberschenkel gerade nach vorn ausgerichtet sind und dass dein Kniegelenk in einer Linie mit der Drehachse der Maschine liegt.

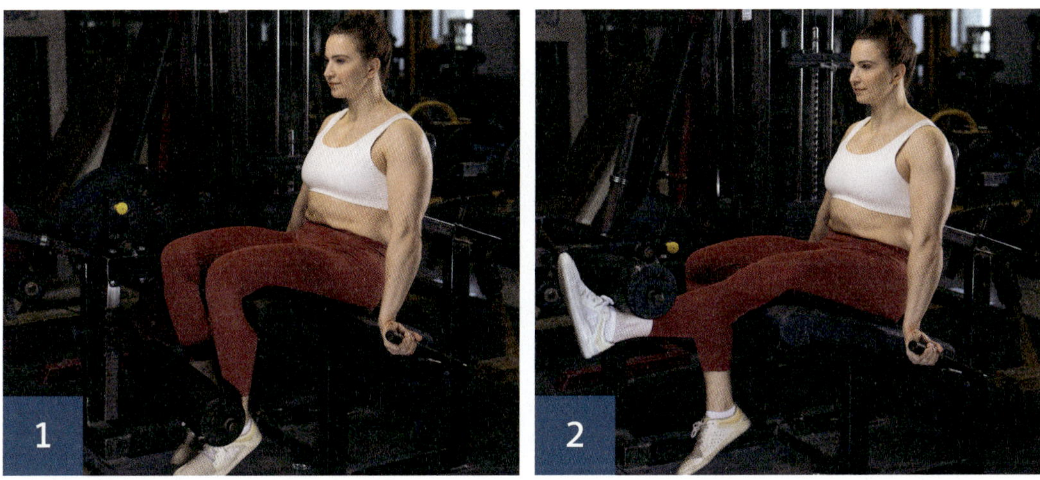

VARIANTE MIT BEIDEN BEINEN

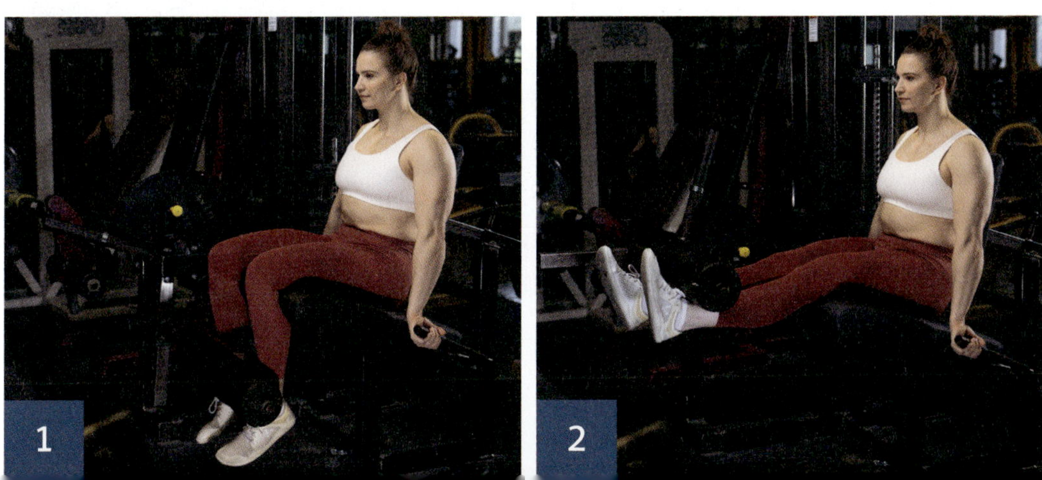

45° LEG PRESS

1. Setze dich in die Beinpresse, lehne dich mit dem Rücken an. Platziere die Füße schulterbreit mittig oder leicht oben auf der Plattform.
2. Atme tief ein und beuge die Knie, senke sie dabei so tief, wie es dir deine Beweglichkeit erlaubt, ohne dabei mit dem unteren Rücken abzuheben. Drücke den Schlitten wieder nach oben, während du kontrolliert ausatmest.

Hinweis: Platziere die Füße für mehr Fokus auf die Oberschenkelvorderseiten weiter unten auf der Plattform und denke an eine Leg Extension. Für mehr Fokus auf die Gesäßmuskulatur platziere die Füße weiter oben auf der Plattform, sodass die Knieflexion minimiert wird.

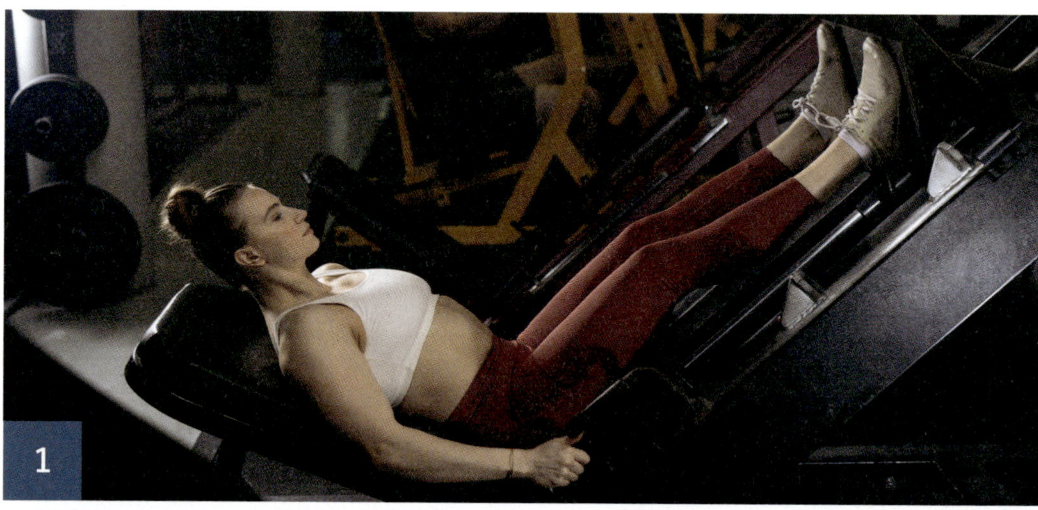

1

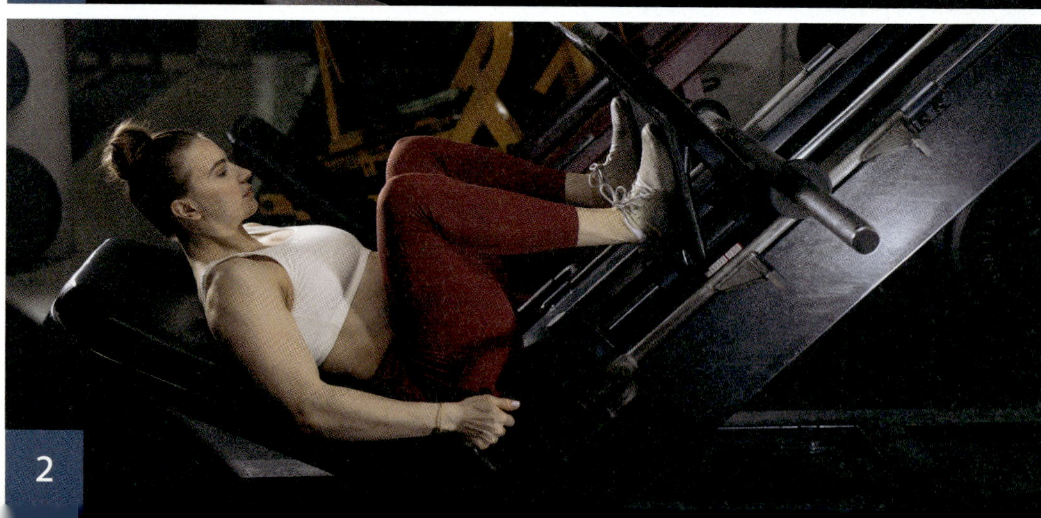

2

STANDING CALF RAISE

1. Stelle dich aufrecht hin. Platziere die Fußballen auf einer Kante, die Fersen hängen frei. Strecke die Beine fast komplett. Der Körper bleibt stabil. Senke die Fersen kontrolliert a, sodass du in eine möglichst starke Dehnung kommst.
2. Drücke dich dann kraftvoll auf die Zehenspitzen. Halte oben kurz inne, senke langsam wieder ab.

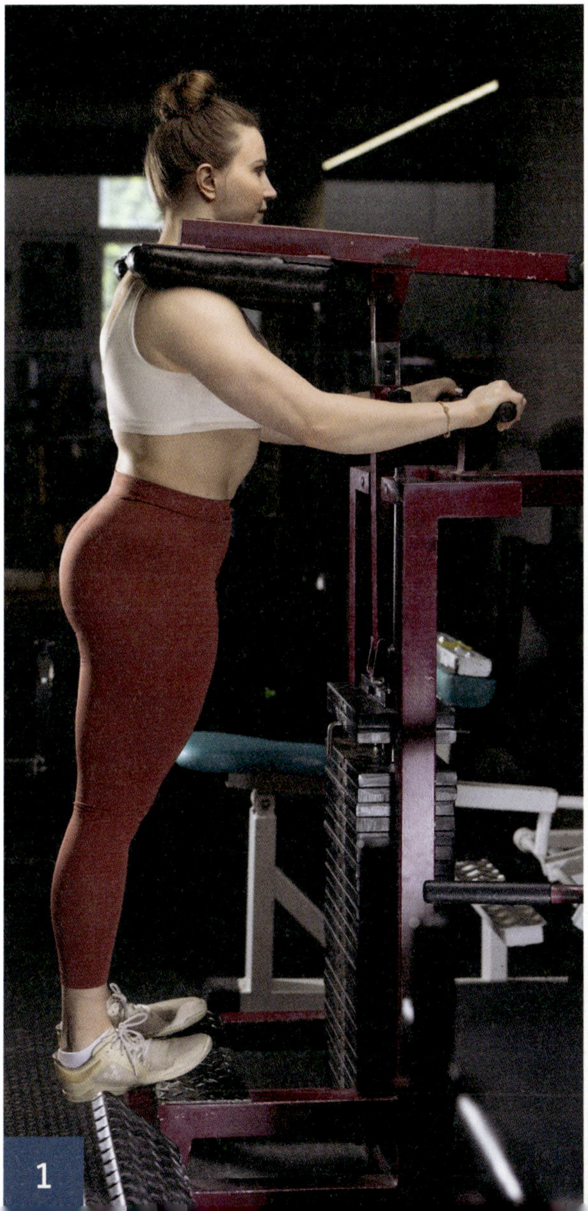

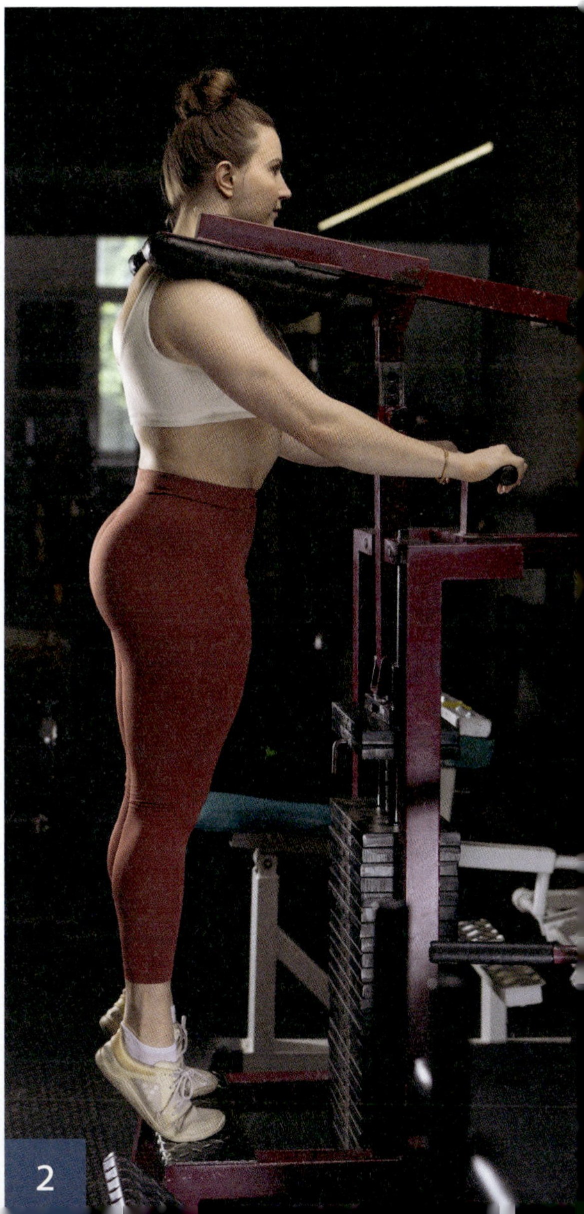

BARBELL HIP THRUST

1. Lege dich mit dem oberen Rücken auf eine Bank, platziere die Hantelstange auf der Hüfte. Stelle die Füße flach auf den Boden, sodass die Schienbeine senkrecht stehen. Hebe das Gesäß knapp über den Boden an.
2. Drücke dich durch die Fersen nach oben, bis Schultern, Hüfte und Knie eine Linie bilden. Spanne das Gesäß fest an. Senke es anschließend kontrolliert wieder ab.

Hinweis: Sollte die Langhantel unangenehm sein, nutze gerne ein weiches Pad oder rolle eine Matte ein und positioniere diese zwischen dein Becken und Langhantel.

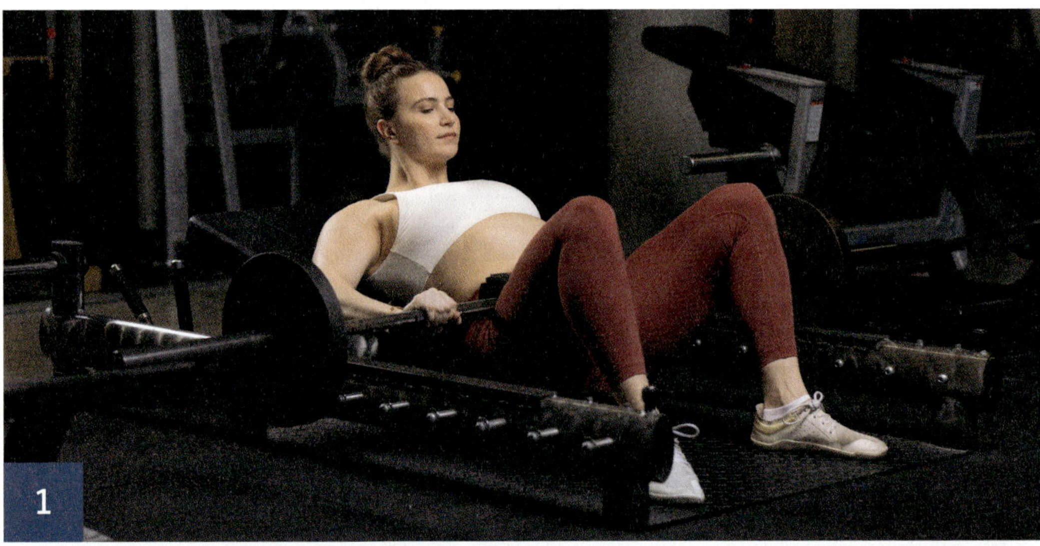

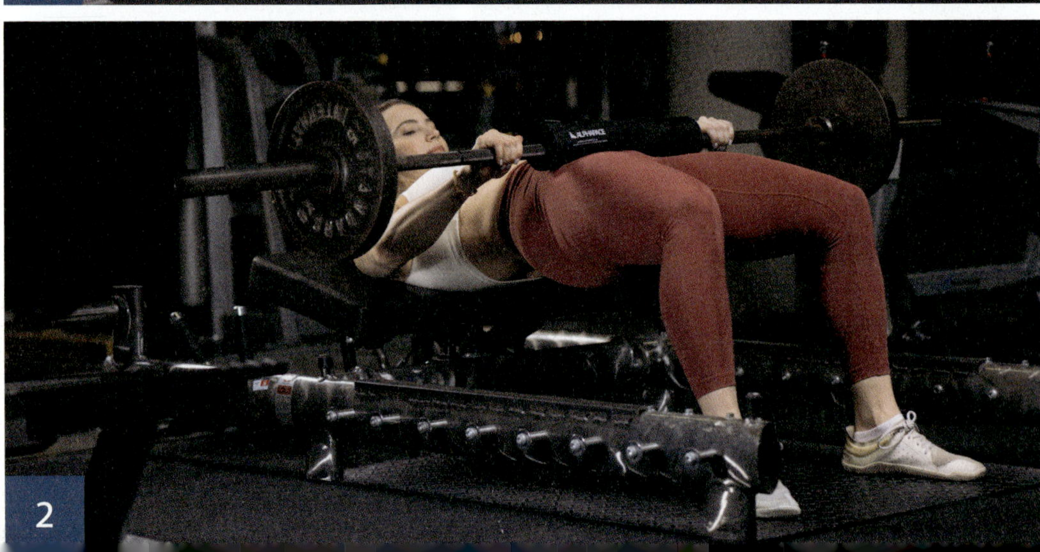

VARIANTE MACHINE HIP THRUST

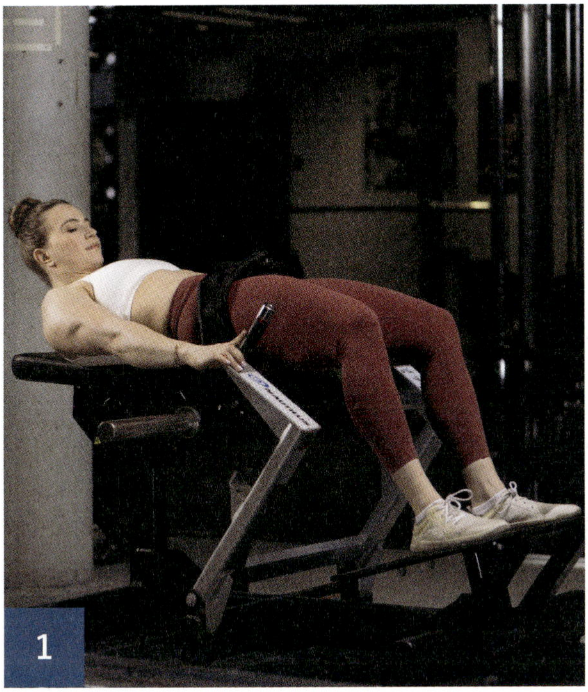
1

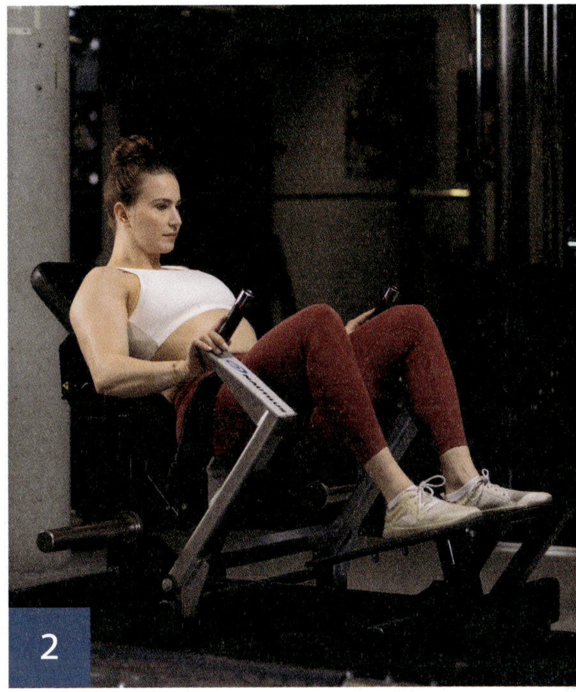
2

VARIANTE SMITH MACHINE HIP THRUST

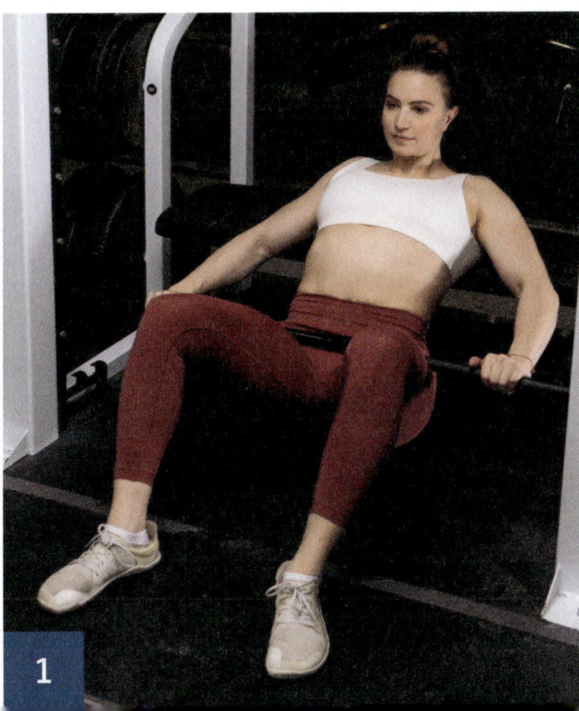
1

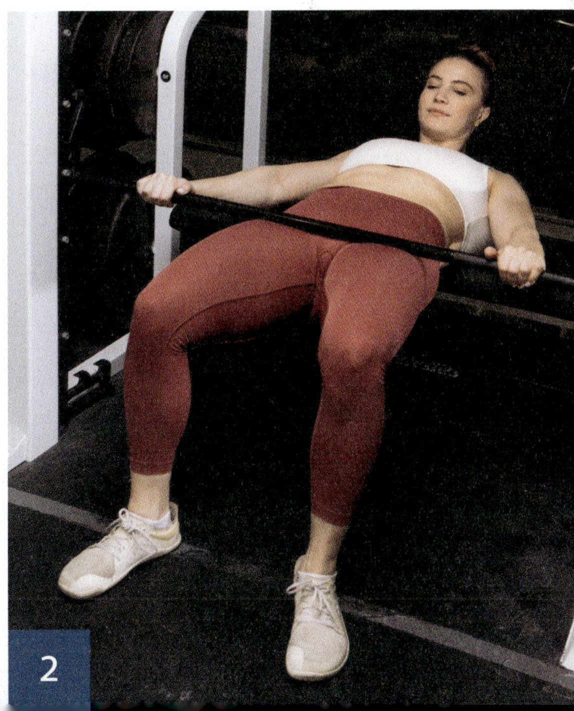
2

LOWER BODY

DUAL DUMBBELL REAR FOOT ELEVATED SPLIT SQUAT

1. Halte in jeder Hand eine Kurzhantel. Platziere einen Fuß auf einer Bank. Der Standbein-Fuß ist weit von der Bank entfernt. Halte den Oberkörper aufrecht.
2. Beuge das vordere Knie und senke dich ab, bis das vordere Bein einen Winkel von mindestens 90 Grad erreicht. Drücke dich kontrolliert zurück nach oben.

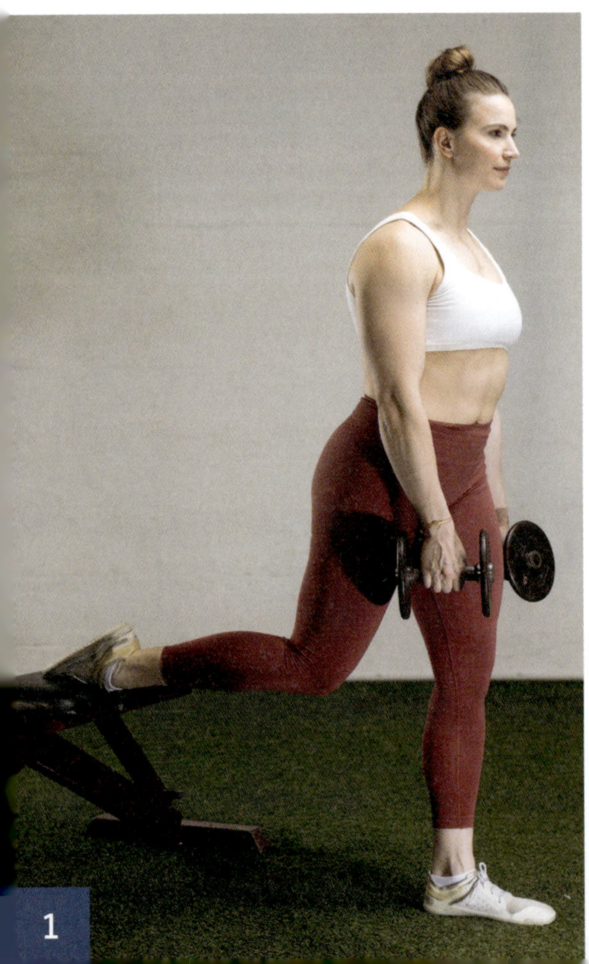

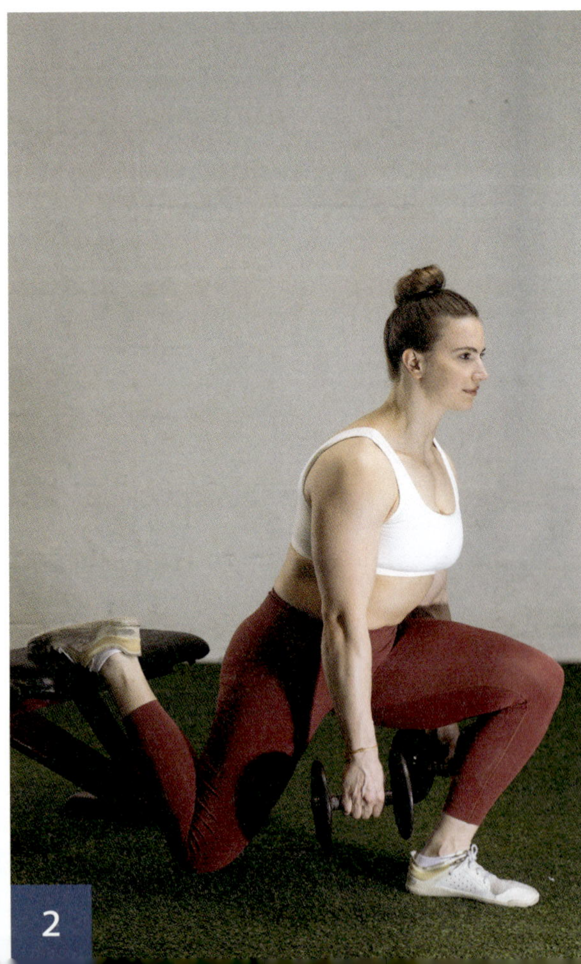

CONTRALATERAL REAR FOOT ELEVATED SPLIT SQUAT

LOWER BODY

1. Platziere einen Fuß auf einer Bank, den anderen Fuß mit etwas Abstand davor auf dem Boden. Halte eine Kurzhantel in der gegenüberliegenden Hand zum vorderen Fuß. Richte den Körper auf und spanne den Rumpf an.
2. Senke dich so weit in eine einbeinige Kniebeuge ab, bis das vordere Knie einen Winkel von circa 90 Grad erreicht. Drücke dich durch die Ferse zurück nach oben, ohne seitlich zu kippen.

Hinweis: Du kannst dich bei dieser Übung auch abstützen, also hand supported ausführen.

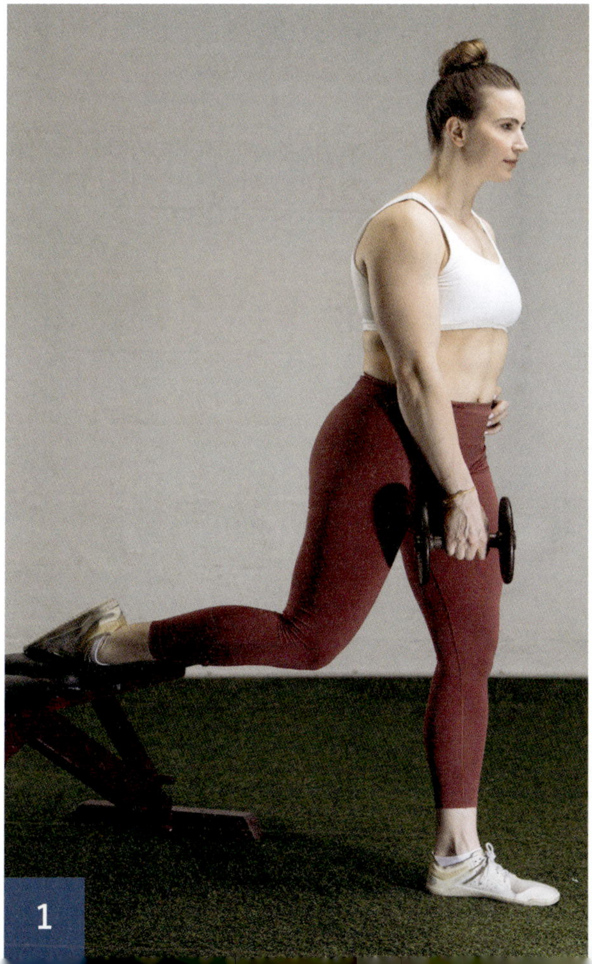

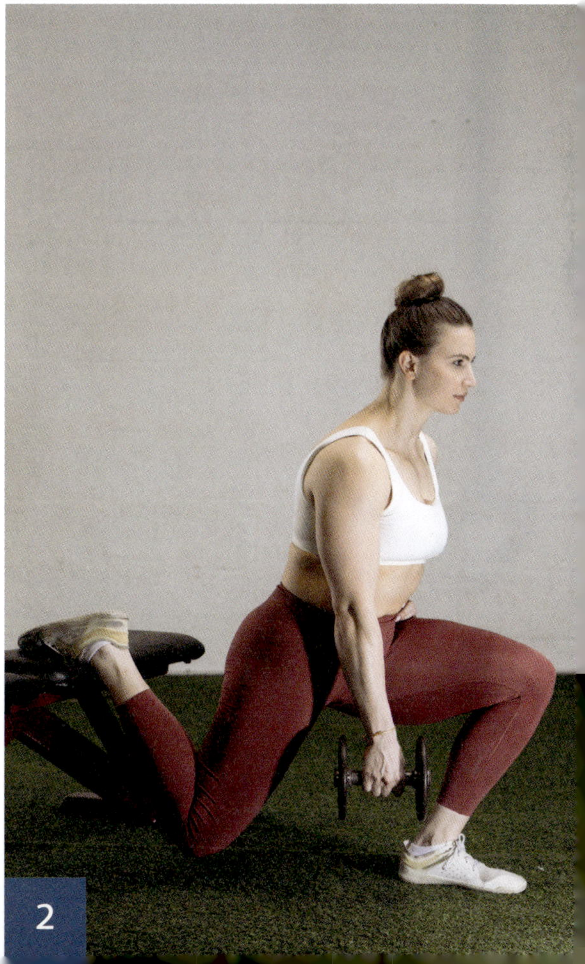

LOWER BODY

DUMBBELL WALKING LUNGE

1. Stelle dich aufrecht mit hüftbreit geöffneten Füßen hin und halte in jeder Hand eine Kurzhantel. Ziehe die Schultern zurück und richte den Blick nach vorn.
2. Mache einen großen Schritt nach vorn, senke das hintere Knie fast bis zum Boden. Das vordere Knie bleibt über dem Fuß. Drücke dich über die Ferse des vorderen Beins kraftvoll nach oben und stelle das hintere Bein an das vordere ran. Wechsle direkt zum nächsten Schritt mit dem anderen Bein.

Hinweise

- Für mehr Quadrizeps-Fokus kannst du deine Schritte auch kürzer halten, sodass du im vorderen Bein mehr Knieflexion generierst.
- Achte darauf, dass das Knie von deinem hinteren Bein den Boden nicht oder nur leicht berührt.

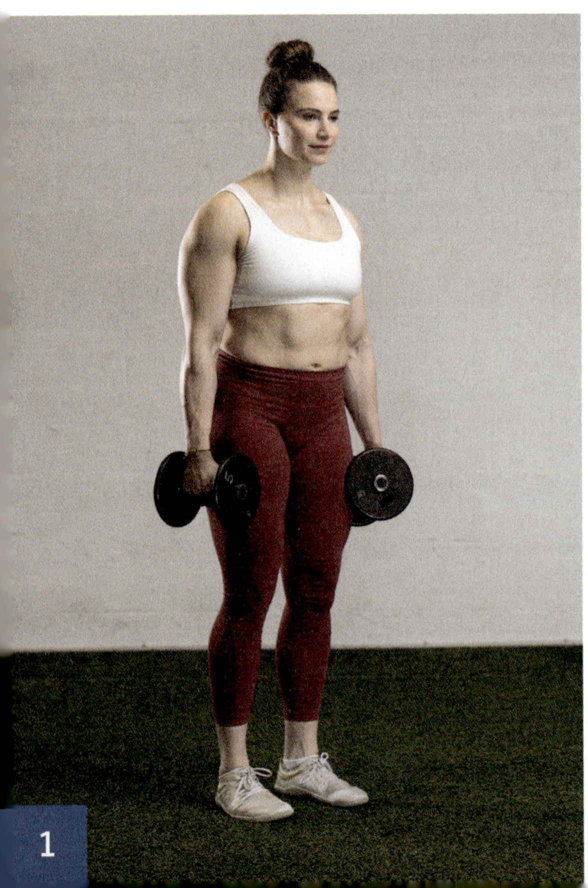

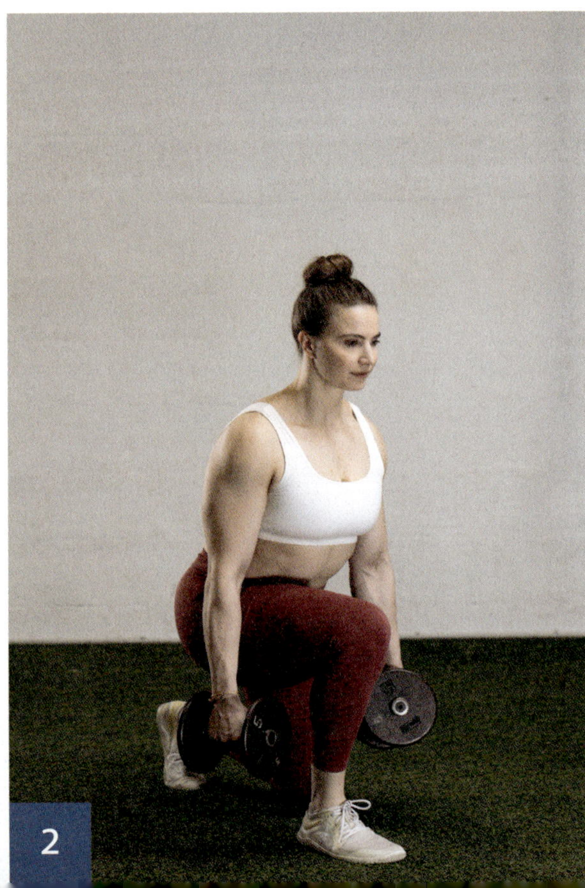

BACK EXTENSION

1. Lege dich auf das Gerät. Platziere das Becken auf dem Polster und fixiere die Fersen. Halte den Rücken neutral.
2. Beuge dich langsam nach unten. Spanne nun das Gesäß und den unteren Rücken an und richte den Oberkörper auf, bis du wieder in einer geraden Linie bist. Senke dich anschließend kontrolliert wieder ab.

Hinweis: Stelle die Maschine so ein, dass du ausreichend Bewegungsraum in der Hüfte hast.

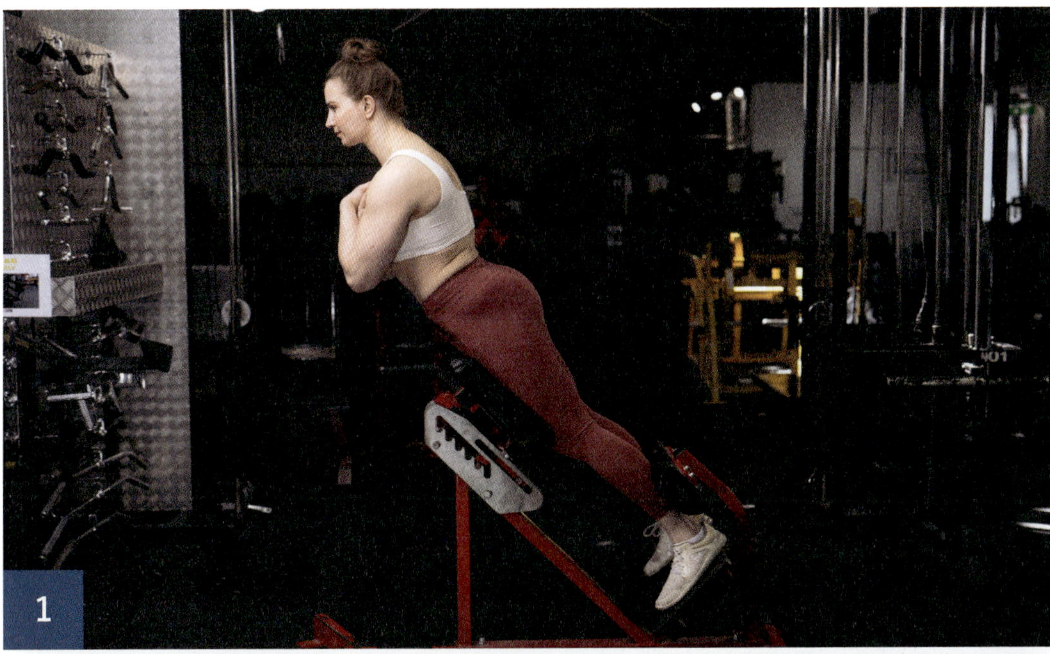

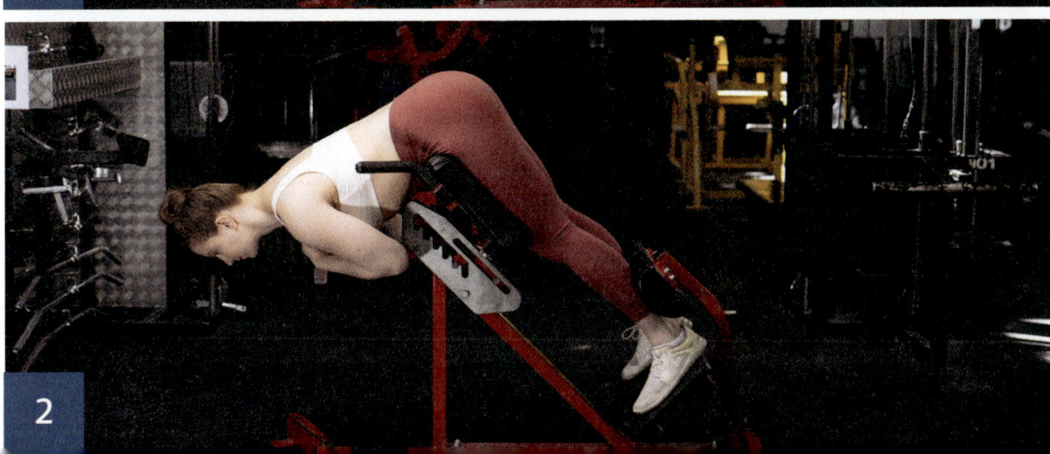

CABLE KICKBACK

1. Stelle dich leicht vorgebeugt an den Turm eines Kabelzugs und schlüpfe mit einem Fuß in die Fußschlaufe. Beuge das freie Standbein leicht und strecke das arbeitende Bein leicht nach hinten.
2. Spanne das Gesäß an und strecke das Bein nach hinten oben, ohne ins Hohlkreuz zu fallen. Halte die Spannung kurz am oberen Punkt und führe das Bein dann langsam zurück. Der Fuß bleibt dabei in der Schlaufe.

Hinweis: Optional kannst du dein Standbein auch auf eine Erhöhung stellen.

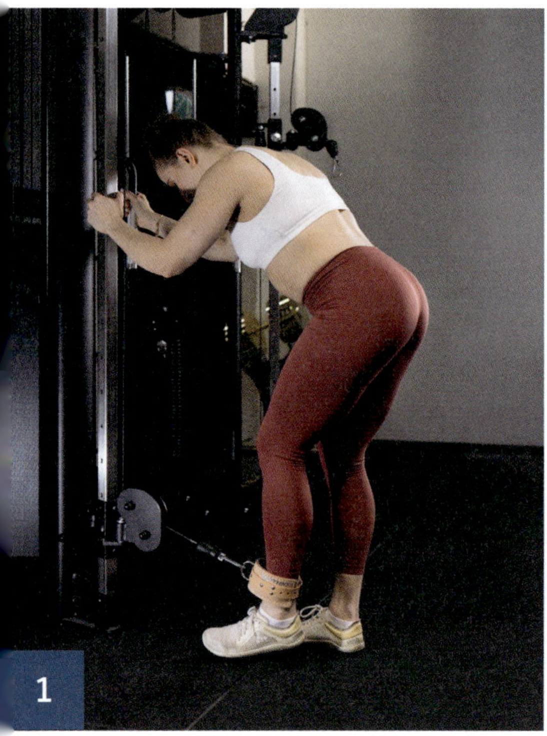

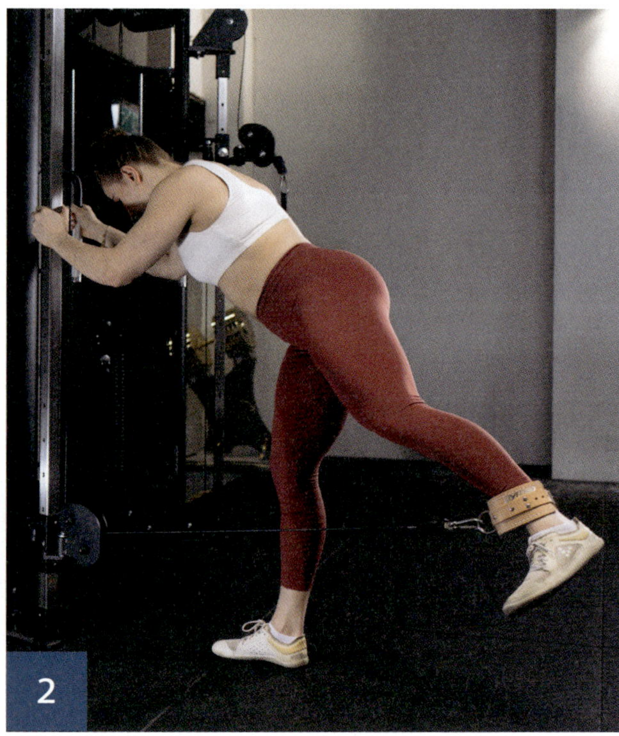

ABDUCTION MACHINE

1. Setze dich aufrecht auf den Sitz der Maschine und lehne dich mit dem Rücken an. Platziere die Beine innen an den Polstern und schließe sie leicht.
2. Drücke die Beine kontrolliert nach außen, spanne dabei die seitliche Gesäßmuskulatur an. Halte die Spannung kurz am Endpunkt, führe dann die Beine langsam zurück, ohne die Gewichte zurückschnellen zu lassen.

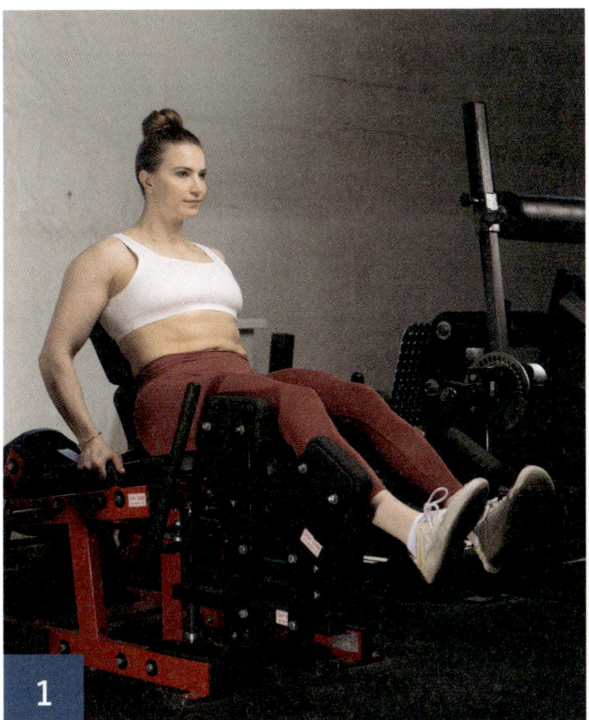

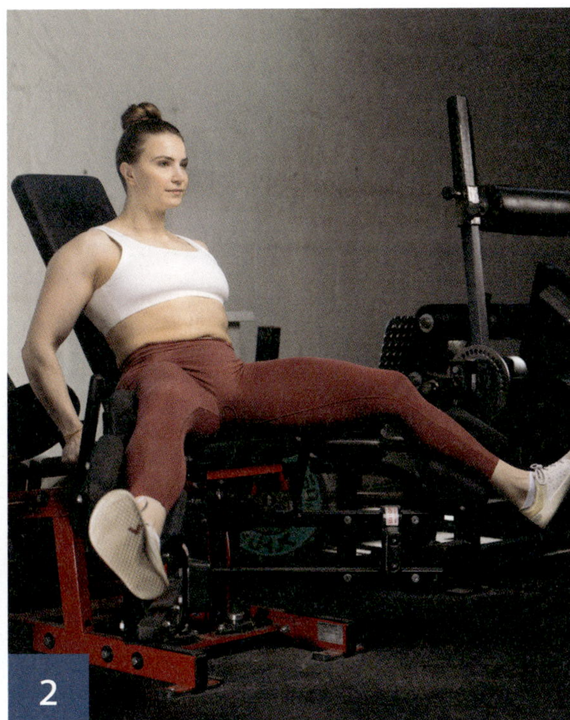

ADDUCTION MACHINE

1. Setze dich aufrecht auf den Sitz der Maschine, lehne dich mit dem Rücken an. Platziere die Knie außen an den Polstern. Die Beine sind nun gespreizt.
2. Drücke die Beine kontrolliert zusammen, spanne die Adduktoren – die Muskeln an den Beininnenseiten – an. Halte die Spannung kurz am engsten Punkt und führe die Beine dann langsam in die Ausgangsposition zurück

Hinweis: In der Endposition solltest du dich nicht von der Maschine dehnen lassen, sondern ausschließlich innerhalb deiner eigenen aktiven ROM bleiben.

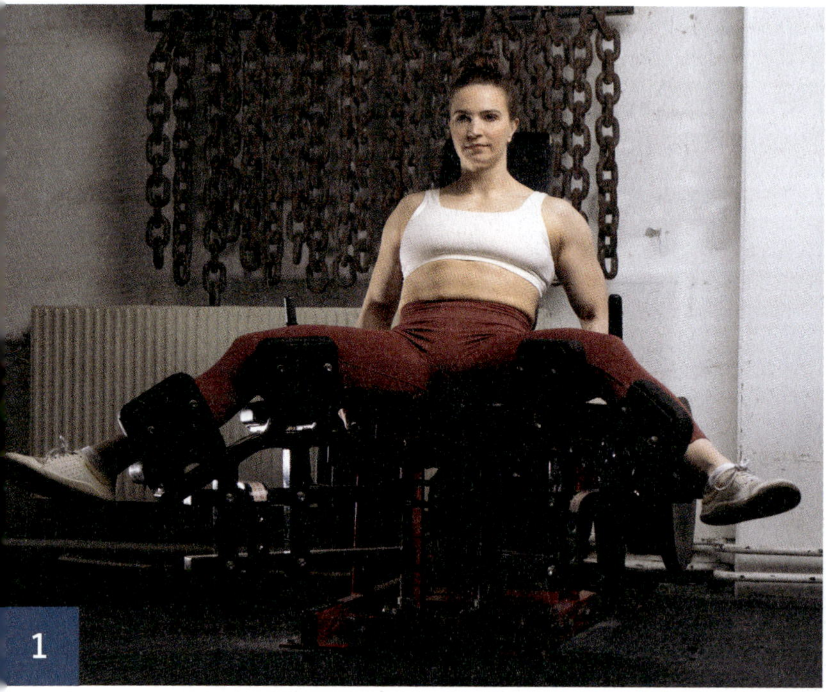
1

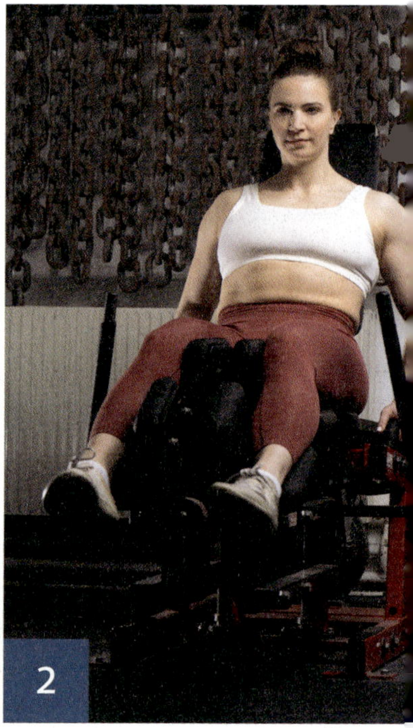
2

BARBELL BENCH PRESS

1. Lege dich auf die Flachbank, stelle die Füße fest auf den Boden. Greife die Stange etwas weiter als schulterbreit, ziehe die Schulterblätter leicht zurück und nach unten. Der Körper bäumt sich auf der Bank auf. Hebe die Stange aus der Ablage und atme dabei tief ein.
2. Senke die Stange kontrolliert bis zum höchsten Punkt der Brust, die Ellenbogen bleiben dabei unter der Stange. Drücke sie kraftvoll zurück nach oben, spanne die Brustmuskulatur an und atme kontrolliert aus.

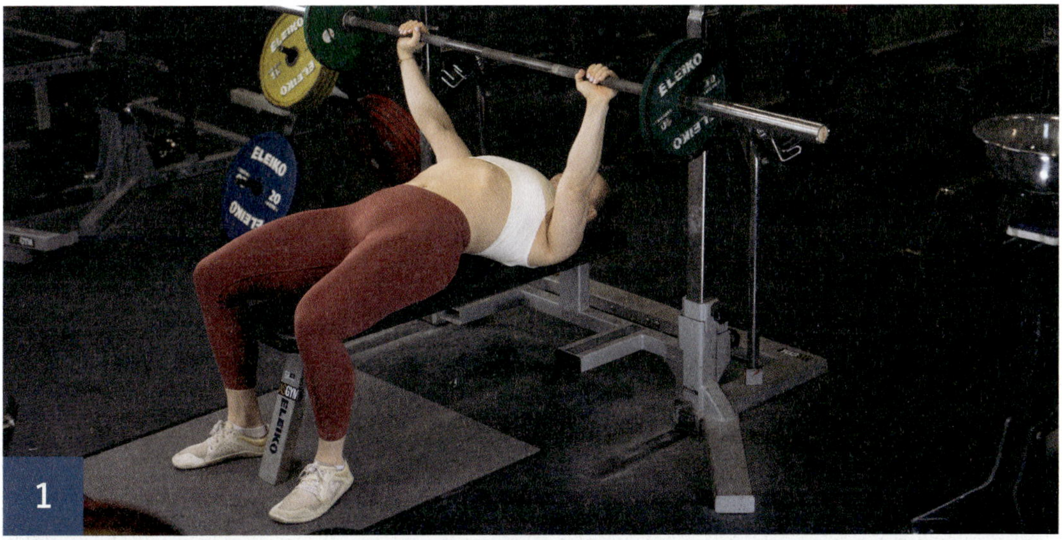

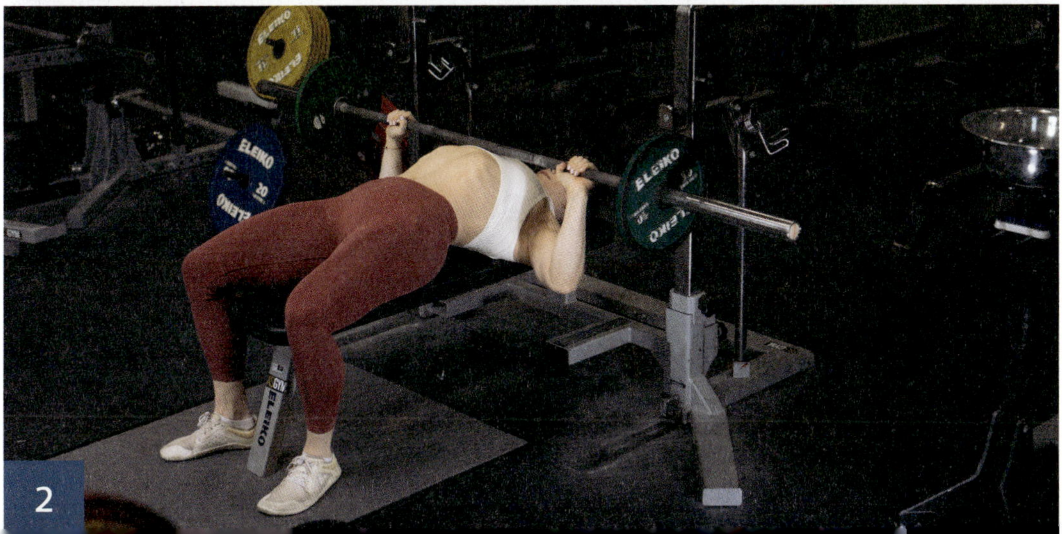

CLOSE GRIP BARBELL BENCH PRESS

1. Lege dich auf eine Bank. Greife die Langhantel schulterbreit oder enger, die Schulterblätter sind fixiert. Strecke die Arme und halte die Stange über der Brust.
2. Senke die Stange zum unteren Brustbereich ab, die Ellenbogen kommen eng an den Körper. Drücke sie kontrolliert wieder nach oben, ohne die Arme komplett durchzustrecken.

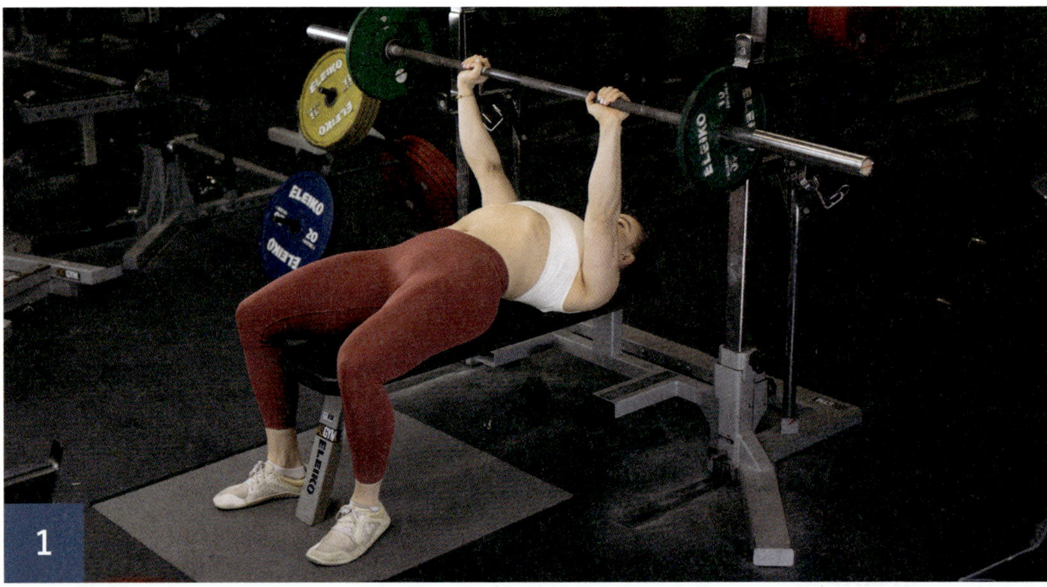
1

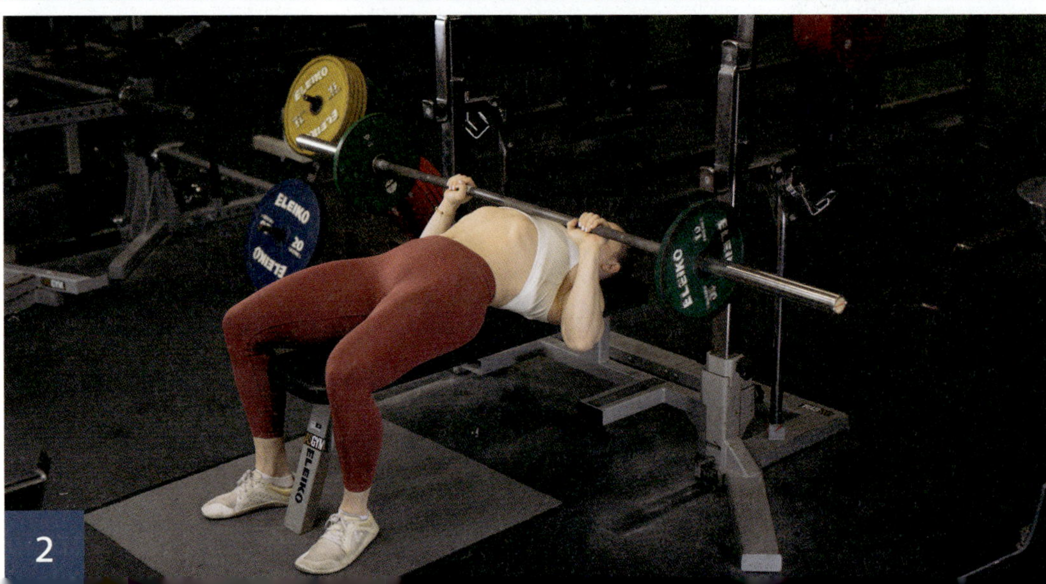
2

INCLINE BARBELL BENCH PRESS

1. Lege dich auf die Schrägbank (stelle sie etwa bei 15 bis 30 Grad Neigung ein), platziere die Füße fest auf dem Boden. Greife die Stange etwas weiter als schulterbreit und halte die Stange über der Brust. Hebe die Stange aus der Ablage.
2. Senke die Stange kontrolliert zum oberen Bereich der Brust, die Ellenbogen zeigen dabei leicht nach außen. Drücke sie kraftvoll zurück nach oben und spanne die Brustmuskulatur an.

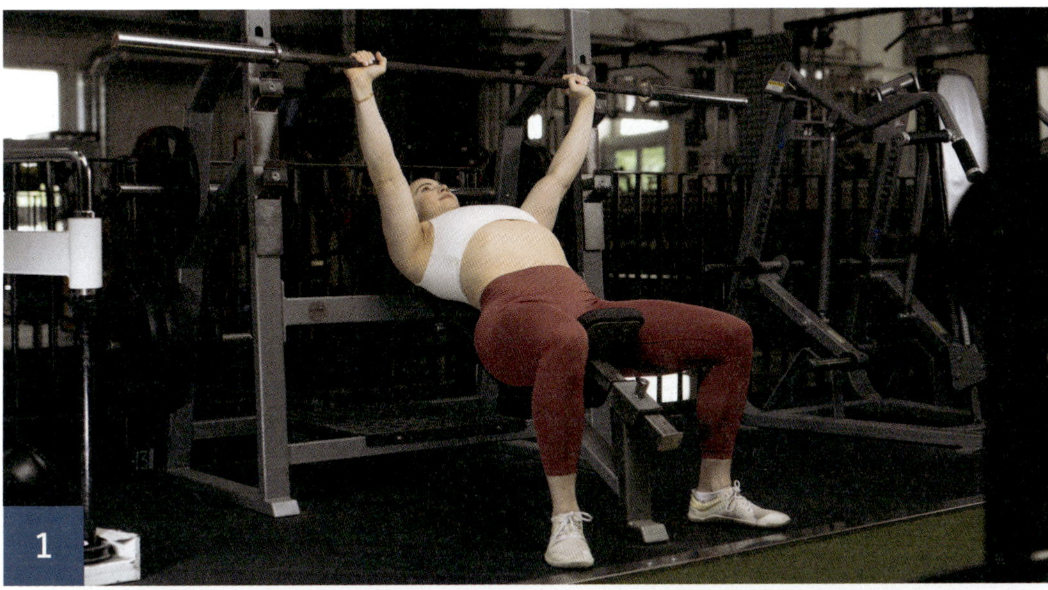

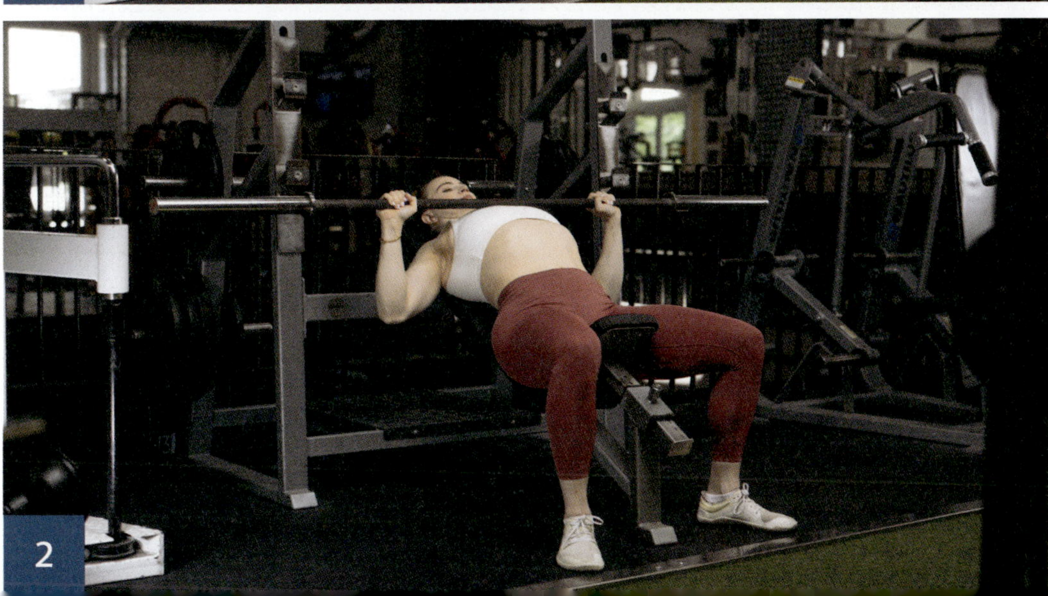

DUMBBELL BENCH PRESS

1. Lege dich auf die Flachbank, platziere die Füße fest auf dem Boden. Lege die Kurzhanteln auf den Oberschenkeln ab, lege dich zurück auf die Bank. Halte die Hanteln neben der Brust und strecke die Arme von hier nach oben aus, bis die Hanteln über der Brust nach oben gedrückt sind.
2. Senke die Hanteln kontrolliert seitlich ab, bis die Oberarme parallel zum Boden ausgerichtet sind. Drücke sie wieder kontrolliert hoch, ohne sie oben aneinanderzuschlagen.

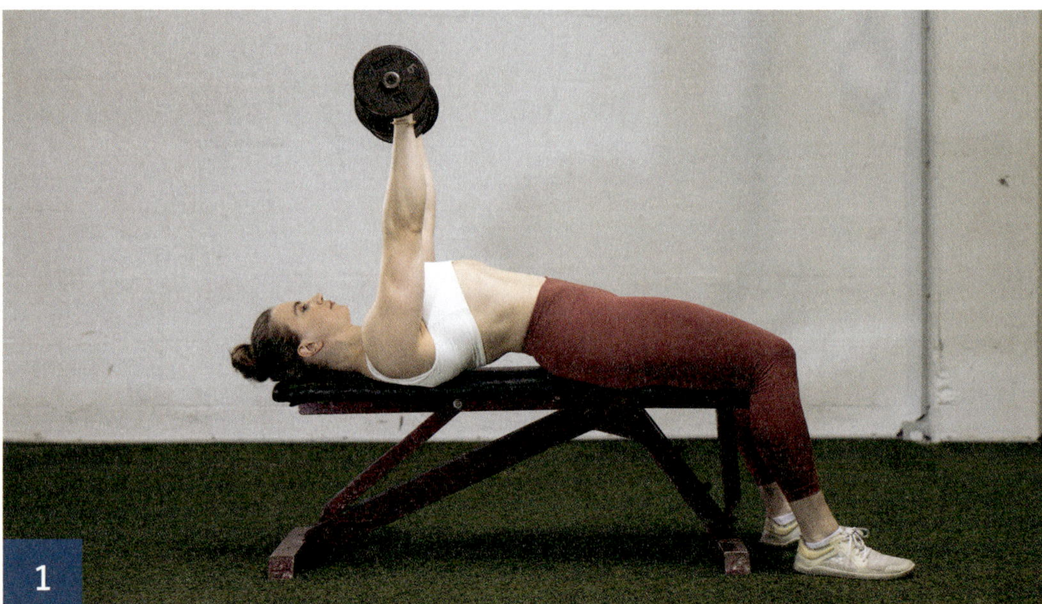

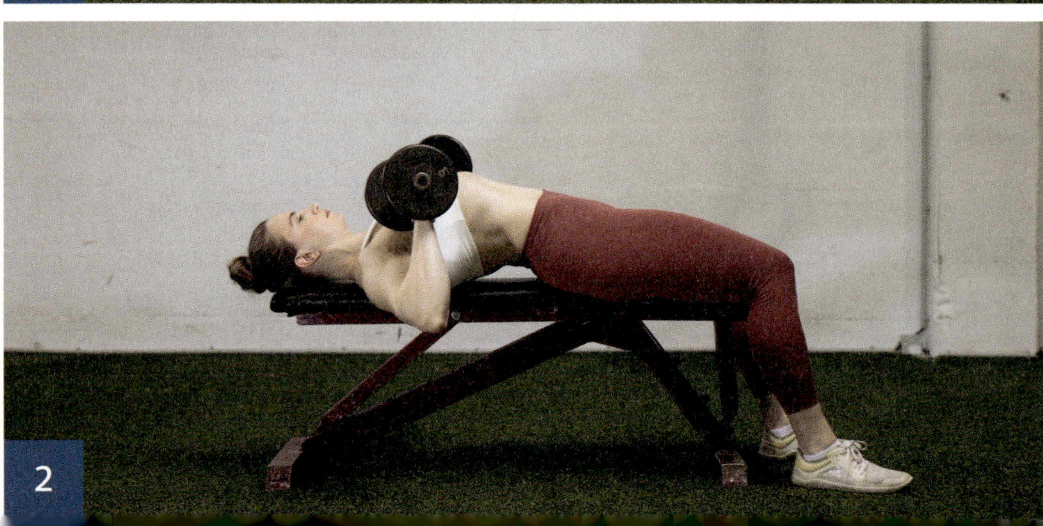

INCLINE DUMBBELL BENCH PRESS

1. Lege dich auf die Schrägbank, die eine Neigung von etwa 15 bis 30 Grad haben sollte. Platziere die Füße fest auf dem Boden. Halte die Kurzhanteln über der Brust, die Arme sind gestreckt.
2. Senke die Hanteln kontrolliert seitlich ab, bis die Oberarme parallel zum Boden ausgerichtet sind. Drücke sie wieder kontrolliert hoch, ohne sie oben aneinanderzuschlagen.

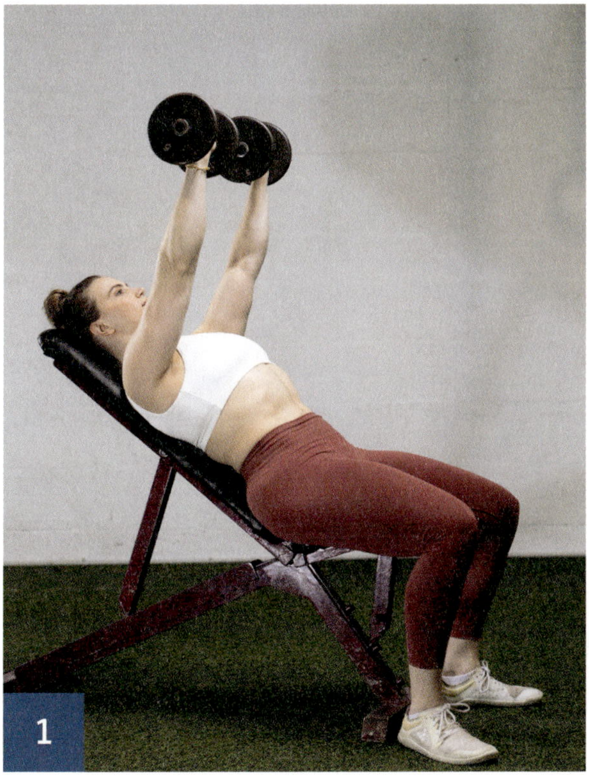

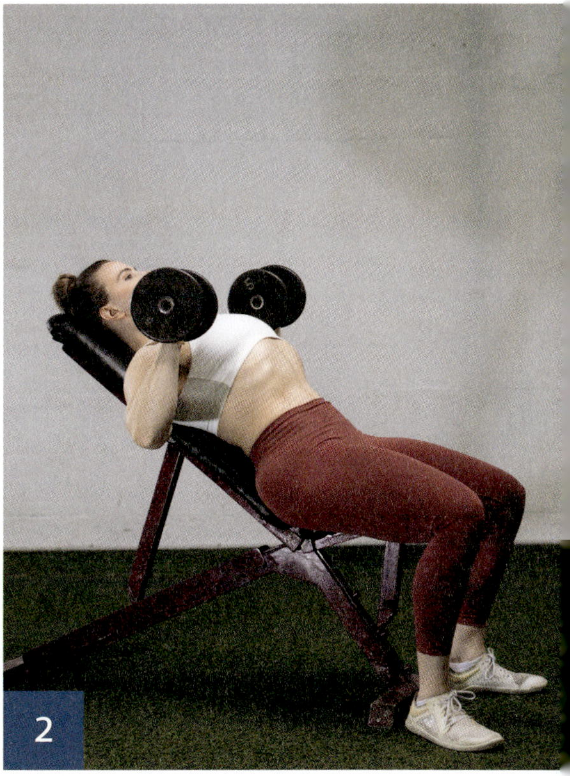

FLAT CHEST PRESS

1. Setze dich an die Brustpresse. Lehne dich mit dem Rücken an der Lehne an, platziere die Füße fest auf dem Boden. Greife die Griffe auf Brusthöhe.
2. Drücke die Griffe kontrolliert nach vorn, bis die Arme durchgestreckt sind, und spanne die Brustmuskulatur an. Beuge die Arme langsam zurück, bis zu einem Winkel von etwa 90 Grad.

Hinweis: Achte darauf die Schultern aktiv nach unten zu drücken.

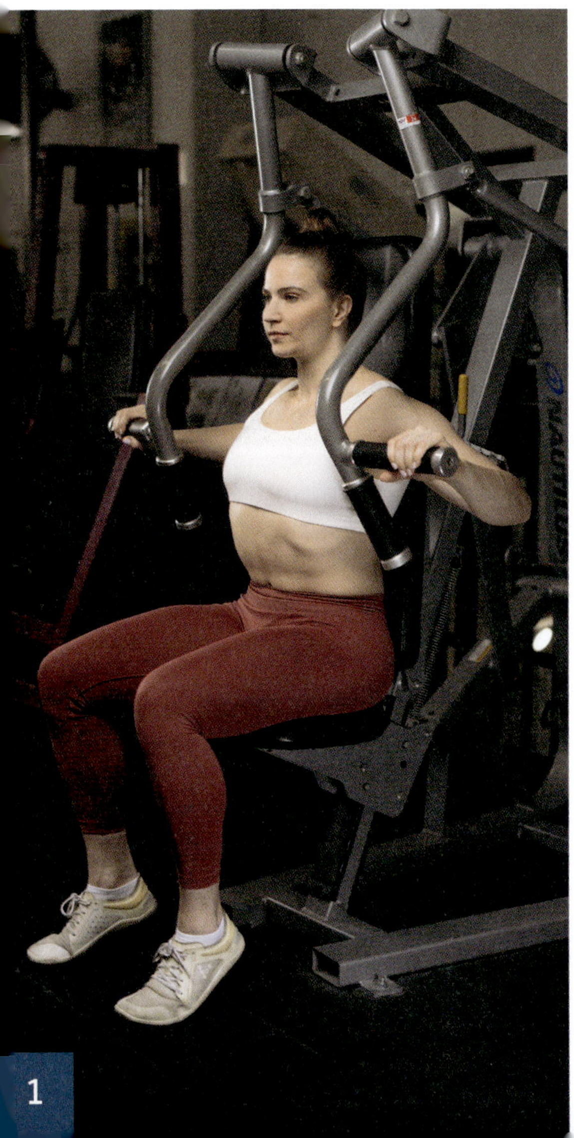

1

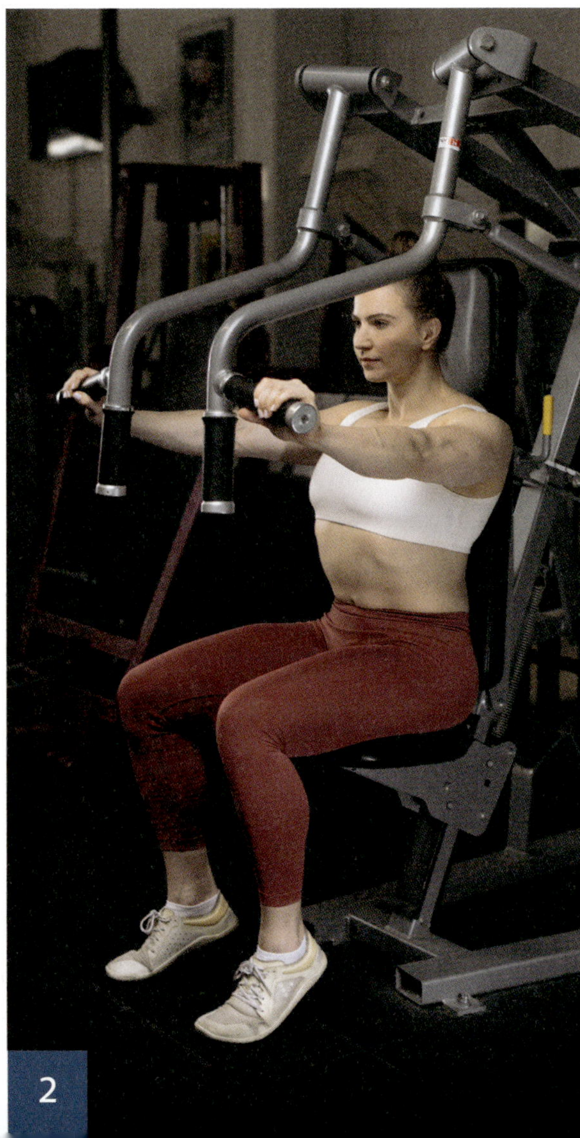

2

INCLINE CHEST PRESS

1. Setze dich an die schräg gestellte Brustpresse und lehne dich mit dem Rücken an die Lehne. Platziere die Füße fest auf dem Boden. Greife die Griffe auf Höhe des oberen Brustbereichs.
2. Drücke die Griffe kontrolliert nach vorn und leicht nach oben, bis die Arme durchgestreckt sind. Beuge die Arme langsam wieder bis zu einem Winkel von circa 90 Grad.

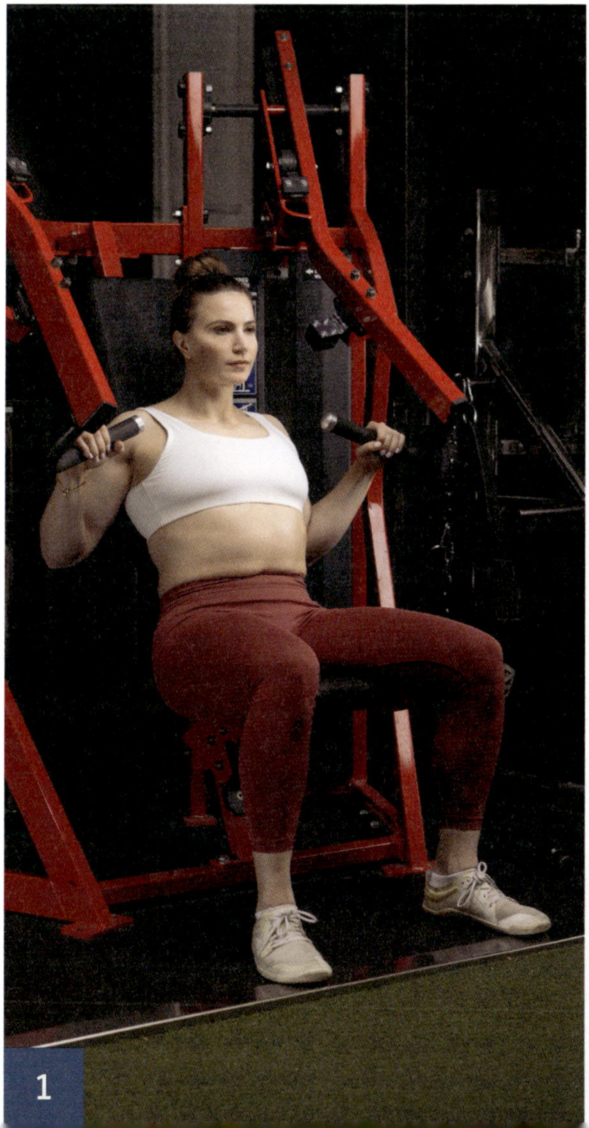

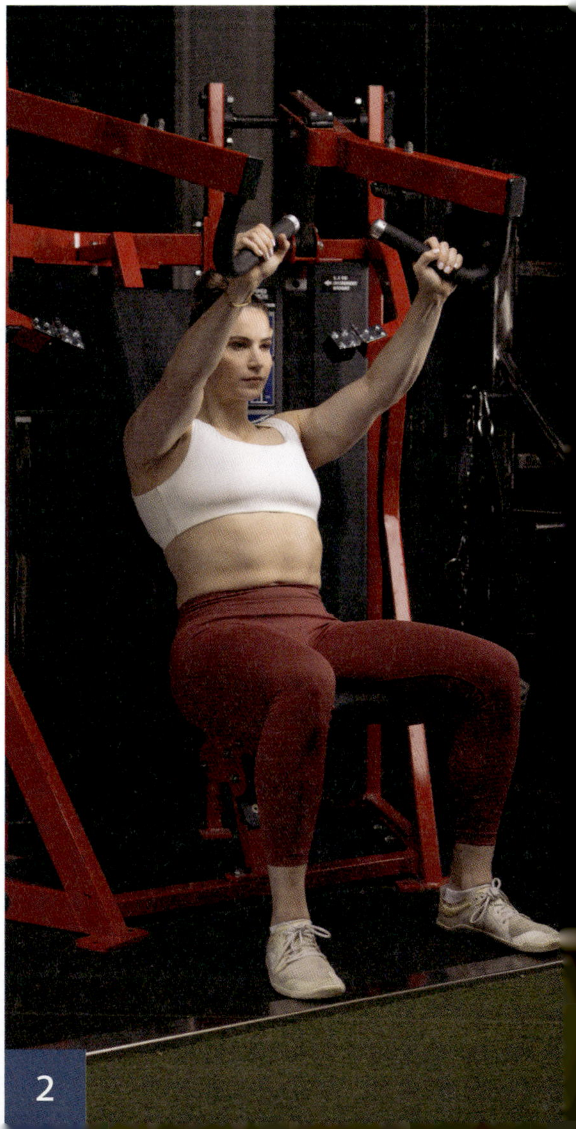

PUSH-UP

1. Platziere die Hände etwas weiter als schulterbreit auf dem Boden und strecke die Beine. Der Körper bildet nun eine gerade Linie.
2. Beuge die Ellenbogen und senke dich kontrolliert ab, bis die Brust den Boden berührt. Drücke dich kraftvoll wieder hoch und halte die Linie.

Hinweise

- Achte hier besonders auf Körperspannung, um nicht in ein Hohlkreuz zu fallen.
- Wenn du mit regulären Push-Ups Schwierigkeiten hast, kannst du sie auf einer Erhöhung ausführen oder gegen eine Wand.

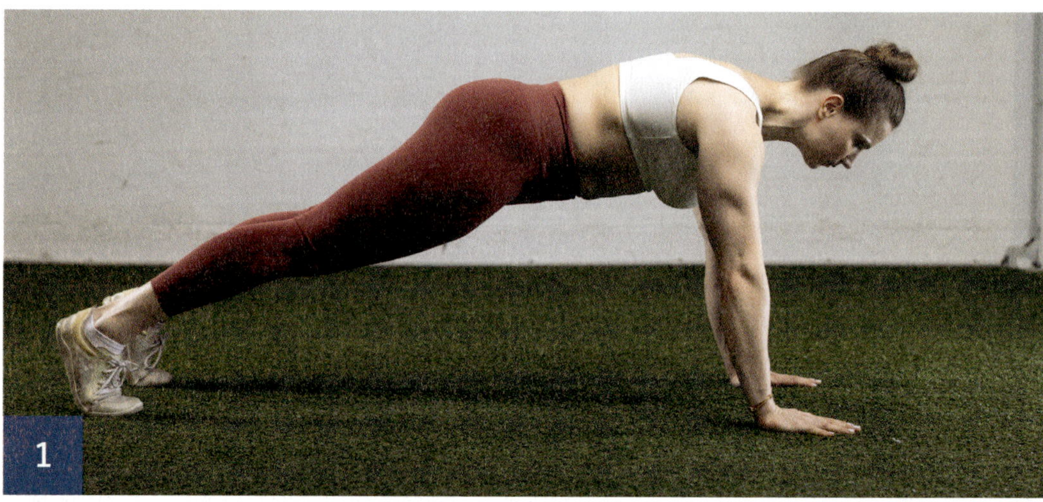

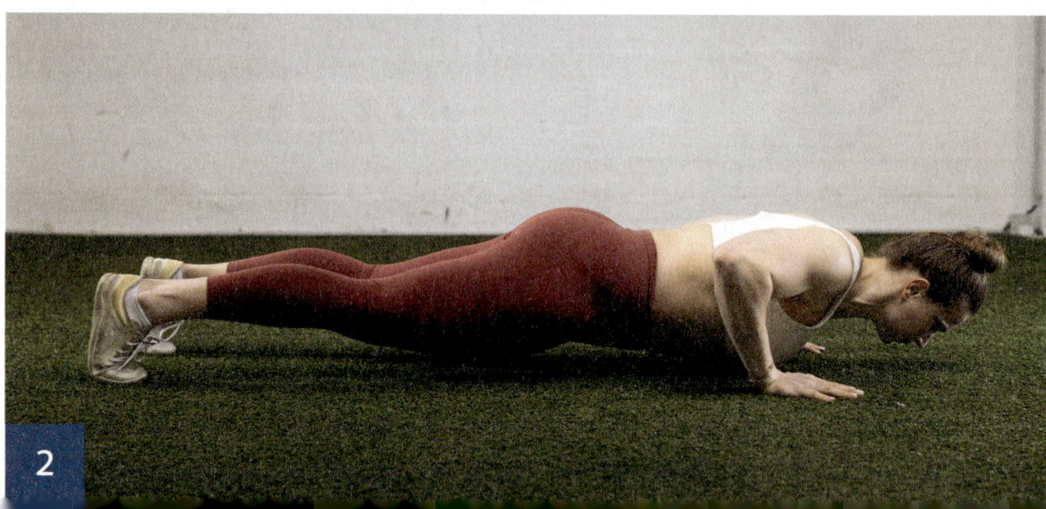

DUMBBELL CHEST FLY

1. Lege dich mit dem Rücken auf die Flachbank oder auf eine Bank mit leichter Schräge. Platziere die Füße fest auf dem Boden. Halte die Kurzhanteln mit gestreckten Armen über der Brust, die Handflächen zueinander gewendet, und beuge die Ellenbogen leicht.
2. Senke die Hanteln in weitem Bogen zu beiden Seiten ab, bis du eine starke Dehnung spürst. Drücke sie wieder kontrolliert nach oben zusammen. Die Ellenbogen bleiben leicht gebeugt.

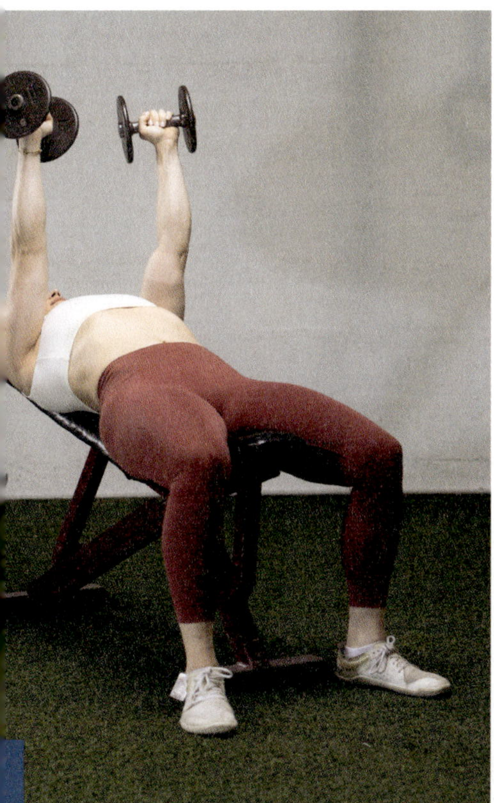

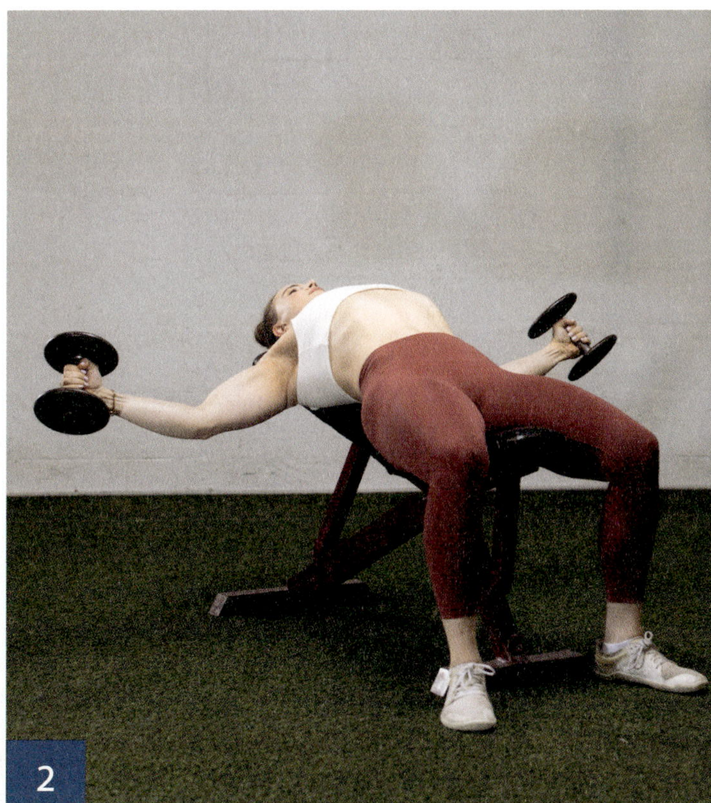

SEATED CABLE FLY

1. Setze dich an die Kabelzugmaschine, lehne dich mit dem Rücken an die Lehne. Greife die Griffe auf Brusthöhe und halte die Arme seitlich mit leicht gebeugten Ellenbogen.
2. Führe die Griffe kontrolliert vor der Brust zusammen und spanne die Brustmuskulatur an. Öffne die Arme langsam wieder und spüre die Dehnung.

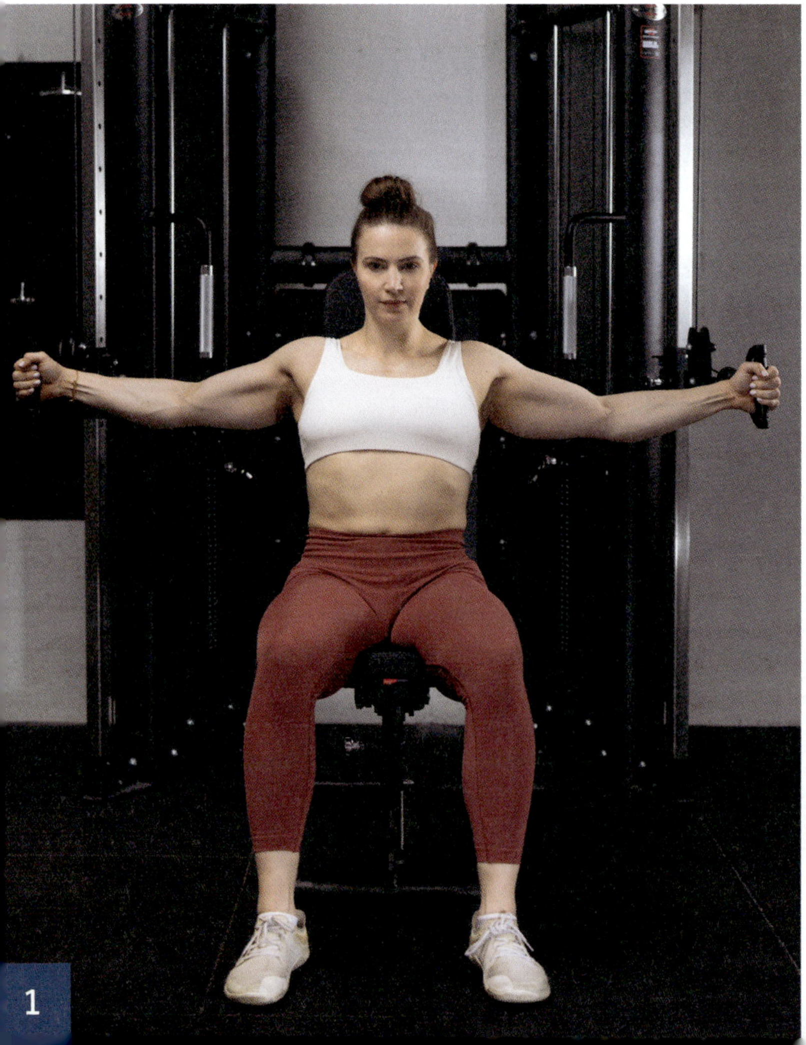

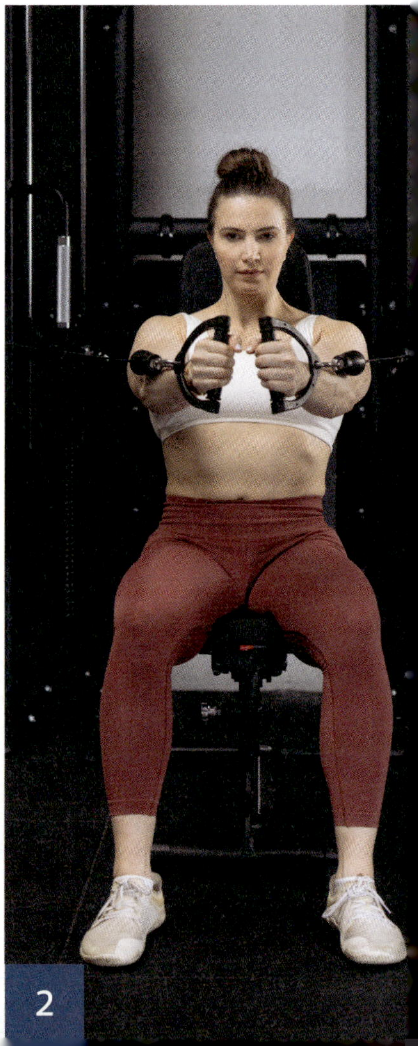

BARBELL SHOULDER PRESS

1. Stelle oder setze dich aufrecht hin. Lege die Langhantel vorn auf die Schultern oder ins Rack. Greife die Stange etwas weiter als schulterbreit im Obergriff. Die Ellenbogen zeigen dabei leicht nach vorn und unten, der Rücken ist gerade. Spanne den Rumpf an. Hebe die Stange aus der Ablage, wenn sie dort liegt.
2. Atme ein und drücke die Langhantel kontrolliert direkt über den Kopf, bis die Arme gestreckt sind und halte kurz die maximale Kontraktion. Senke die Stange dann langsam und kontrolliert zurück auf die vordere Schulterpartie ab. Halte dabei die Spannung und spanne aktiv den Hintern an, sodass du nicht ins Hohlkreuz fällst.

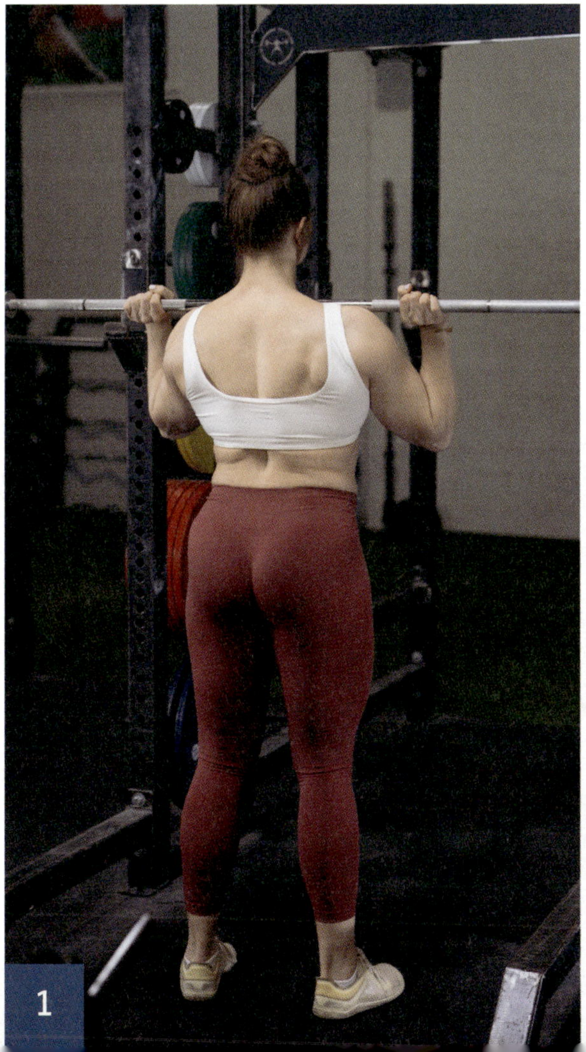

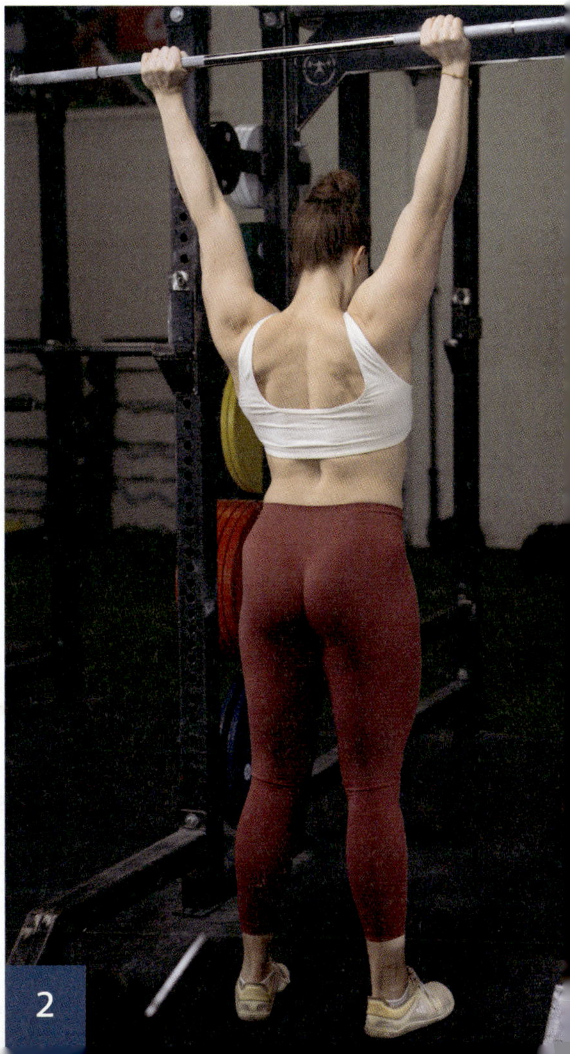

SMITH MACHINE SHOULDER PRESS

1. Setze dich auf eine etwa 75 bis 80 Grad geneigte Bank in der Multipresse, lehne den Rücken fest an die Lehne. Greife die Stange etwas weiter als schulterbreit im Obergriff. Löse die Stange aus der Ablage.
2. Drücke die Stange kontrolliert nach oben, bis die Arme gestreckt sind. Senke die Stange langsam und kontrolliert wieder auf die vordere Schulterpartie ab.

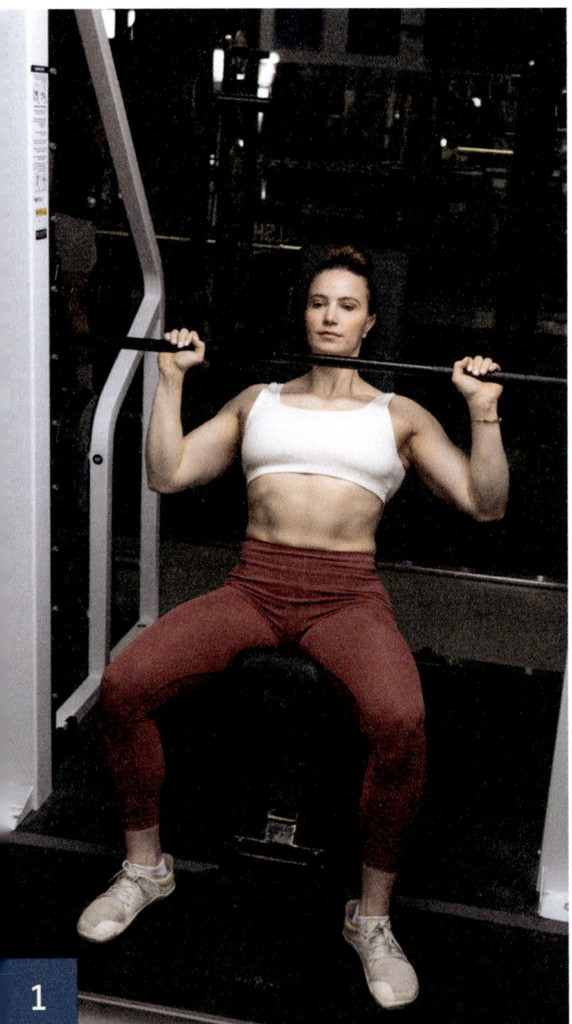

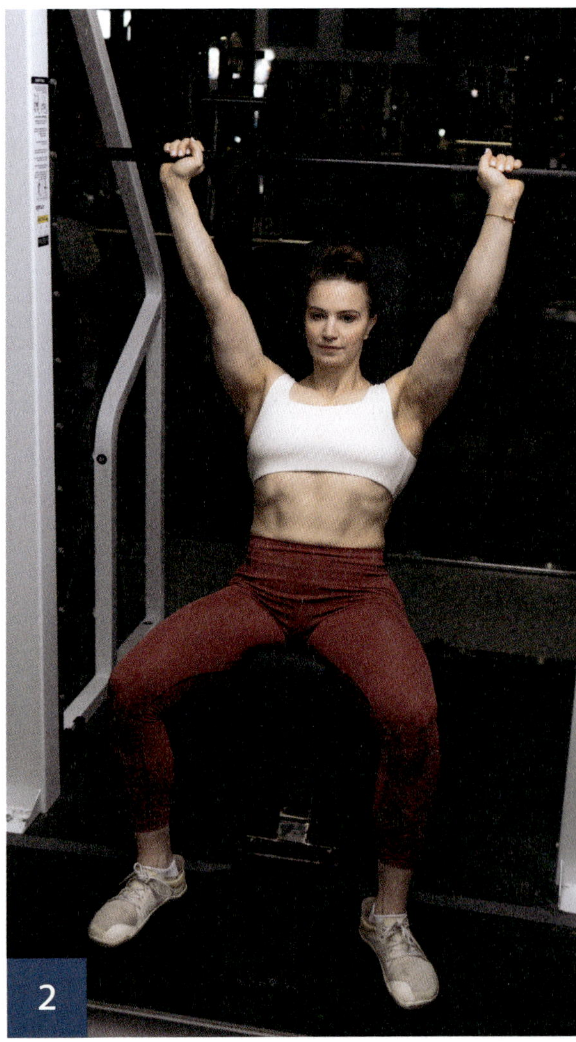

HIGH INCLINE DUMBBELL SHOULDER PRESS

1. Setze dich auf eine Schrägbank mit einem Winkel von circa 75 bis 80 Grad. Stelle die Füße fest auf den Boden. Halte in jeder Hand eine Kurzhantel auf Schulterhöhe, die Ellenbogen zeigen nach unten.
2. Drücke die Kurzhanteln kontrolliert direkt nach oben, bis die Arme fast gestreckt sind. Spanne vor allem die vordere Schultermuskulatur an. Senke die Hanteln langsam und kontrolliert zurück auf Schulterhöhe.

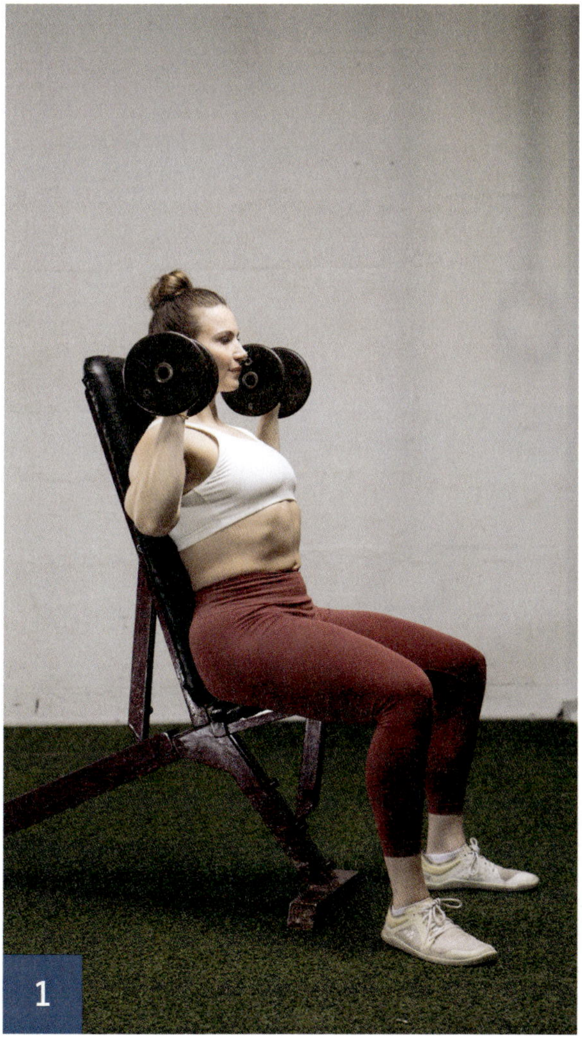

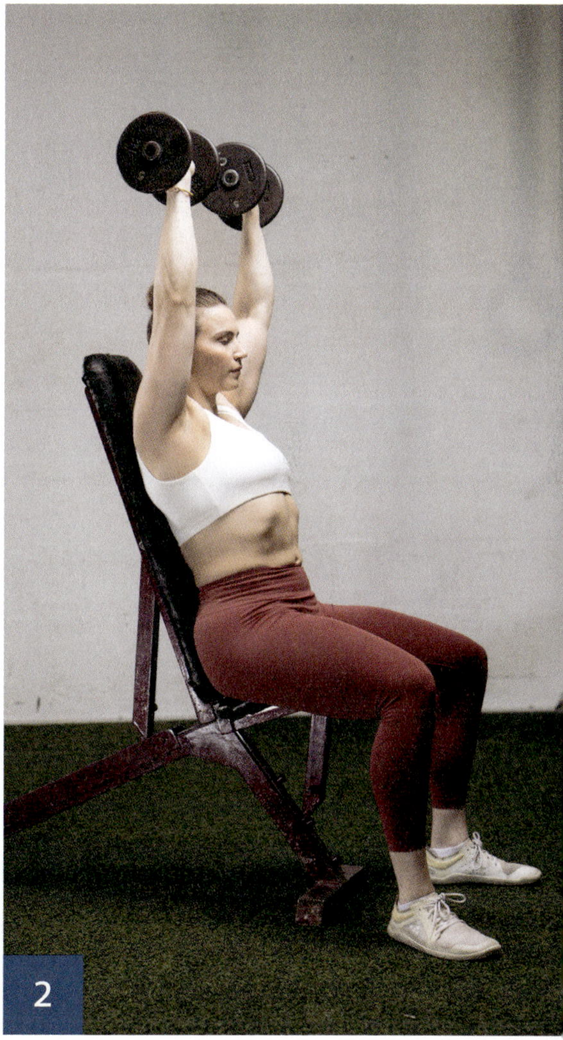

MACHINE SHOULDER PRESS

1. Setze dich an die Maschine, lehne den Rücken fest an die Lehne. Greife die Griffe auf Schulterhöhe, entweder mit Handflächen nach vorn oder neutral.
2. Drücke die Griffe kontrolliert nach oben, bis die Arme gestreckt sind. Spanne die Schultermuskulatur an. Senke die Griffe langsam und kontrolliert zurück in die Startposition.

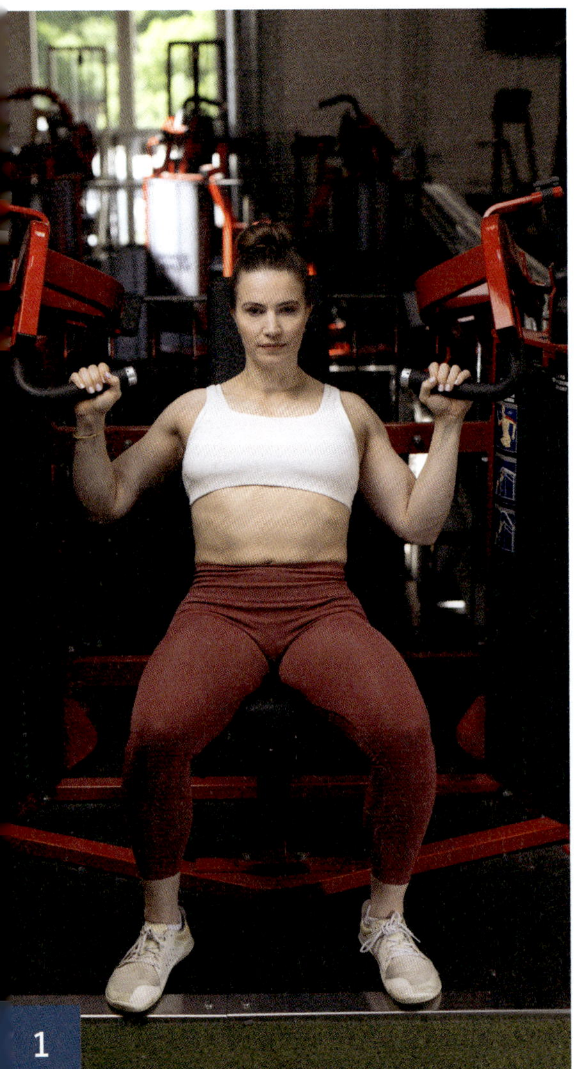

1

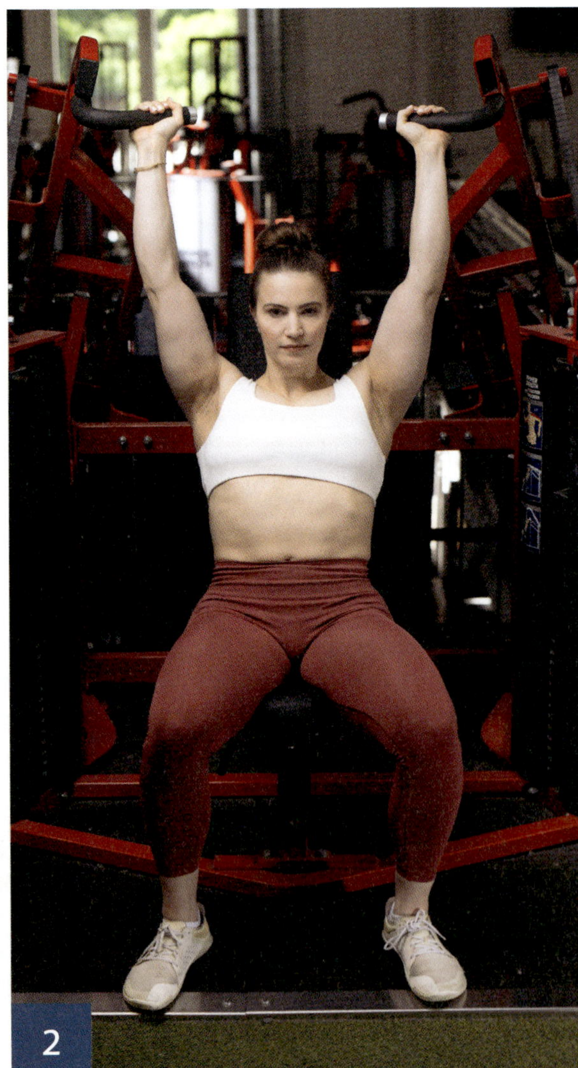

2

SEATED DUMBBELL LATERAL RAISE

1. Setze dich aufrecht auf eine Bank, stelle die Füße fest auf den Boden. Halte in jeder Hand eine Kurzhantel. Lasse die Arme seitlich hängen oder halte sie leicht vor dem Körper, die Handflächen zeigen zueinander. Lasse die Ellenbogen leicht gebeugt. Neige den Oberkörper ganz leicht nach vorn.
2. Hebe die Hanteln kontrolliert seitlich bis auf Schulterhöhe, die Ellenbogen bleiben leicht über den Händen. Senke sie langsam zurück in die Startposition.

Hinweis: Achte auf eine saubere Bewegung aus der Schulter. Schwung ist erst gegen Ende des Satzes optional erlaubt.

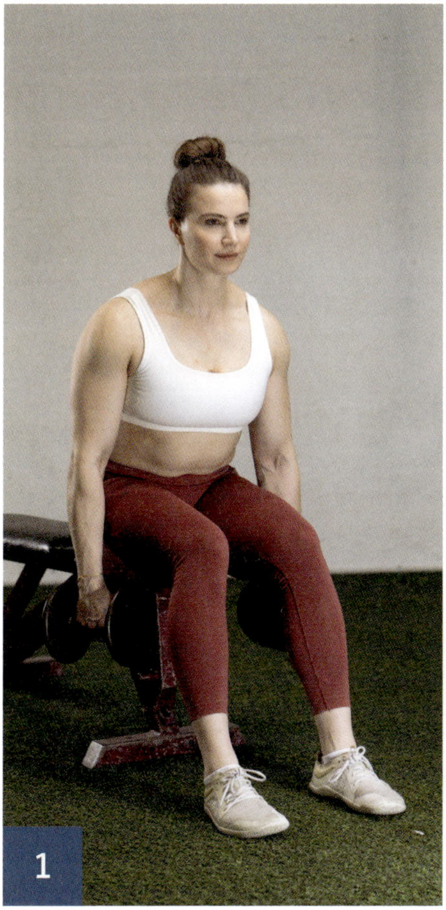

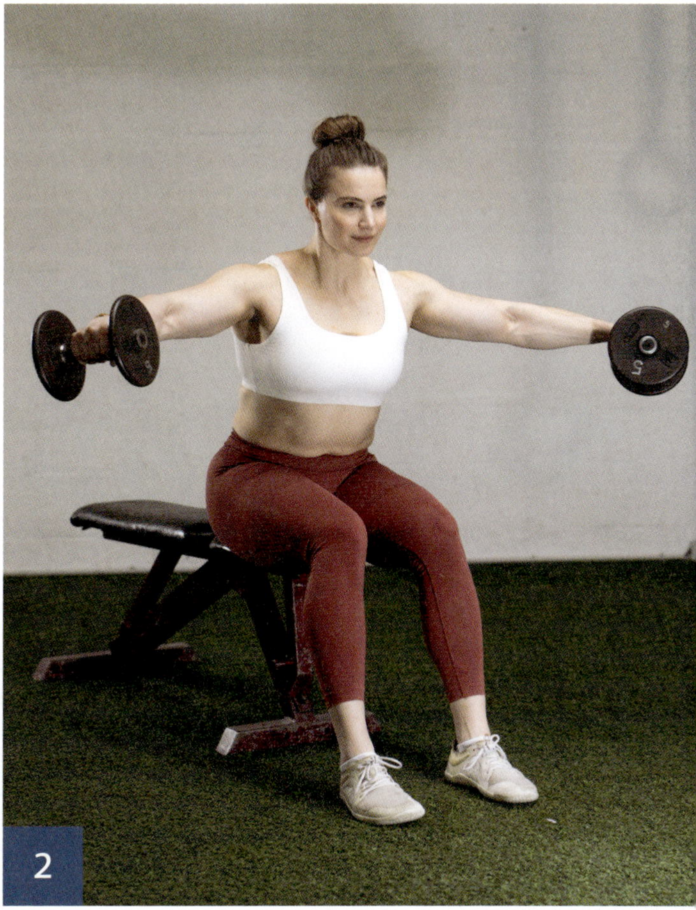

STANDING DUMBBELL LATERAL RAISE

1. Stelle dich aufrecht mit hüftbreit platzierten Füßen hin. Halte die Kurzhanteln seitlich am Körper, die Handflächen zeigen zum Körper. Beuge die Ellenbogen leicht und neige den Oberkörper ganz leicht nach vorn.
2. Führe die Hanteln seitlich bis Schulterhöhe, die Ellenbogen leicht über den Händen. Senke die Kurzhanteln kontrolliert wieder in die Ausgangsposition ab.

Hinweis: Achte auf eine saubere Bewegung aus der Schulter. Schwung ist erst gegen Ende des Satzes optional erlaubt.

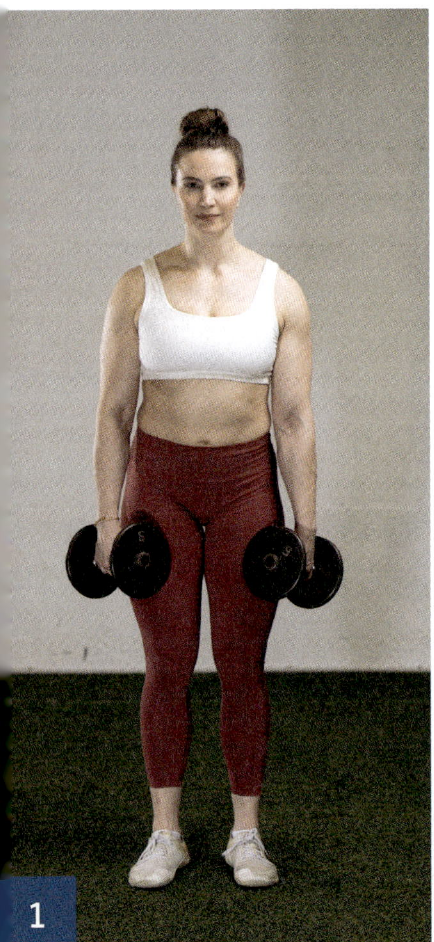

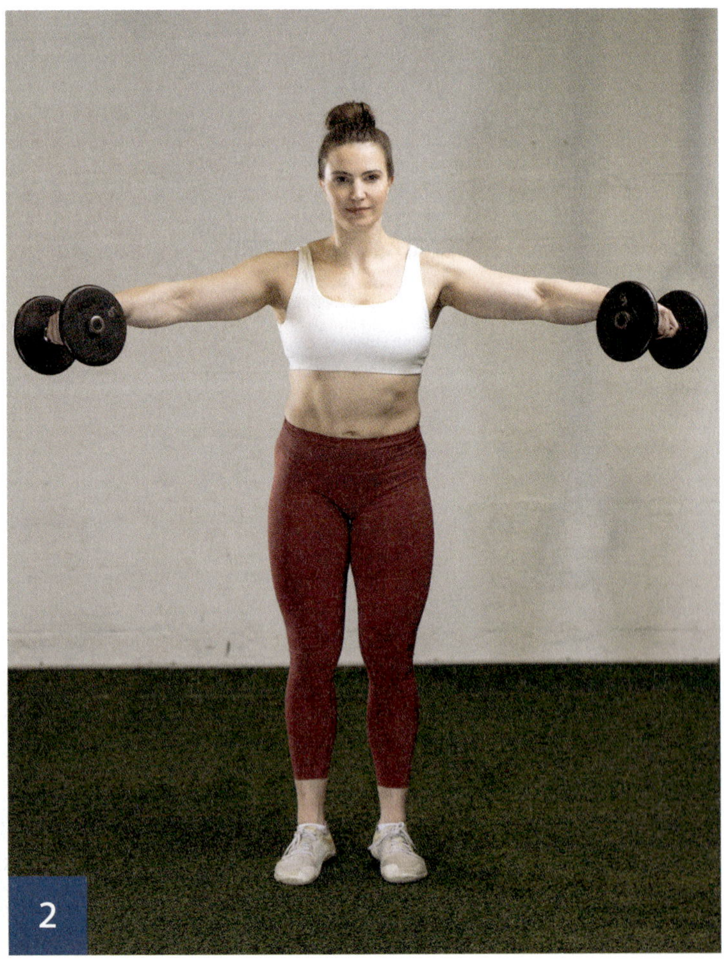

MACHINE LATERAL RAISE

1. Setze dich aufrecht an die Maschine, lehne dich mit dem Rücken oder Burst, je nach Maschine, an. Platziere die Oberarme unter den Polstern.
2. Führe die Arme seitlich hoch bis Schulterhöhe, spanne die seitliche Schultermuskulatur an. Halte oben kurz inne und senke die Arme dann langsam wieder ab.

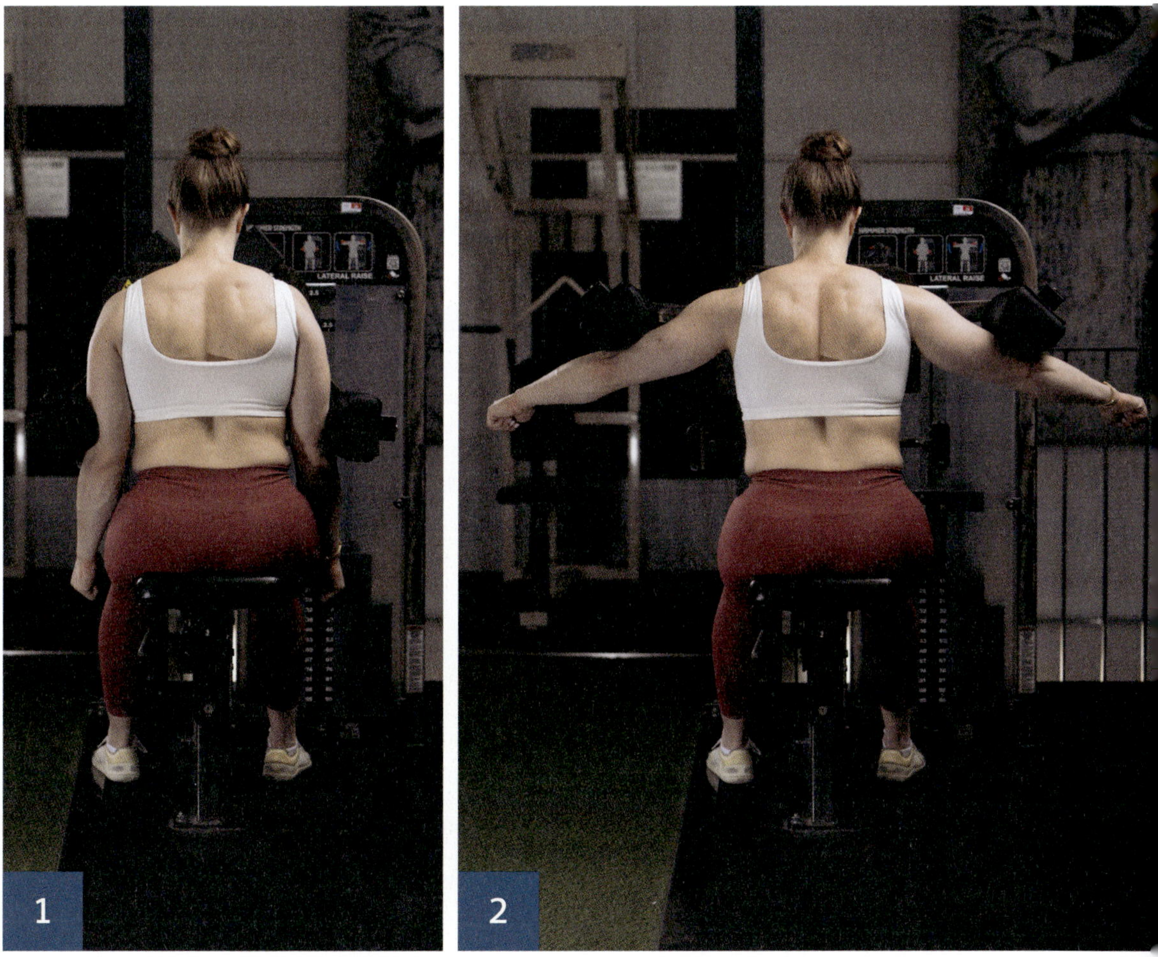

UNILATERAL CABLE LATERAL RAISE

1. Stelle dich seitlich zum Kabelzug. Greife mit der äußeren Hand den Griff. Lasse den Arm locker hängen und beuge den Ellenbogen leicht.
2. Hebe den Arm seitlich bis Schulterhöhe, kontrolliert und ohne Schwung. Halte die Spannung kurz und senke den Arm langsam zurück.

Hinweise

- Halte dich gegebenenfalls mit der zweiten Hand fest.
- Am Kabelzug hast du die Möglichkeit mit dem Einstrahlwinkel zu spielen.
- Die Höhe des Kabelzugs kannst du individuell einstellen, je nachdem wie du das Widerstandsprofil haben willst. Kabel auf Hüfthöhe = die Belastung ist am höchsten in der Dehnung. Kabel ganz unten eingestellt = die Belastung ist am höchsten, wenn der Arm etwa 90 Grad zum Kabel steht.

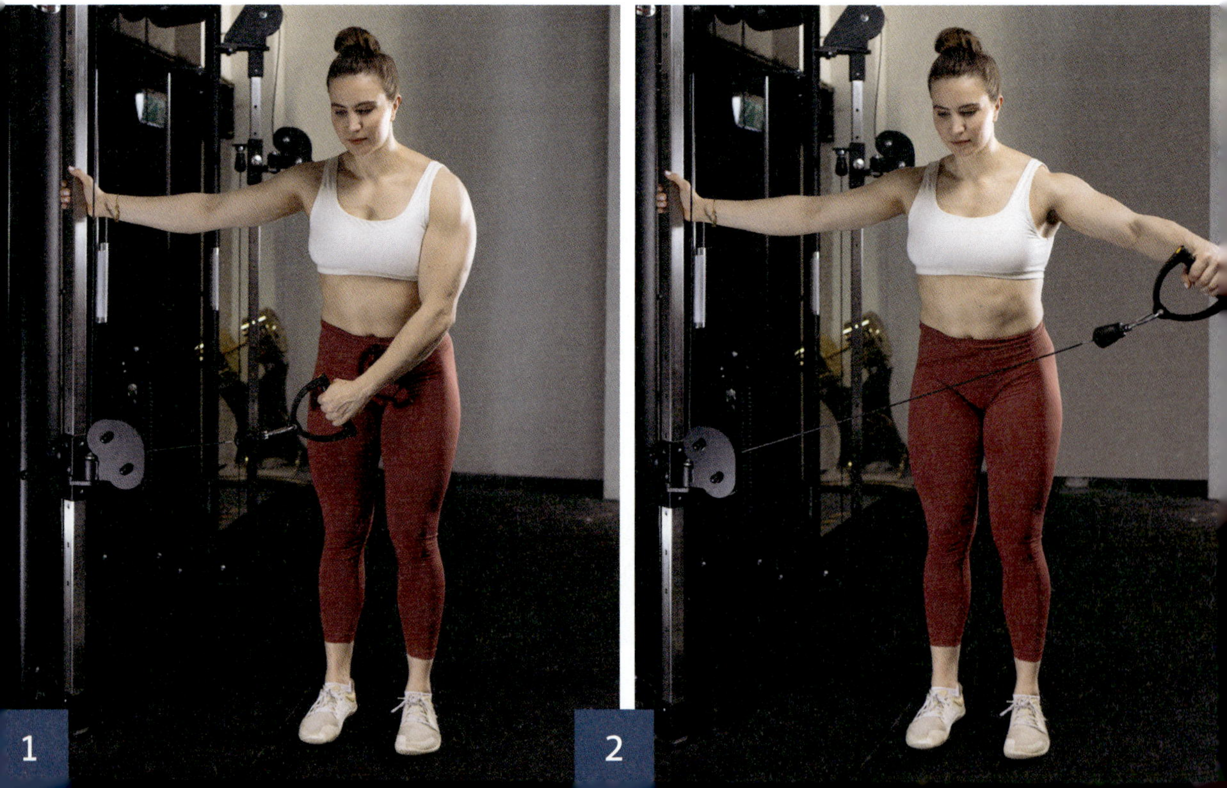

UNILATERAL LAT MACHINE ROW

1. Setze dich an die Maschine, die Füße stehen stabil auf der Plattform. Greife mit einer Hand den Einzelgriff, der Arm ist gestreckt.
2. Ziehe den Griff kontrolliert nach unten und hinten zur Taille/Hüfte, der Ellenbogen eng am Körper, ziehe das Schulterblatt dabei nach unten. Halte kurz die Kontraktion. Lasse das Gewicht kontrolliert zurück in die Startposition, bis der Arm fast gestreckt ist und du die Dehnung spürst.

Hinweise

- Achte bei der Sitzeinstellung darauf, dass dein Unterarm in der Kontraktion etwa parallel zum Boden verläuft.
- Den Ellenbogen musst du hier nicht unbedingt hinter den Körper ziehen, sondern nur so weit nach hinten, bis dein Oberarm senkrecht zu deinem Torso verläuft. Ein Zug hinter den Körper würde dann mehr die hintere Schulter beteiligen, nicht schlimm, aber per se hier nicht unbedingt gewollt.

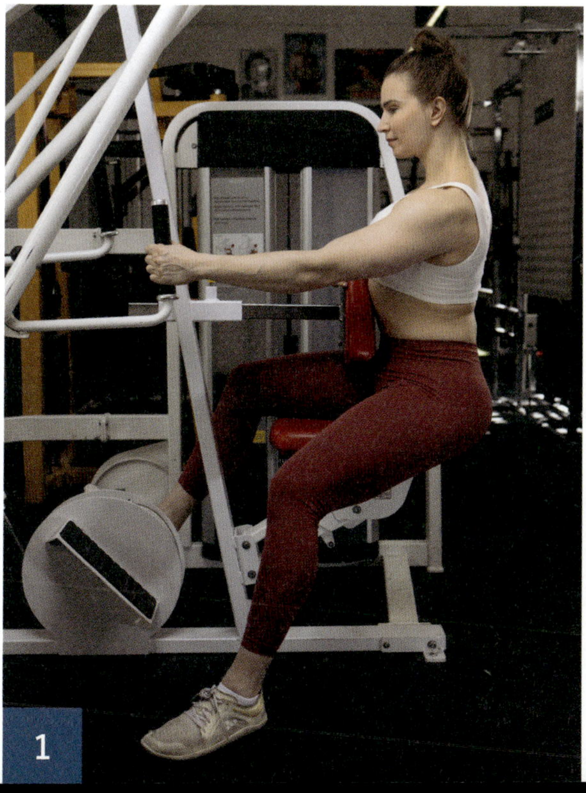
1

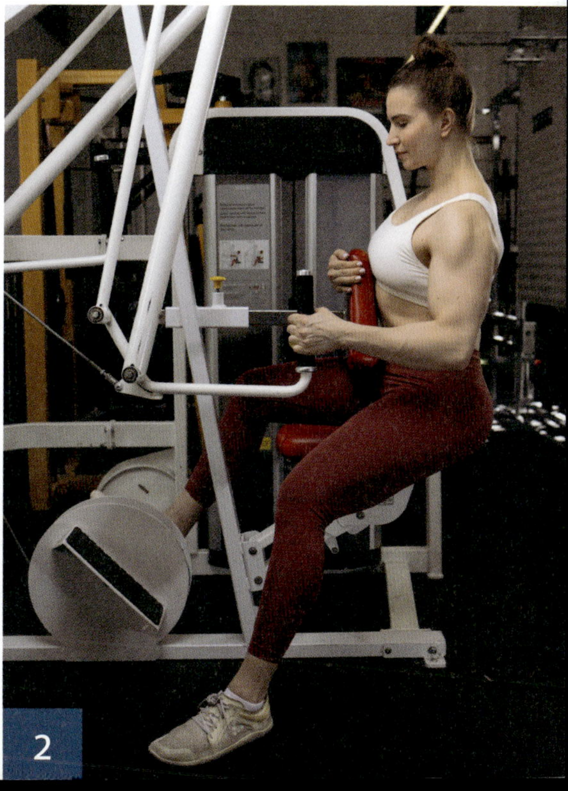
2

SEATED CHEST SUPPORTED UPPER BACK ROW

1. Setze dich an die Maschine, lehne dich mit der Brust ans Polster, die Füße stehen stabil auf dem Boden oder der Plattform. Greife die Griffe im Obergriff, die Arme sind gestreckt. Halte das Gewicht unter Spannung.
2. Ziehe die Griffe kontrolliert Richtung oberen Brustbereich beziehungsweise zum Schlüsselbein. Ziehe dabei die Schulterblätter zusammen, die Ellenbogen seitlich nach außen und leicht nach hinten. Führe das Gewicht kontrolliert zurück in die Startposition, bis die Arme fast gestreckt sind.

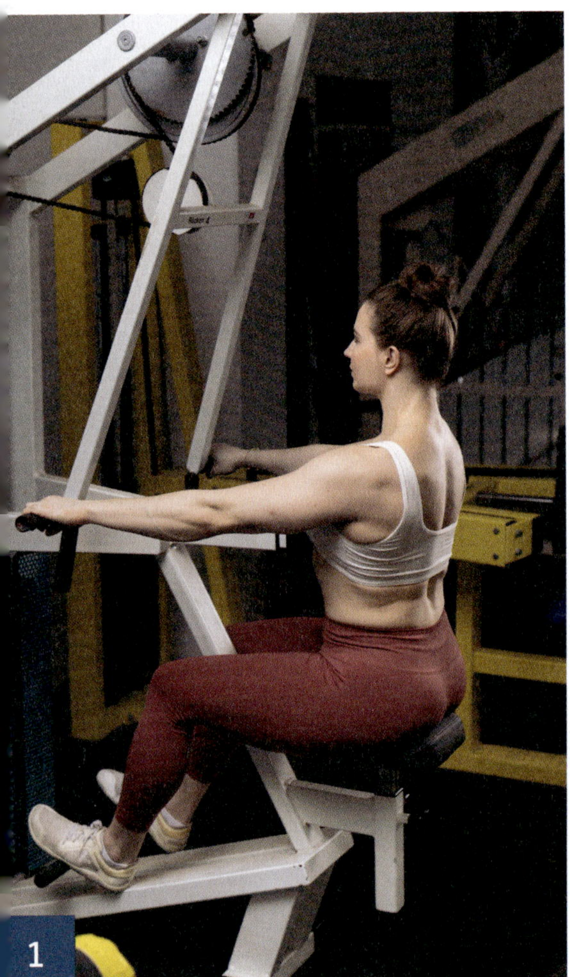

1

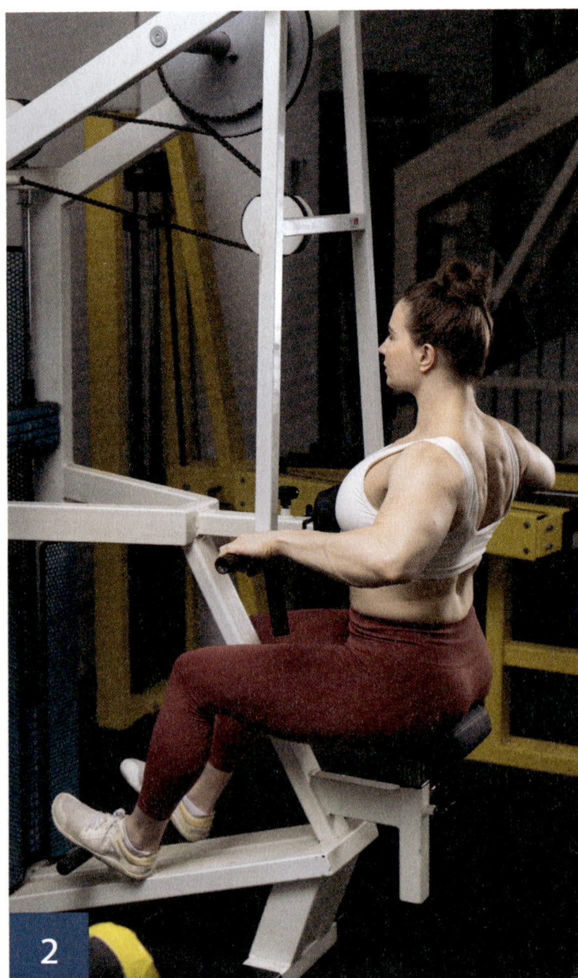

2

SEATED CHEST SUPPORTED LAT ROW

1. Setze dich an die Maschine, lehne dich mit der Brust ans Polster, die Füße stehen stabil. Greife die Griffe neutral, Arme gestreckt, Gewicht unter Spannung.
2. Ziehe die Griffe kontrolliert Richtung Taille beziehungsweise Bauch. Spanne den Latissimus an. Die Ellenbogen bleiben eng am Körper. Ziehe die Schulterblätter nach unten. Spüre die Kontraktion im Latissimus. Führe das Gewicht langsam zurück in die Startposition, bis die Arme fast gestreckt sind.

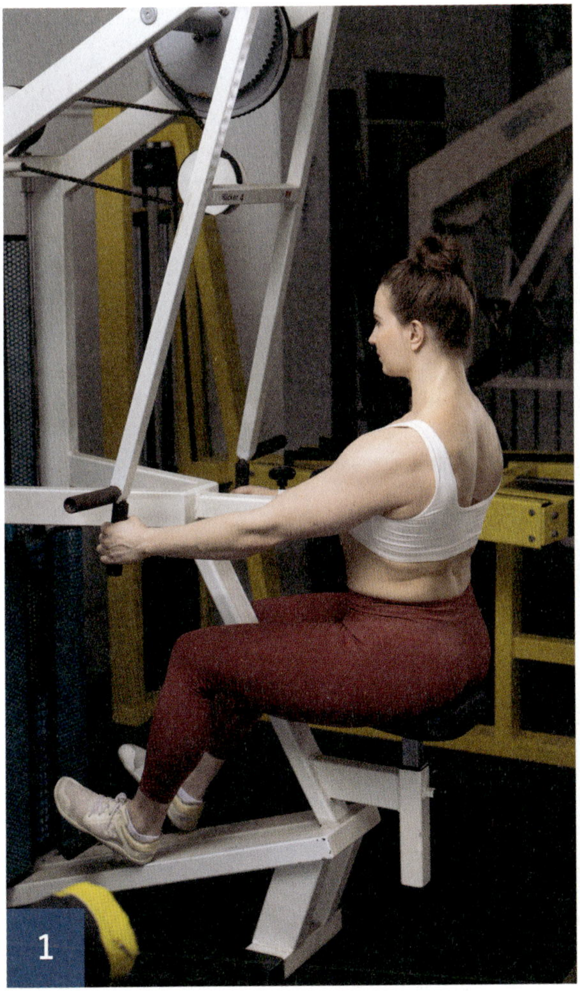

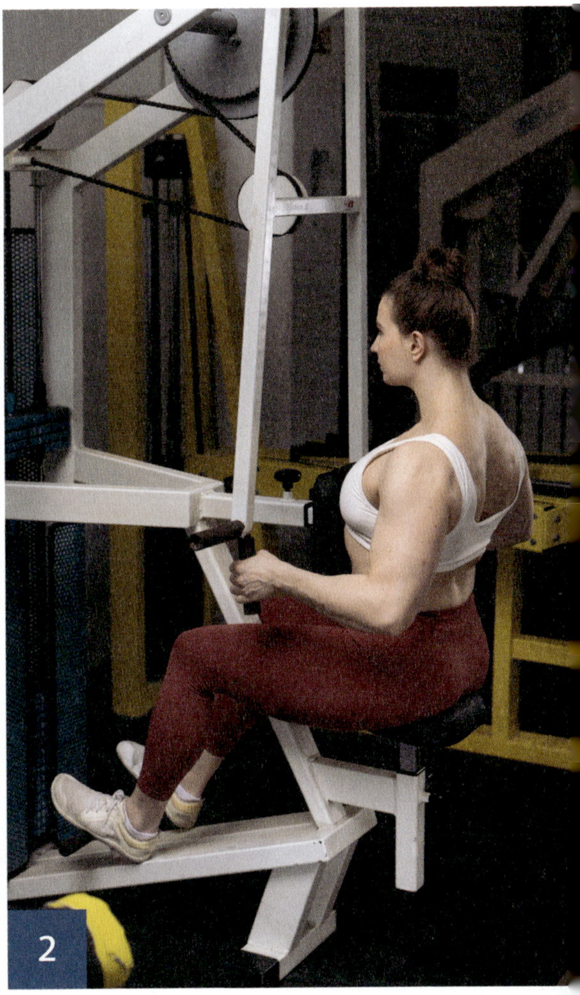

WIDE GRIP LAT PULLDOWN

1. Setze dich an die Maschine, fixiere die Oberschenkel unter dem Polster. Greife die Stange proniert, also im Obergriff, außerhalb der Schulterbreite. Die Arme sind gestreckt. Neige den Oberkörper leicht nach hinten.
2. Ziehe die Stange kontrolliert Richtung obere Brust. Spanne den Latissimus an, indem du die Schulterblätter nach unten ziehst. Die Ellenbogen ziehen seitlich nach unten und leicht nach hinten. Halte kurz die Kontraktion. Führe die Stange kontrolliert zurück in Startposition, bis die Arme fast gestreckt sind.

Hinweis: Die Ellenbogen ziehst du zum Boden und lässt sie unter der Stange. Je nach Einstellungsmöglichkeiten kannst du den Sitz so einstellen, dass du mit dem Oberschenkel aktiv gegen das Pad drücken kannst und die Füße in den Boden.

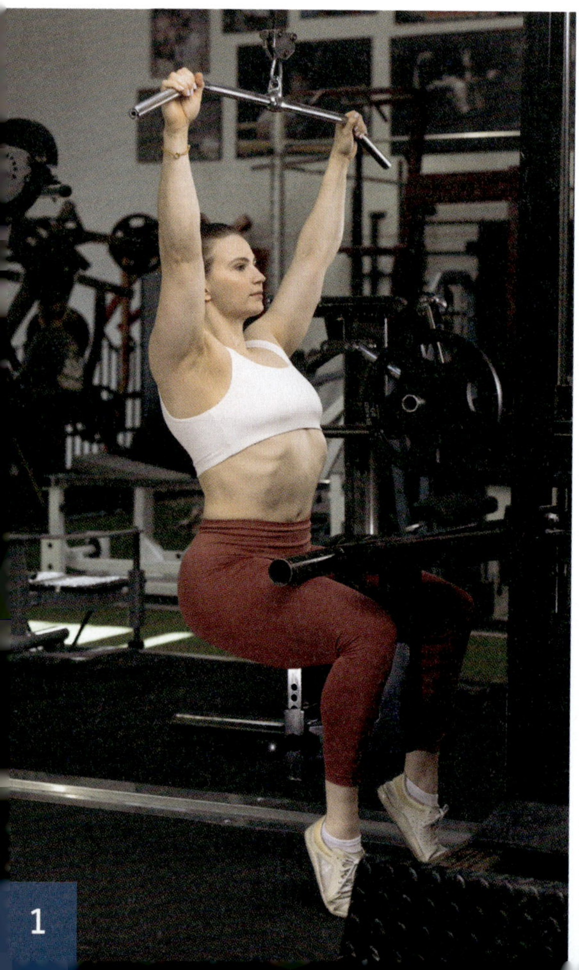

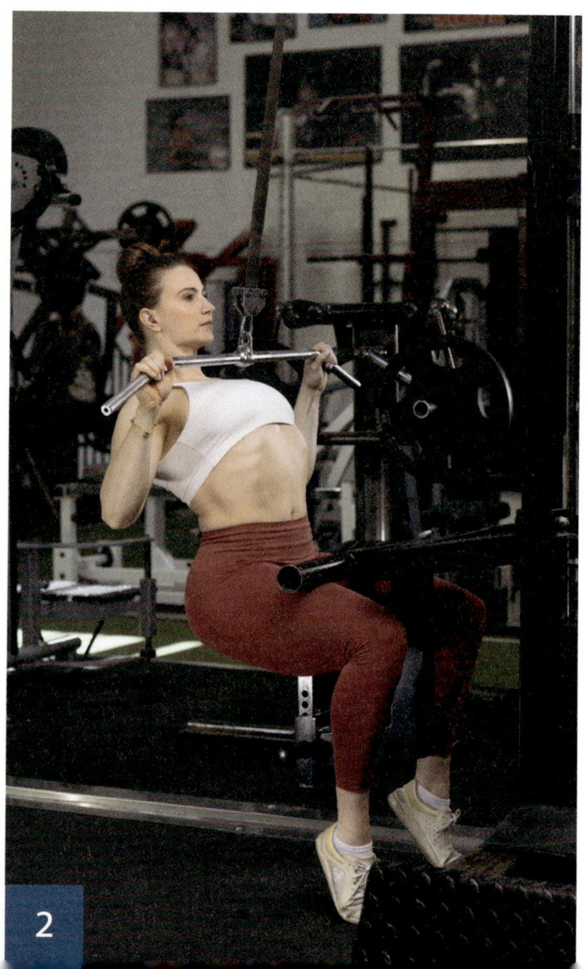

NEUTRAL GRIP LAT PULLDOWN

1. Setze dich an die Maschine und fixiere die Oberschenkel unter dem Polster. Greife die Parallelgriffstange im neutralen Griff, die Arme sind dabei gestreckt. Neige den Oberkörper leicht nach hinten.
2. Ziehe den Griff kontrolliert nach unten und hinten Richtung Hüfte beziehungsweise Unterbauch. Spanne den Latissimus an, ziehe die Schulterblätter nach unten und hinten. Die Ellenbogen sind nun eng am Körper. Führe den Griff langsam zurück in Startposition, bis die Arme fast gestreckt sind und der Latissimus sich dehnt.

Hinweis: In der Startposition kannst du deine Rippen leicht nach unten führen, also einen Crunch ansetzen.

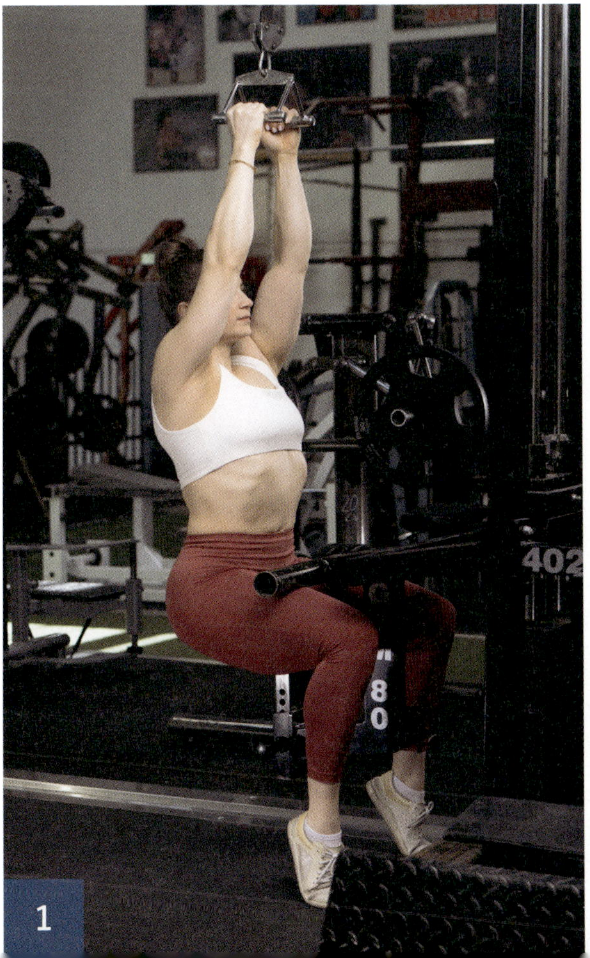

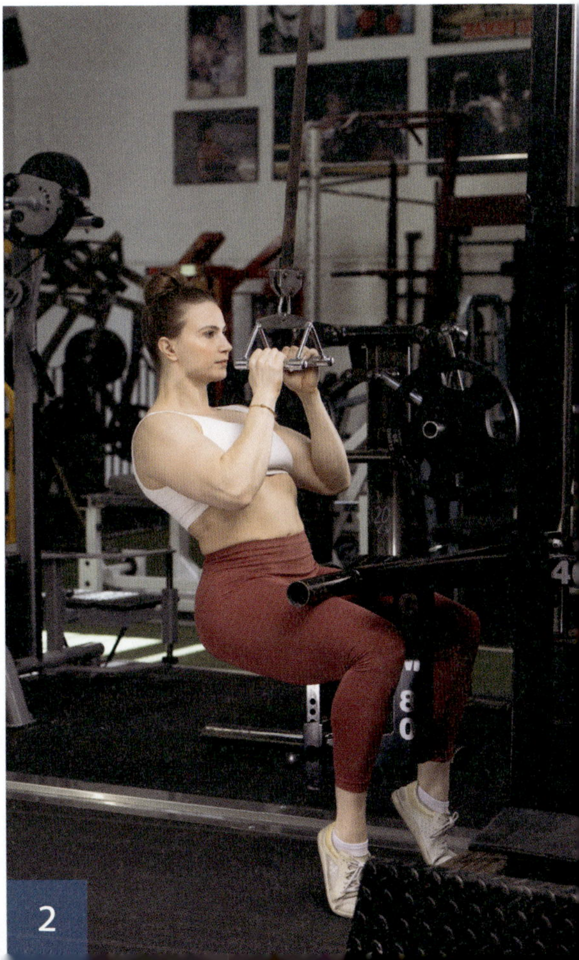

PULL-UP

1. Hänge dich an die Klimmzugstange, greife die Stange dabei im Obergriff, etwas breiter als schulterbreit. Die Arme sind gestreckt und die Schultern aktiv angespannt.
2. Ziehe dich kontrolliert hoch. Führe die Ellenbogen dabei nach unten. Ziehe dich so weit nach oben, bis das Kinn über die Stange ragt. Senke dich langsam kontrolliert zurück, Arme gestreckt.

Hinweis: In der Startposition kannst du deinen Hintern anspannen, um weniger ins Schwingen zu kommen.

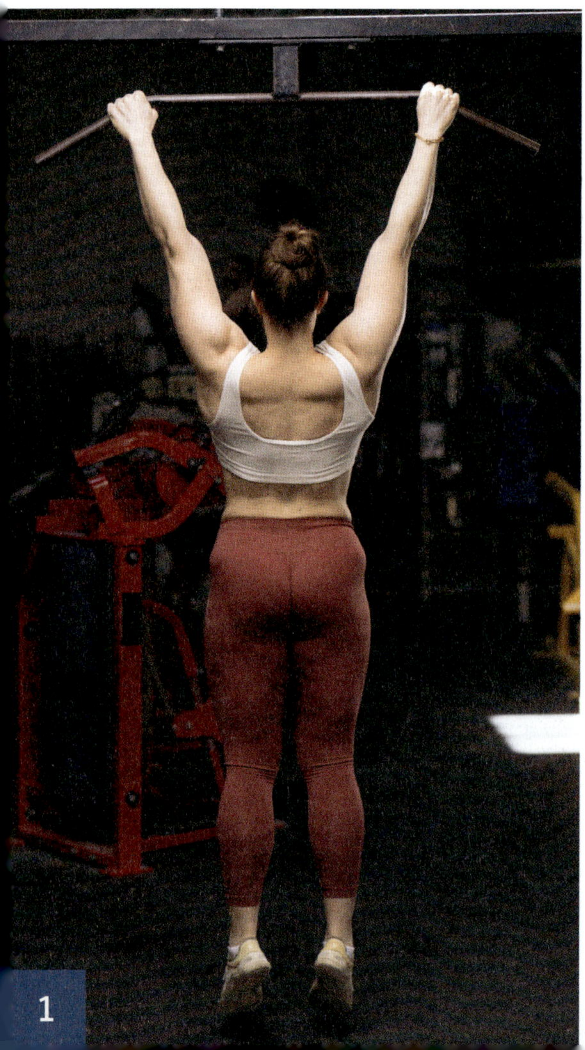

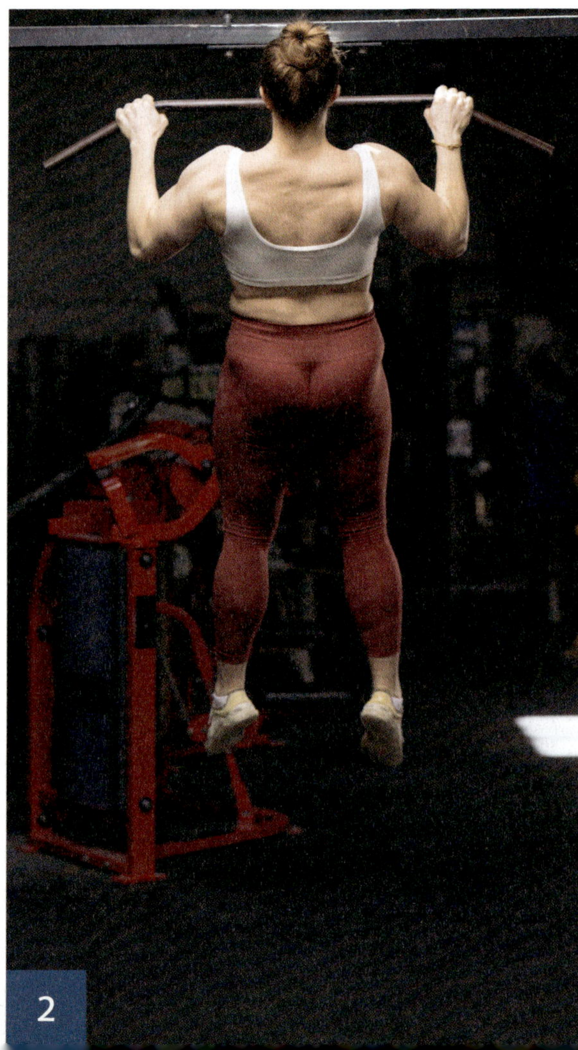

PULL-UP-MACHINE

1. Stelle dich auf die Fußablage und wähle das Unterstützungsgewicht. Greife die Stange proniert oder neutral, etwas breiter als schulterbreit. Die Arme sind nun gestreckt, der Körper hängt frei.
2. Ziehe dich kontrolliert hoch. Führe die Ellenbogen dabei nach unten, bis das Kinn oder die Brust an die Stange herankommt. Senke dich kontrolliert zurück, bis die Arme wieder gestreckt sind und der Latissimus sich dehnt.

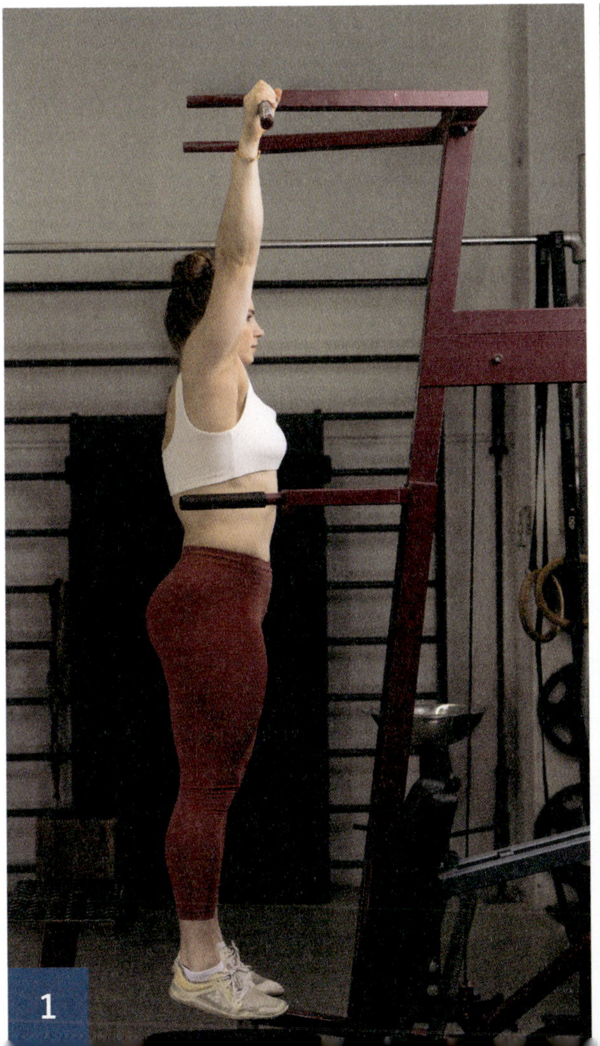

1

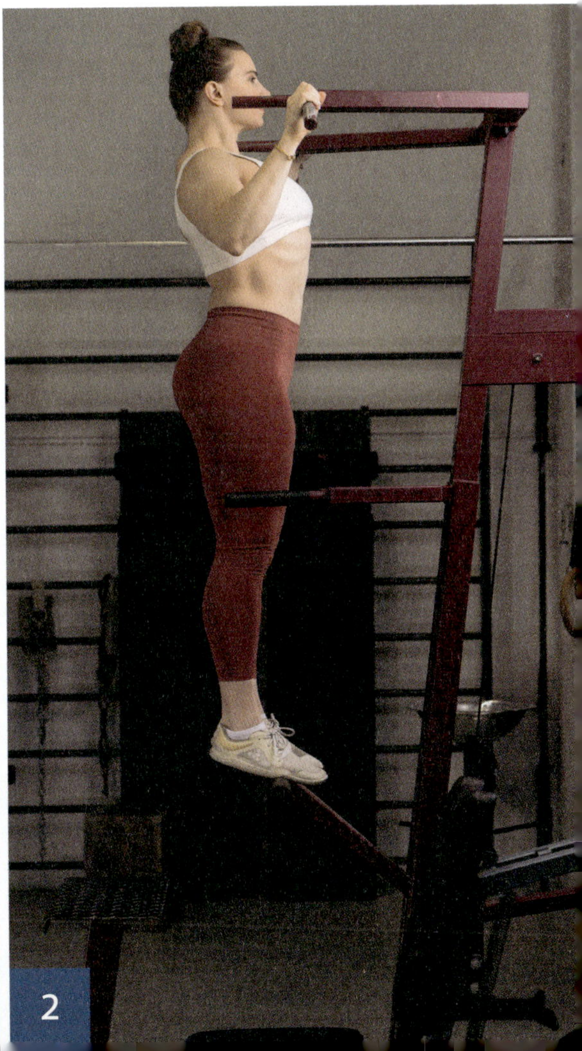

2

SEATED LAT CABLE ROW

1. Setze dich an die Rudermaschine, die Füße stabil abgestellt. Greife den Parallelgriff und neige den Oberkörper leicht nach vorn. Strecke die Arme und halte das Kabel unter Spannung.
2. Ziehe den Griff kontrolliert Richtung untere Rippen beziehungsweise Bauch, spanne den Latissimus an und ziehe die Schulterblätter nach unten. Die Ellenbogen kommen dabei eng an den Körper. Richte den Oberkörper dabei leicht auf. Führe den Griff langsam zurück in Startposition, bis sich der Latissimus dehnt. Der Oberkörper neigt sich wieder leicht nach vorn.

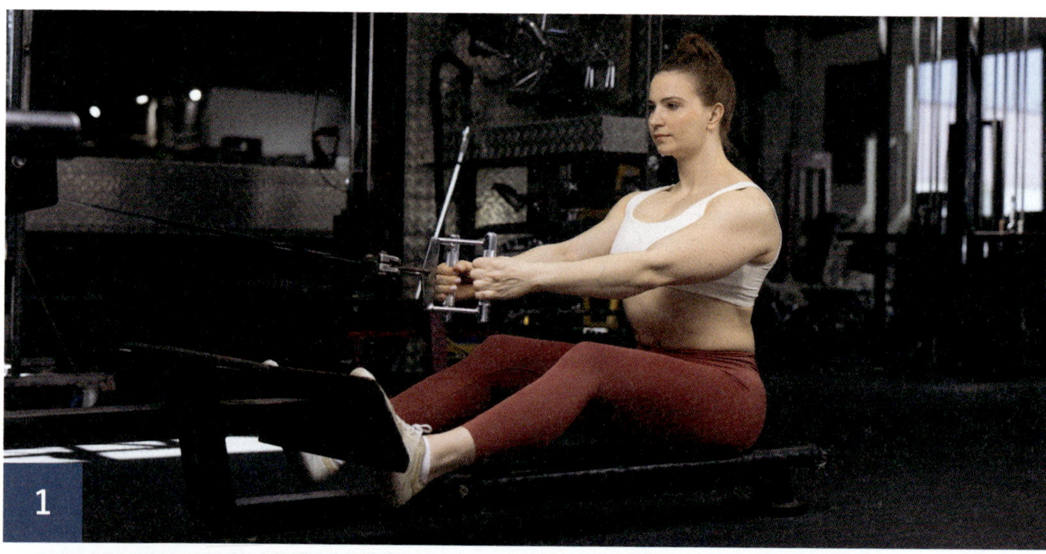

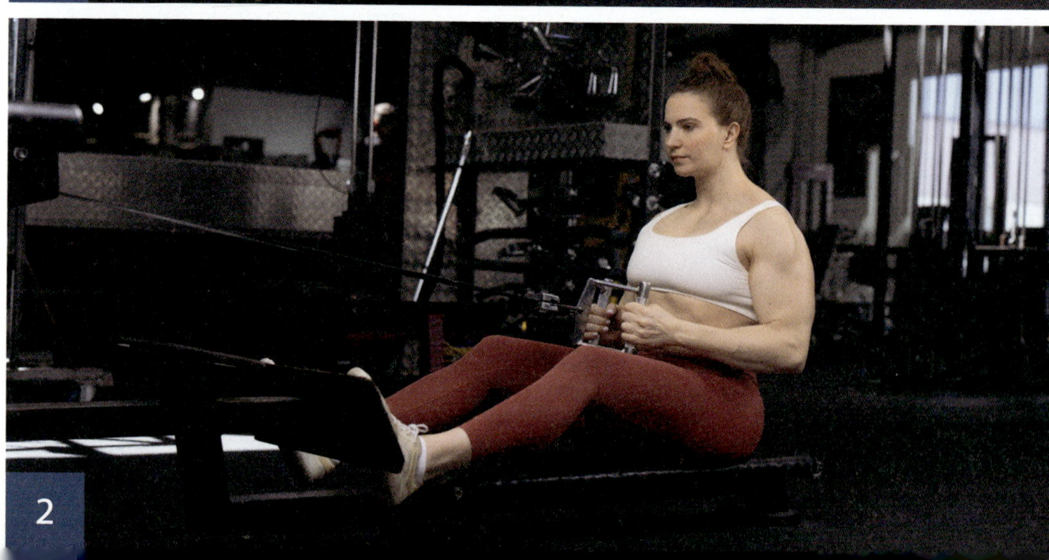

SEATED UPPER BACK CABLE ROW

1. Setze dich an die Rudermaschine, platziere die Füße stabil. Greife die breite Stange im Obergriff, also proniert, neige den Oberkörper leicht nach vorn und strecke die Arme. Halte das Kabel unter Spannung.
2. Ziehe die Stange kontrolliert Richtung oberes Brustbereich beziehungsweise Richtung Schlüsselbein. Ziehe dabei die Schulterblätter zusammen und die Ellenbogen weit nach außen und leicht nach hinten. Richte den Oberkörper leicht auf. Führe die Stange langsam zurück, bis sich die obere Rückenmuskulatur dehnt und der Oberkörper wieder leicht nach vorn geneigt ist.

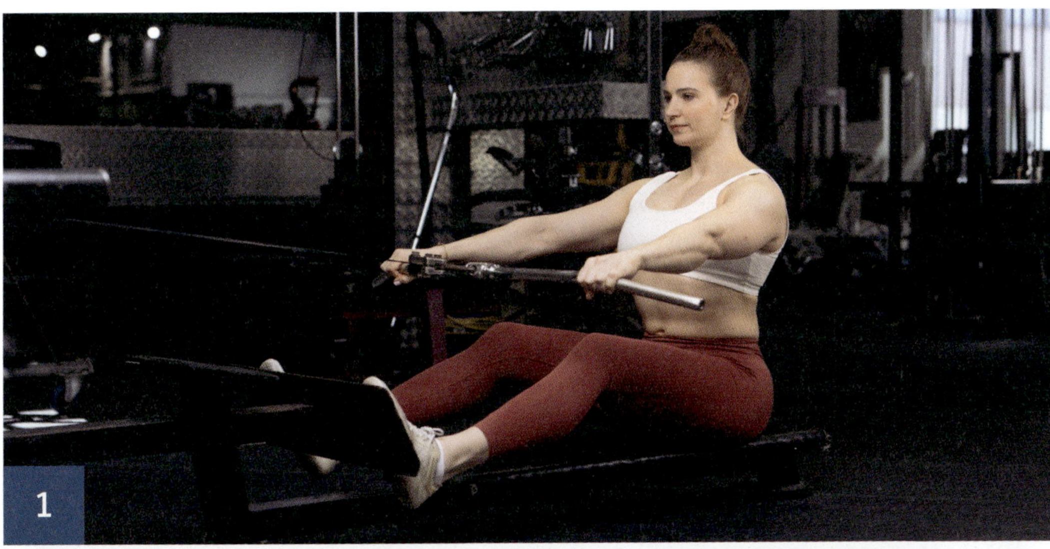

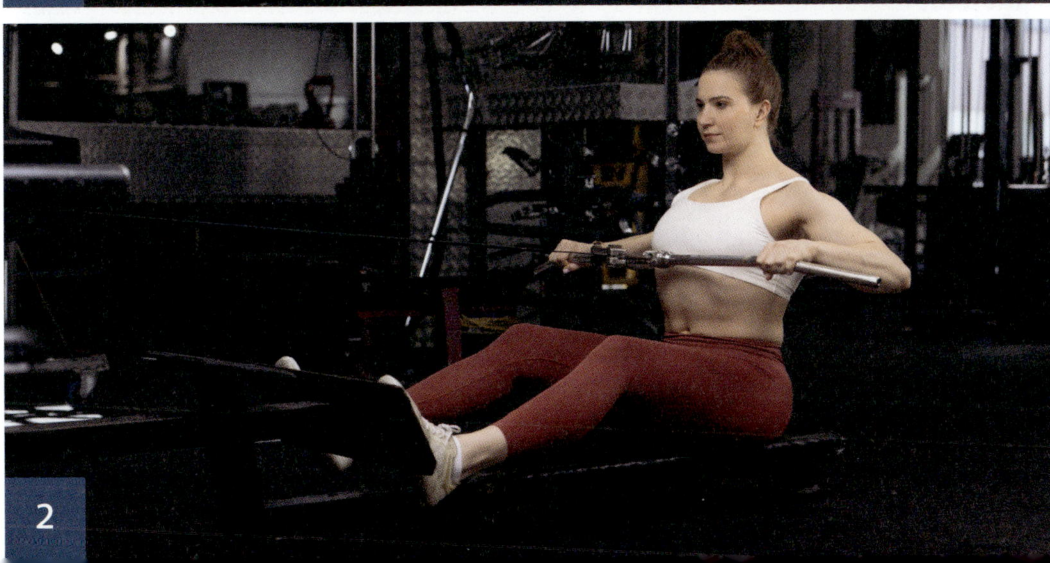

TRICEPS OVERHEAD EXTENSION (SEIL)

1. Stelle dich mit dem Rücken zum Kabelzug. Greife das Seil hinter dem Kopf, die Ellenbogen zeigen nach vorn und nach außen. Bringe leichte Spannung auf das Seil.
2. Strecke die Arme kontrolliert nach oben. Bewege nur die Unterarme, die Ellenbogen bleiben stabil. Halte kurz die obere Position und führe die Arme dann langsam in die Startposition zurück.

Hinweis: Achte darauf, dass sich nur dein Ellenbogengelenk streckt und du nicht in Versuchung kommst die Schultern nach oben zu drücken.

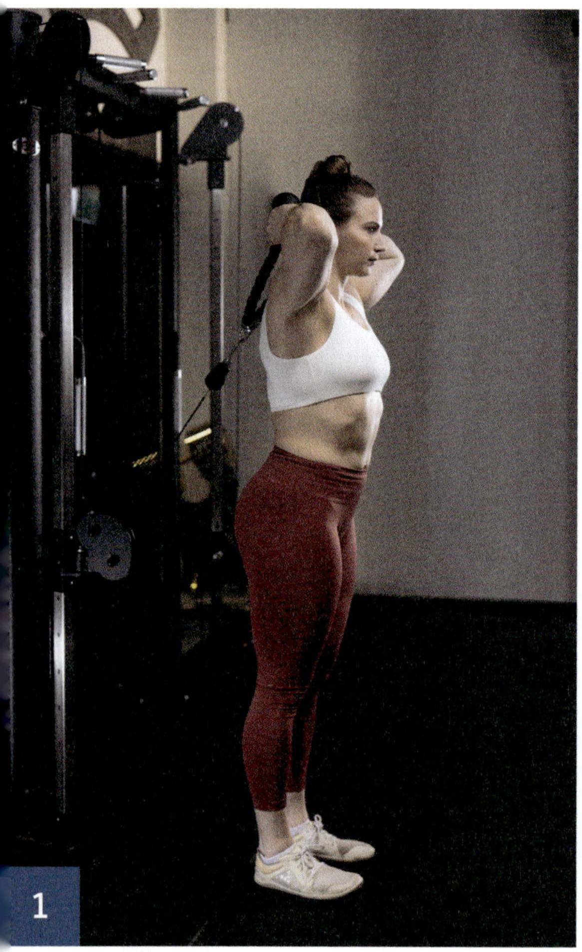
1

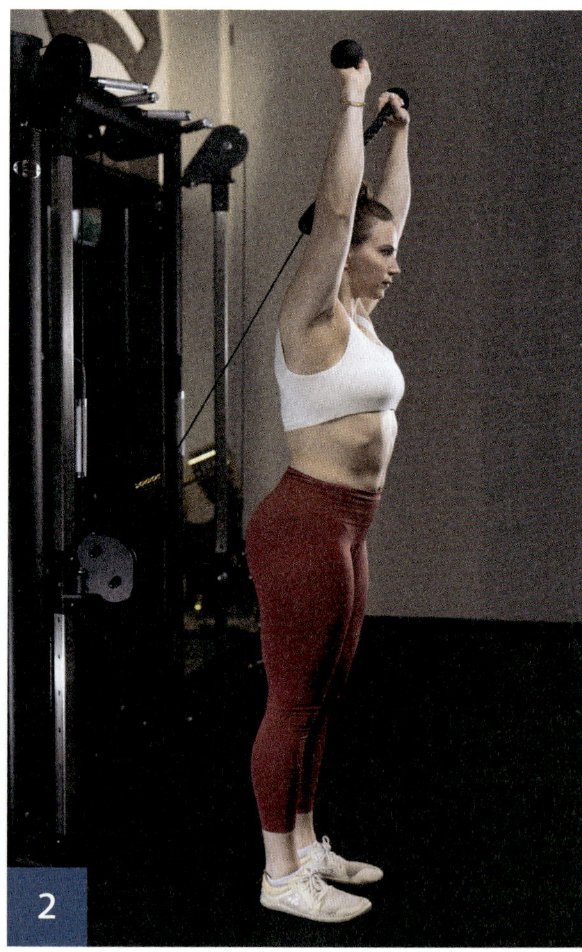
2

CROSSOVER TRICEPS EXTENSION

1. Stelle dich mittig zwischen zwei Türme. Greife die Griffe überkreuzt. Lehne den Oberkörper leicht nach vorn, beuge die Ellenbogen und halte sie ungefähr im 45-Grad-Winkel vom Körper.
2. Strecke die Arme schräg nach hinten-unten. Bewege nur die Unterarme, spanne den Trizeps maximal an. Beuge die Ellenbogen kontrolliert zurück in die Ausgangsposition.

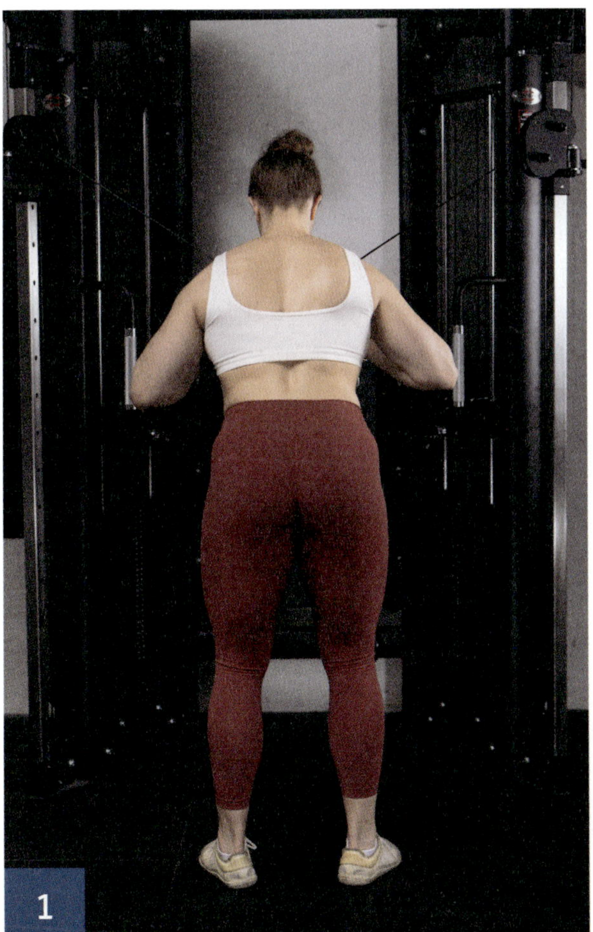
1

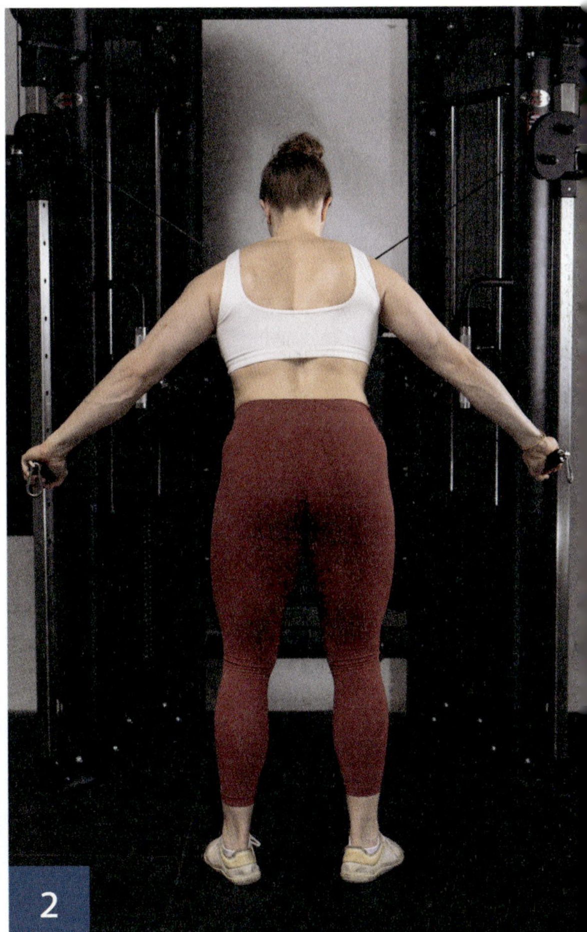
2

DIP

1. Stütze dich auf den Holmen ab, strecke die Arme und halte den Körper aufrecht oder leicht nach vorn geneigt.
2. Senke dich ab, bis die Schultern unter den Ellenbogen sind. Drücke dich wieder hoch, spanne Trizeps und Brust an.

Hinweis: Halte deine Füße vor deinem Körper, um weniger ins Schwingen zu kommen.

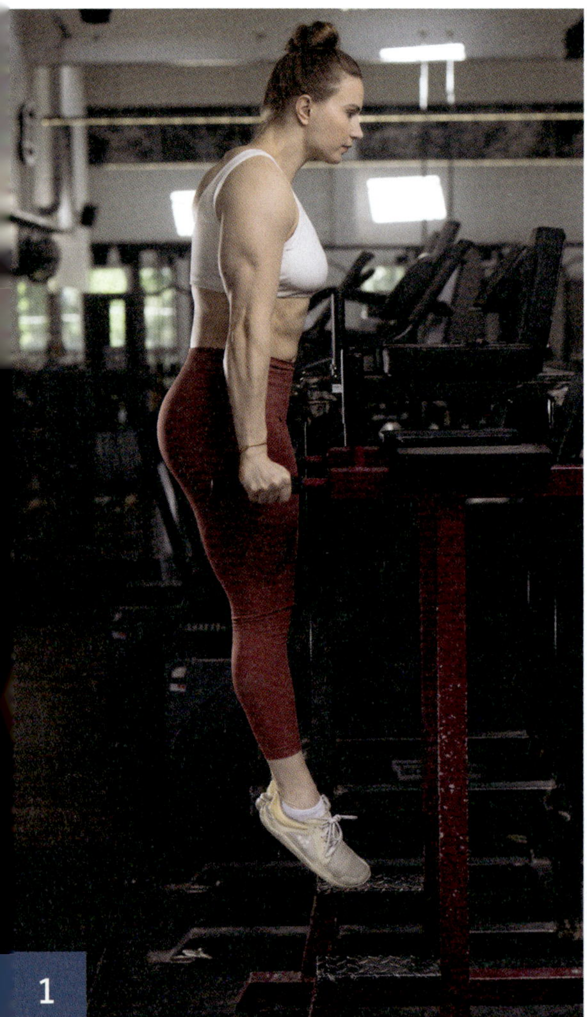

1

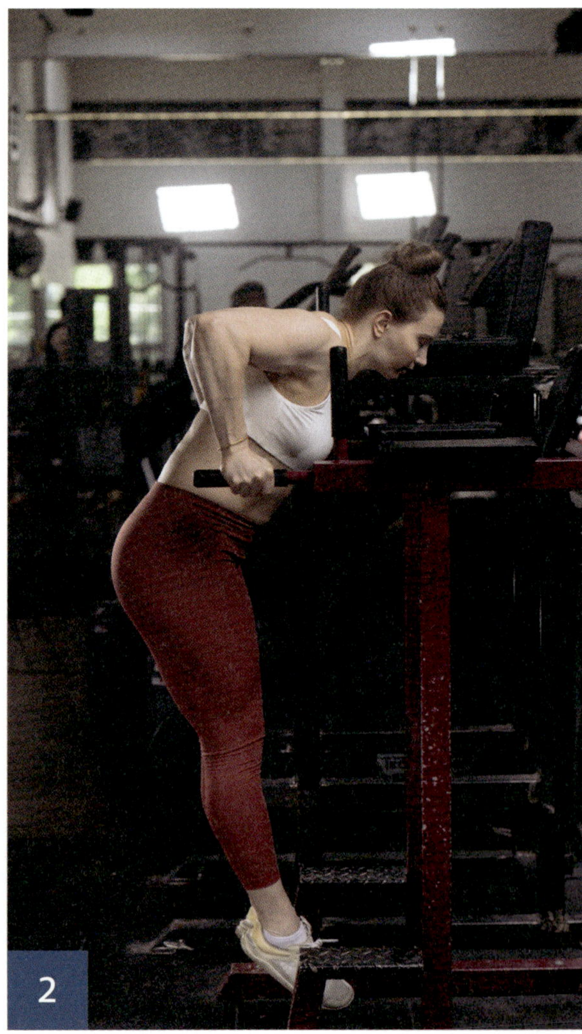

2

DIP MACHINE

1. Stelle dich auf die Plattform und wähle das Unterstützungsgewicht. Stütze dich auf die Griffe, die Arme sind dabei gestreckt.
2. Beuge die Ellenbogen und senke dich kontrolliert ab. Drücke dich kraftvoll nach oben, bis die Arme wieder fast ganz gestreckt sind.

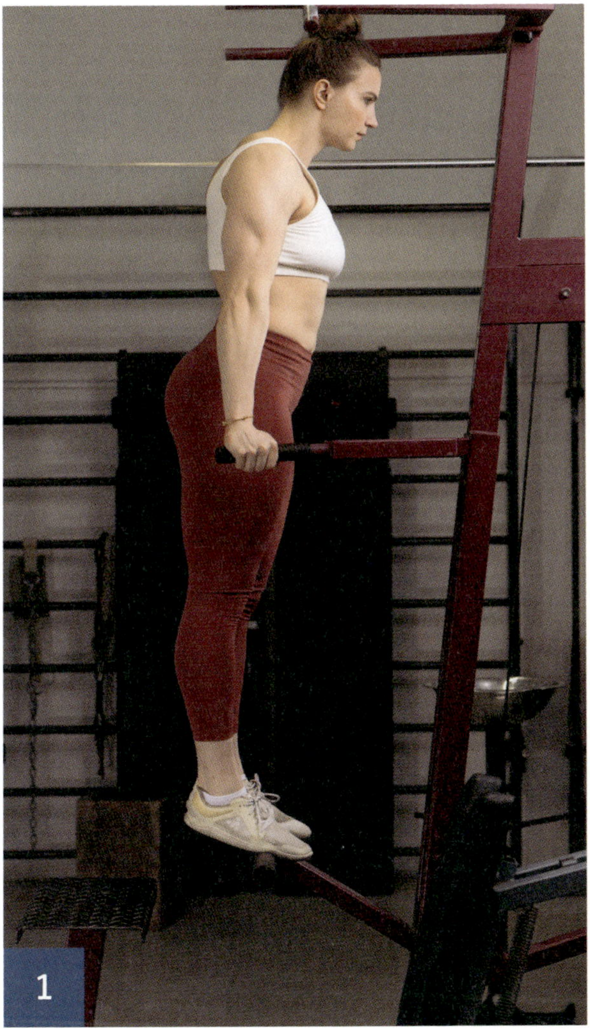
1

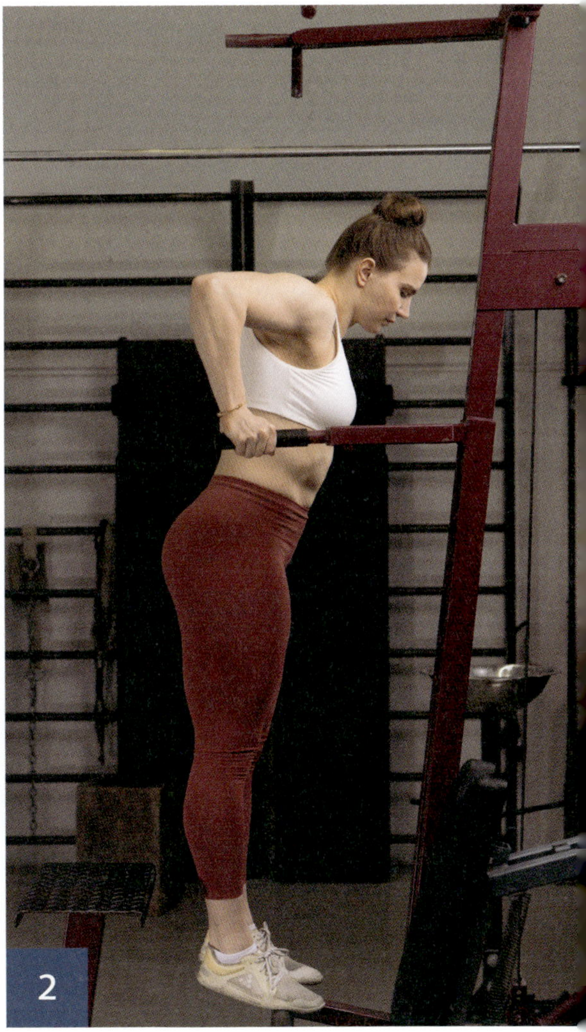
2

TRICEPS PUSHDOWN

1. Stelle dich vor den Kabelzug. Greife die Stange (oder das Seil) eng, halte die Ellenbogen eng am Körper.
2. Drücke das Gewicht nach unten, bewege dabei nur die Unterarme. Spüre die Kontraktion im Trizeps. Komme dann kontrolliert zurück in die Startposition.

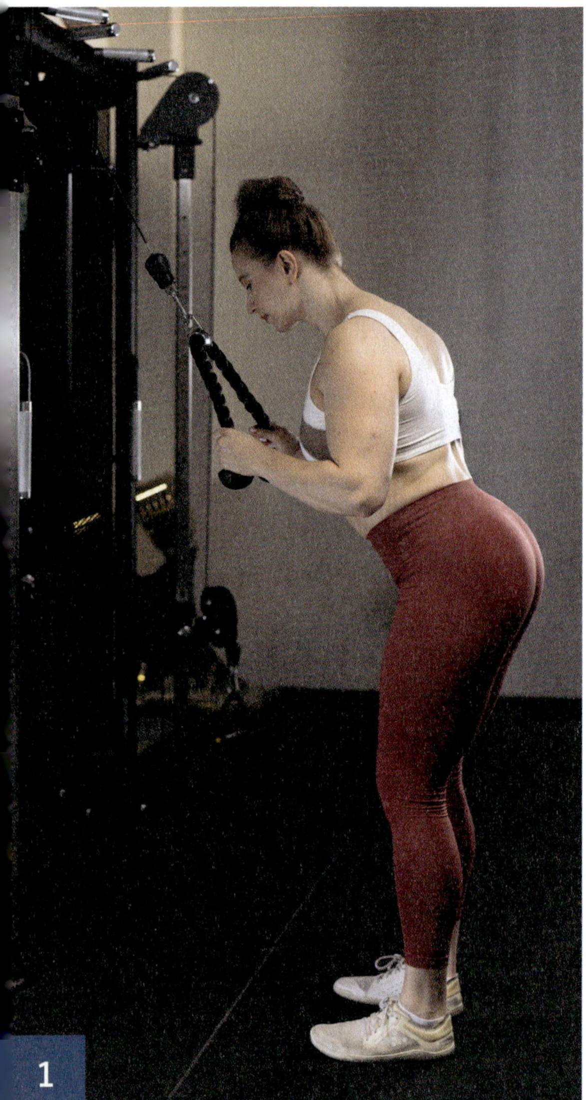
1

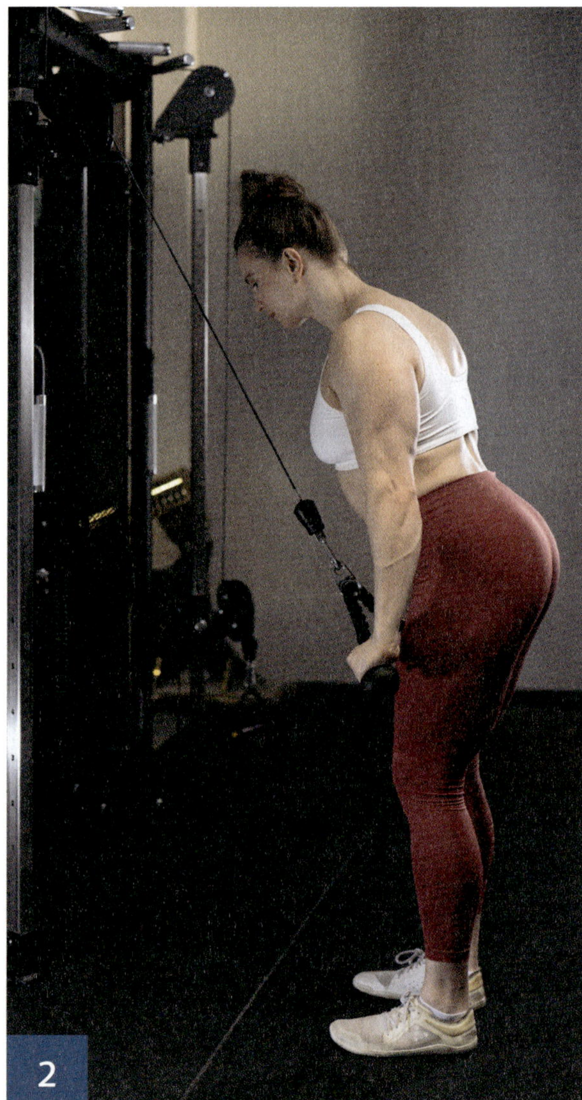
2

UNILATERAL TRICEPS PUSHDOWN

1. Stelle dich vor den Kabelturm. Greife den Griff mit einer Hand, der Ellenbogen bleibt nah am Körper.
2. Drücke den Griff kontrolliert nach unten. Der Ellenbogen bleibt stabil. Führe den Unterarm dann langsam wieder nach oben.

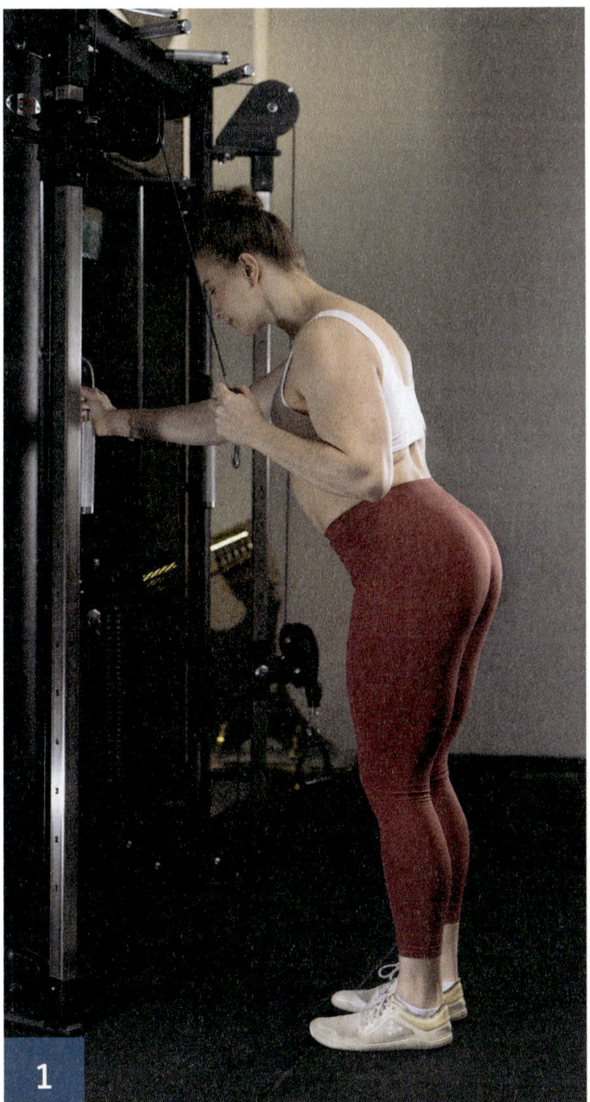

1

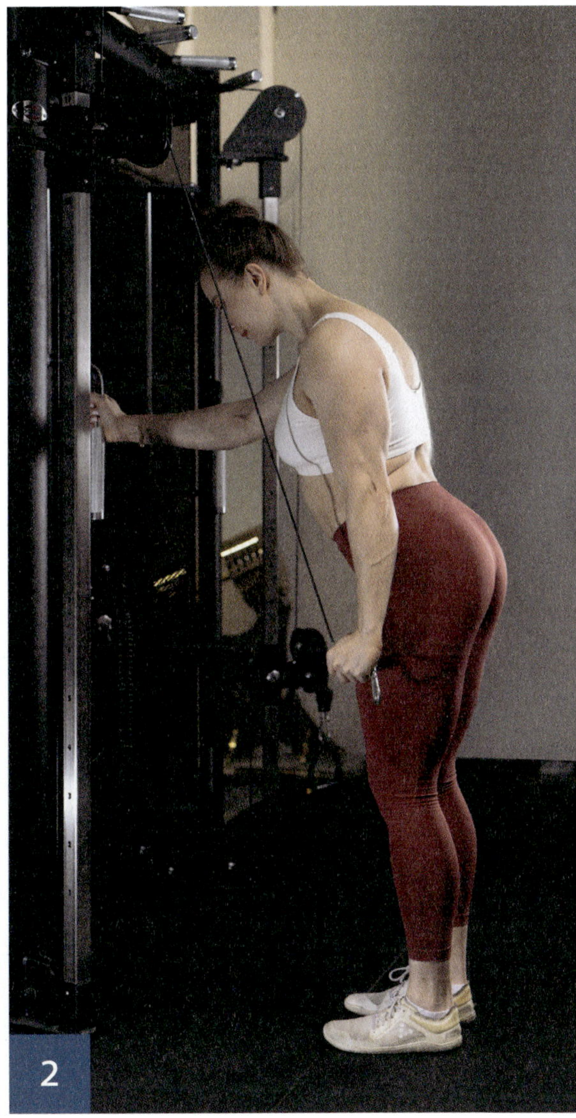

2

UNILATERAL OVERHEAD TRICEPS EXTENSION

1. Stelle dich mit dem Rücken zum Turm. Nimm den Griff in einer Hand über den Kopf. Der Ellenbogen zeigt nach vorn, der Oberarm bleibt nah am Kopf.
2. Strecke den Arm über den Kopf. Bewege dabei nur den Unterarm. Halte kurz die Spannung und führe den Arm dann langsam wieder in die Dehnung des Trizeps zurück.

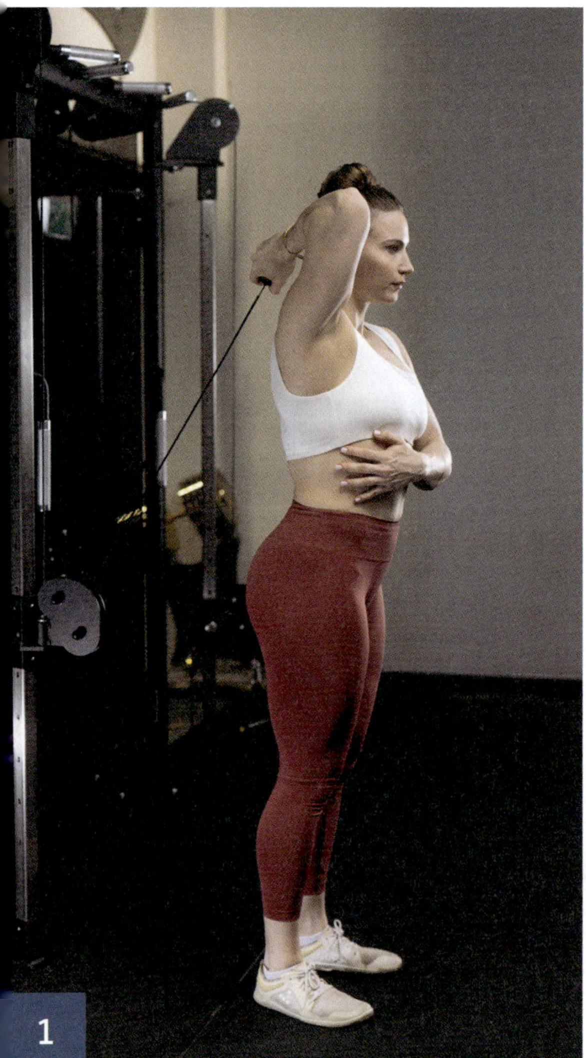

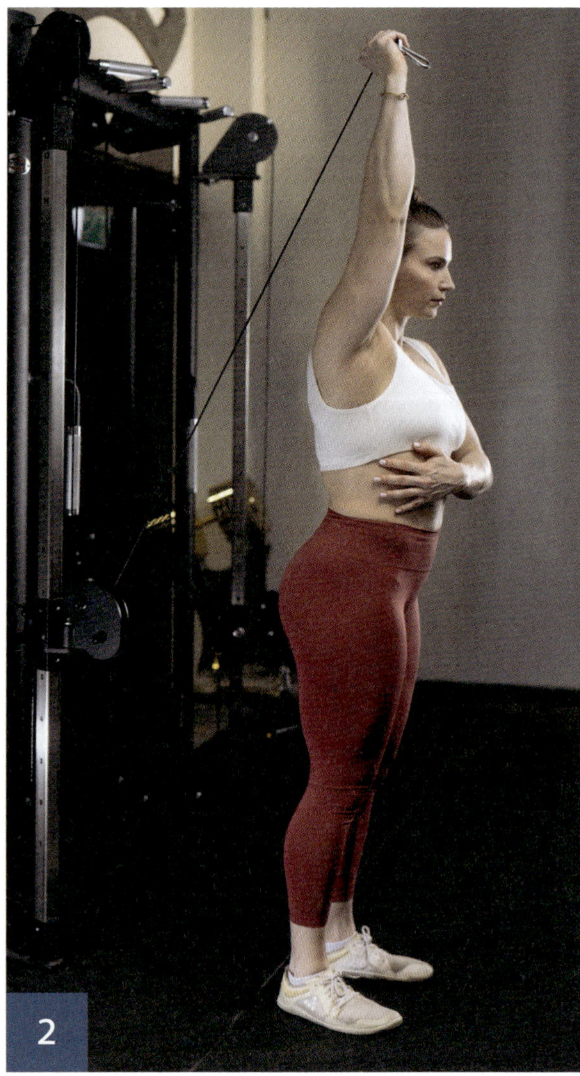

MACHINE PREACHER CURL

1. Setze dich an die Maschine, lege die Oberarme auf das Polster und greife die Griffe im Untergriff. Die Arme sind hier fast gestreckt.
2. Beuge die Arme kontrolliert, halte dabei den Bizeps auf Spannung. Strecke die Arme danach langsam wieder, bis du eine Dehnung in der Oberarminnenseite spürst.

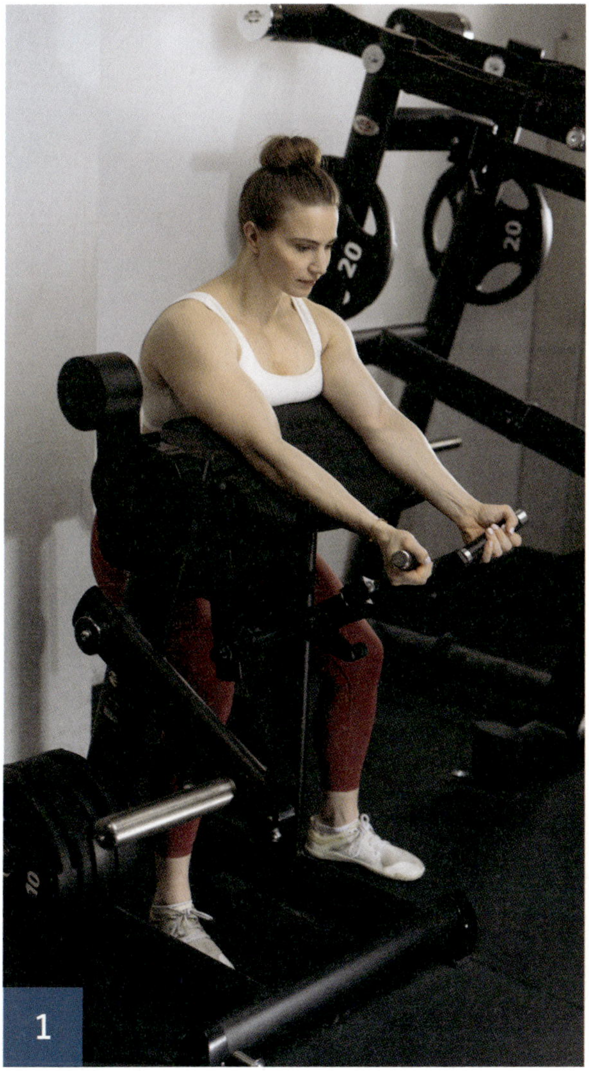

1

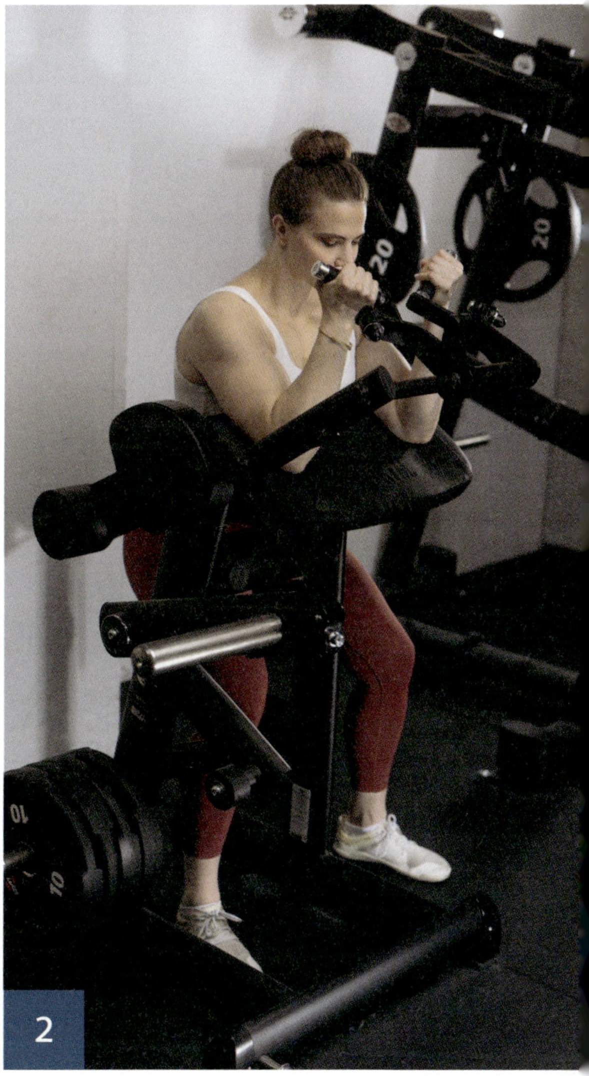

2

UPPER BODY

INCLINE DUMBBELL CURL

1. Nimm in jede Hand eine Kurzhantel und lehne dich an eine Schrägbank, lasse die Arme gestreckt nach unten hängen.
2. Beuge die Arme und drehe die Handflächen nach oben (Supination). Hebe die Hanteln bis zur maximalen Spannung im Bizeps und senke sie dann langsam wieder, wobei sich die Arme nach unten strecken.

Hinweise

- Den Winkel der Bank kannst du individuell einstellen. Wichtig ist, dass du deine Ellenbogen hinter dem Körper hältst.
- Es ist ausreichend deinen Arm bis 90 Grad oder leicht darüber hinaus zu beugen.

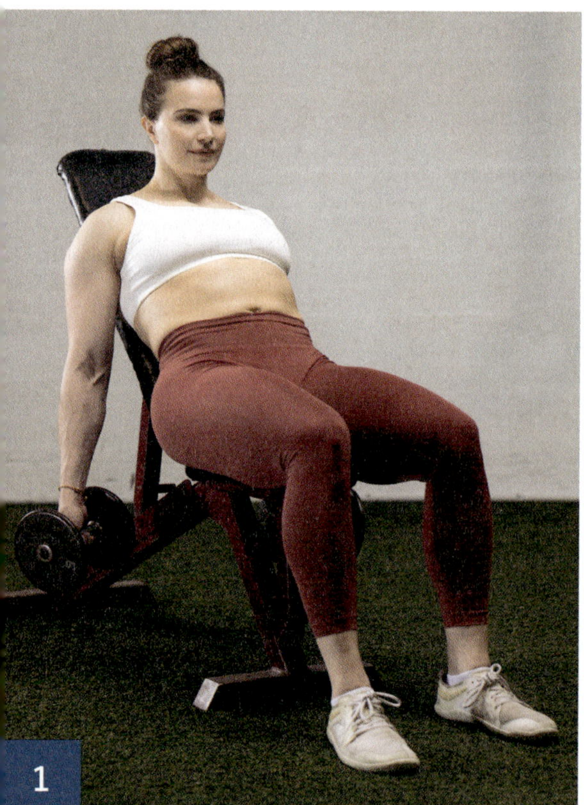

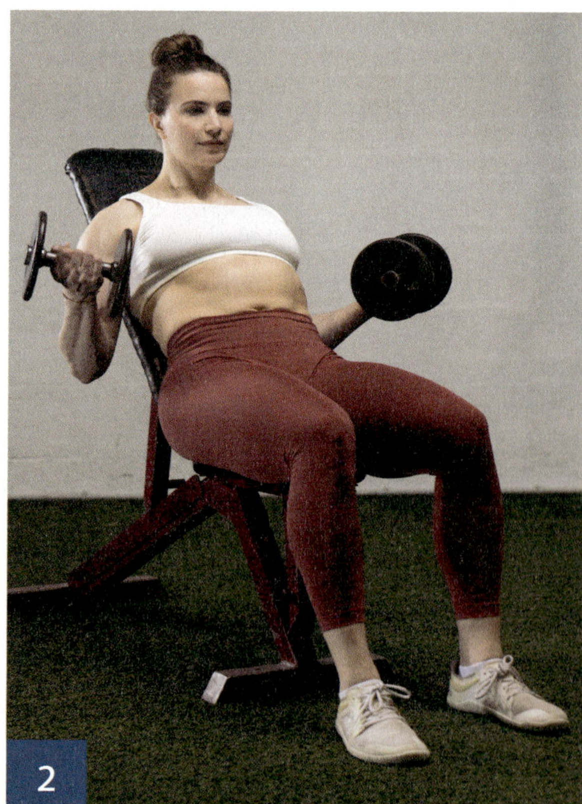

CABLE HAMMER CURL

1. Stelle dich vor den Kabelzug, greife das Seil im neutralen Griff. Halte die Arme gestreckt vor dem Körper.
2. Beuge die Arme, ziehe das Seil zur Schulter, die Ellenbogen bleiben nah am Körper. Strecke die Arme danach kontrolliert wieder.

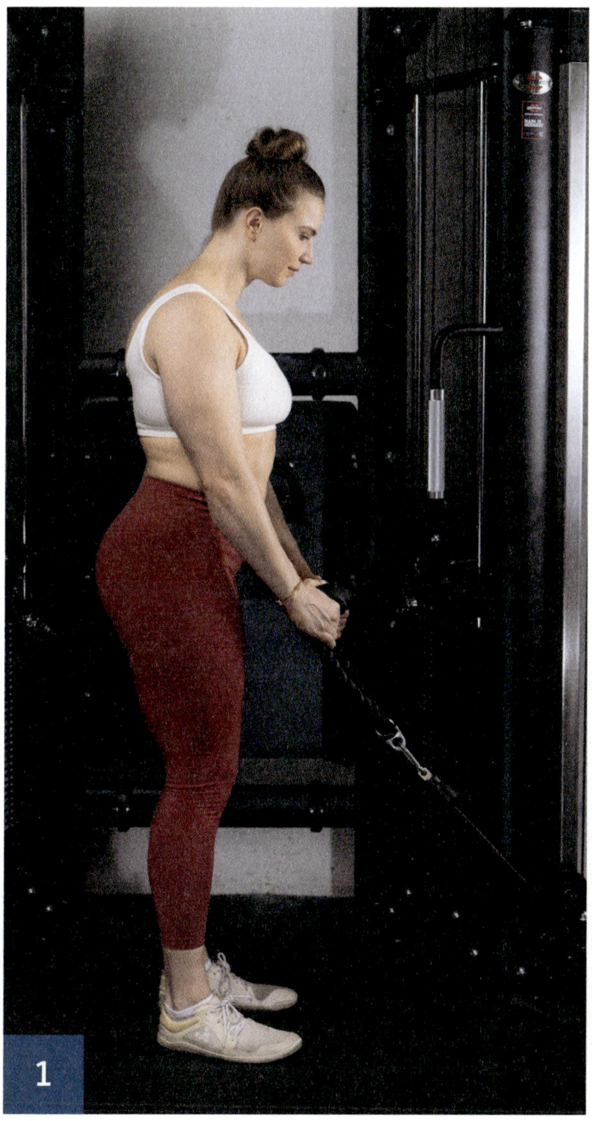

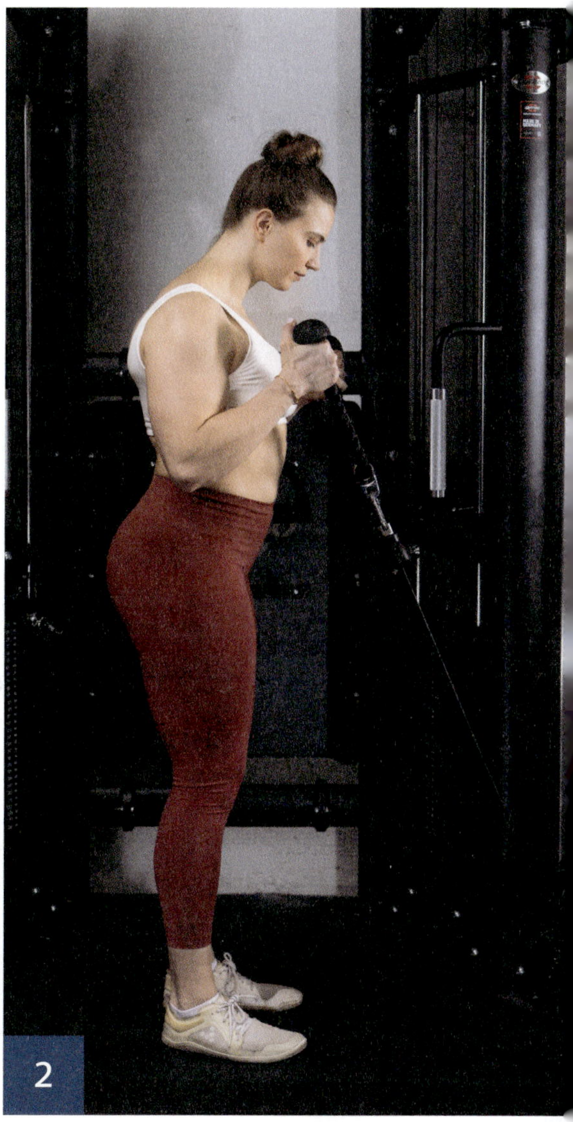

UPPER BODY

STANDING DUMBBELL HAMMER CURL

1. Stelle dich aufrecht mit Kurzhanteln in den Händen hin. Lasse die Arme seitlich hängen, die Handflächen zeigen nach innen.
2. Beuge die Arme ohne Schwung, die Ellenbogen bleiben fixiert nah am Oberkörper. Ziehe die Hanteln Richtung Schulter und senke sie dann langsam wieder.

Hinweis: Wenn du reguläre Curls ausführen willst, ist nur zu beachten, dass du deine Hände während der Ausführung supinierst.

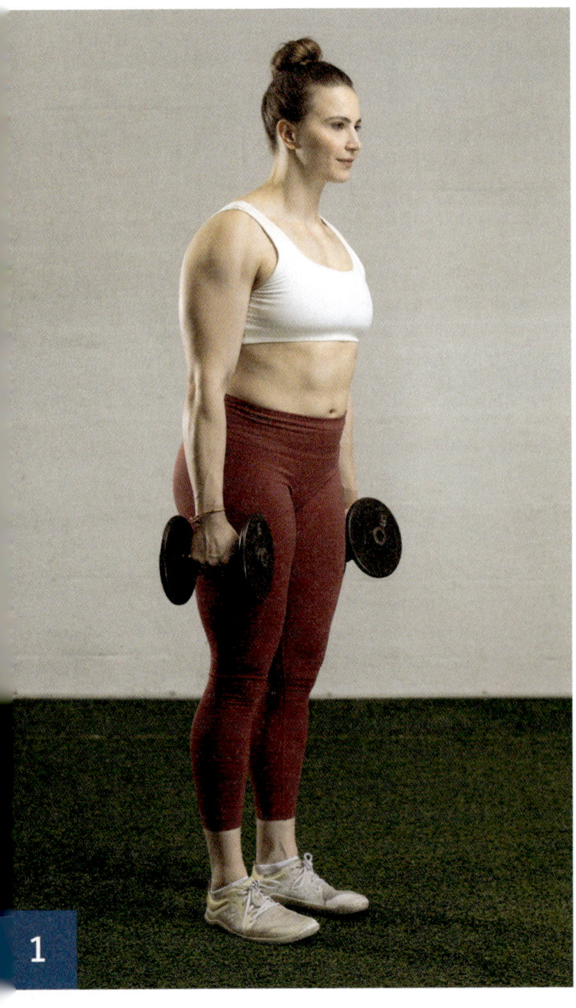

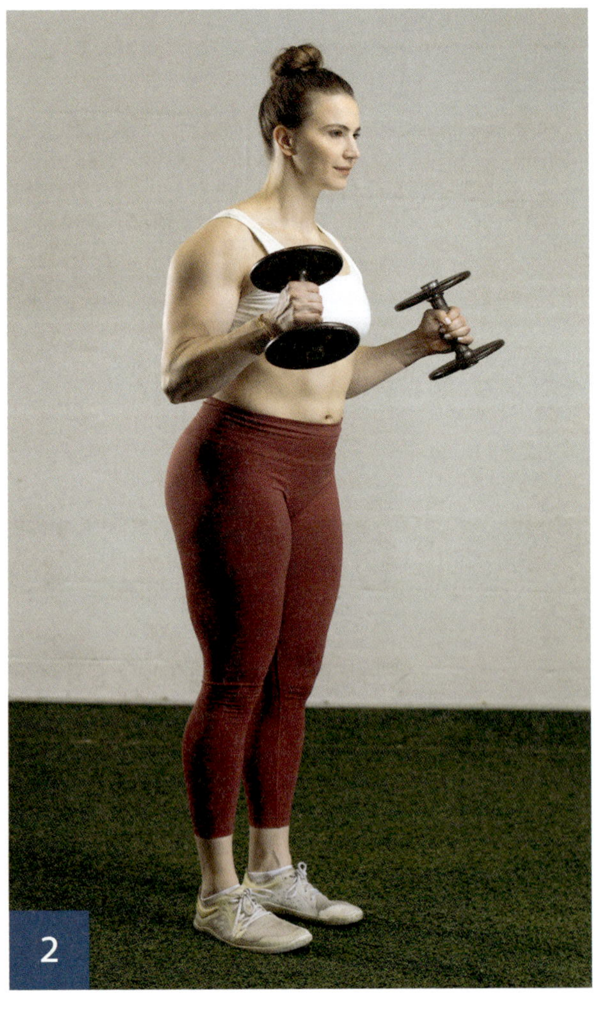

V-STATION CURL

1. Stelle dich zwischen zwei Türme, greife die Griffe im Untergriff. Die Arme sind seitlich gestreckt.
2. Beuge die Arme, ziehe die Griffe zur Schulter und halte die Position kurz. Strecke die Arme dann wieder kontrolliert.

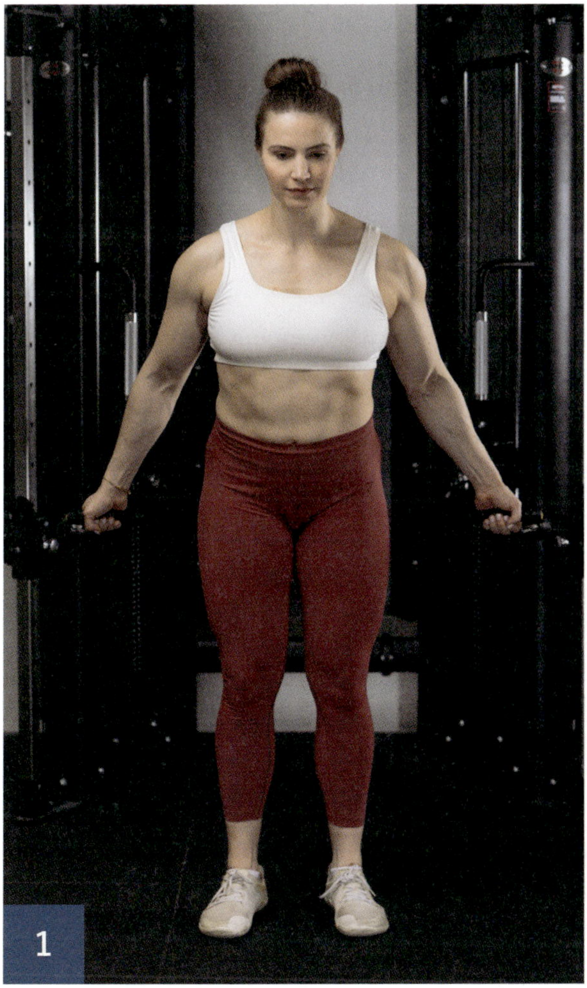

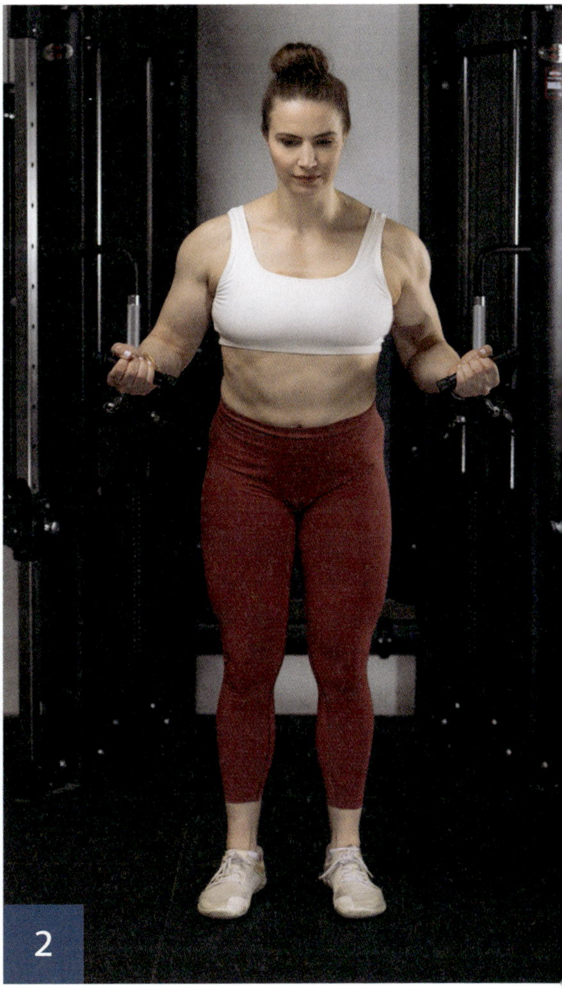

UNILATERAL CABLE CURL

1. Stelle dich seitlich zum Kabelturm, halte den Griff im Untergriff. Der Arm ist nun seitlich gestreckt am Körper.
2. Beuge den Arm zur Schulter, der Ellenbogen bleibt fixiert. Senke den Arm danach langsam und kontrolliert wieder zurück.

Hinweise

- Es ist ausreichend deinen Arm bis 90 Grad oder leicht darüber hinaus zu beugen.
- Die Höhe des Kabelzugs kannst du individuell einstellen, je nachdem wie du das Widerstandsprofil haben willst. Kabel auf Hüfthöhe = die Belastung ist am höchsten in der Dehnung. Kabel ganz unten eingestellt = die Belastung ist am höchsten, wenn der Arm etwa 90 Grad zum Kabel steht.

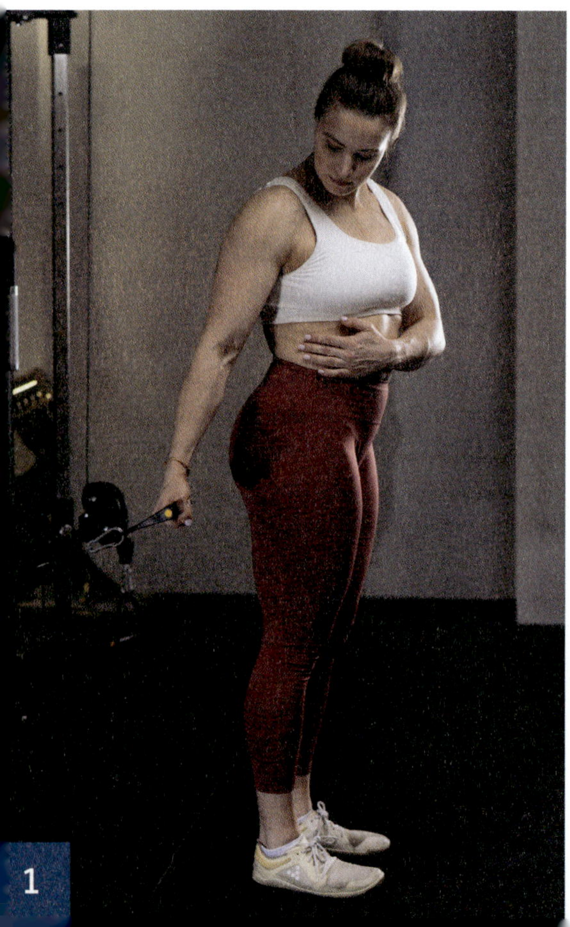
1

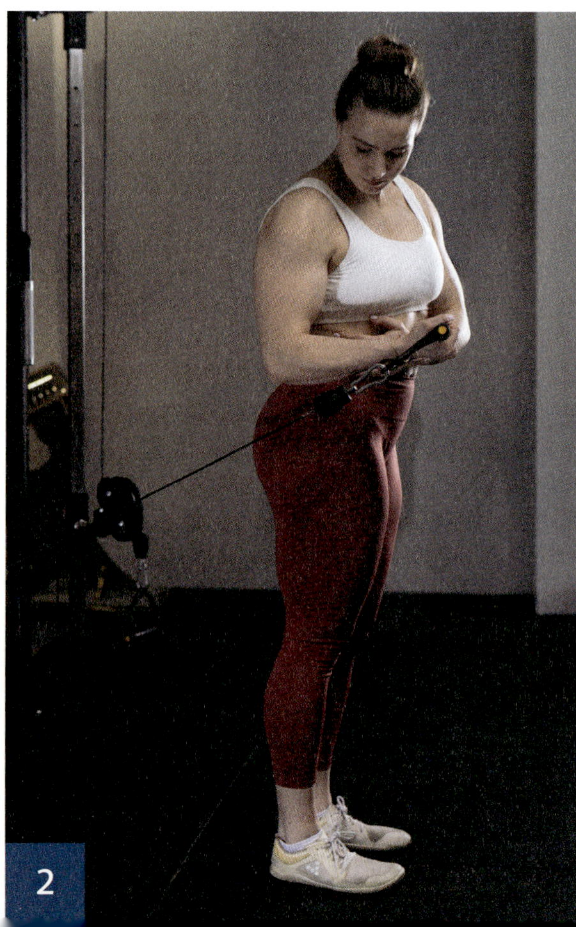
2

FACE PULL

1. Stelle dich vor den Kabelzug, das Seil befindet sich auf Kopfhöhe. Greife das Seil im Ober- oder Neutralgriff, lasse die Arme gestreckt und halte das Kabel unter Spannung.
2. Ziehe das Seil zum Gesicht, die Ellenbogen hoch und nach außen. Ziehe dabei die Schulterblätter zusammen. Führe die Arme dann langsam zurück in die Ausgangsposition.

Hinweis: Beim Zug selbst kannst du dir vorstellen in eine Doppelbizeps Pose zu ziehen.

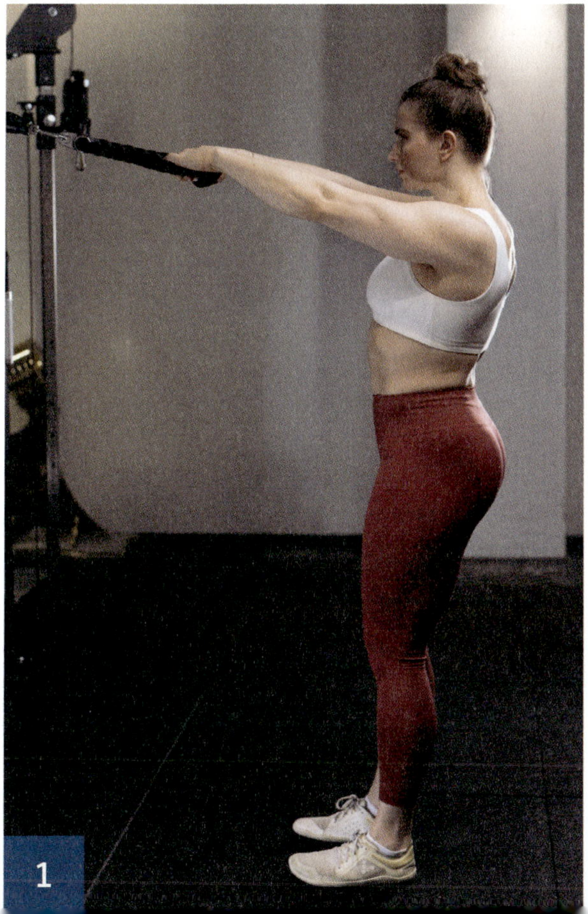
1

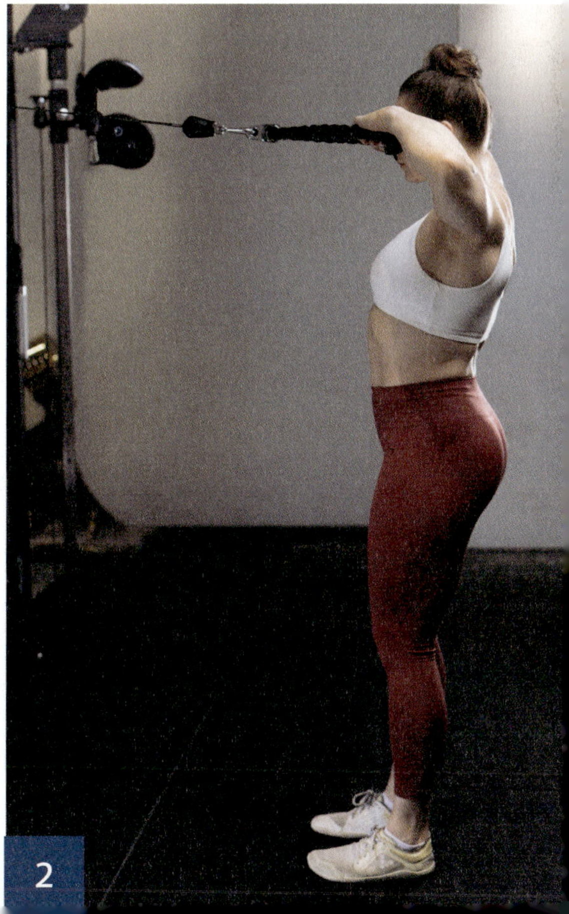
2

BUTTERFLY REVERSE

1. Setze dich mit dem Bauch zur Lehne auf das Gerät. Strecke die Arme gerade nach vorne aus und fasse die horizontalen Griffe im Obergriff. Achte darauf, dass sich deine Arme auf Schulterhöhe befinden.
2. Lehne dich nun leicht mit dem Oberkörper nach vorne, der Rücken bleibt gerade, und führe deine Arme nach hinten bis sie eine gerade Linie bilden.

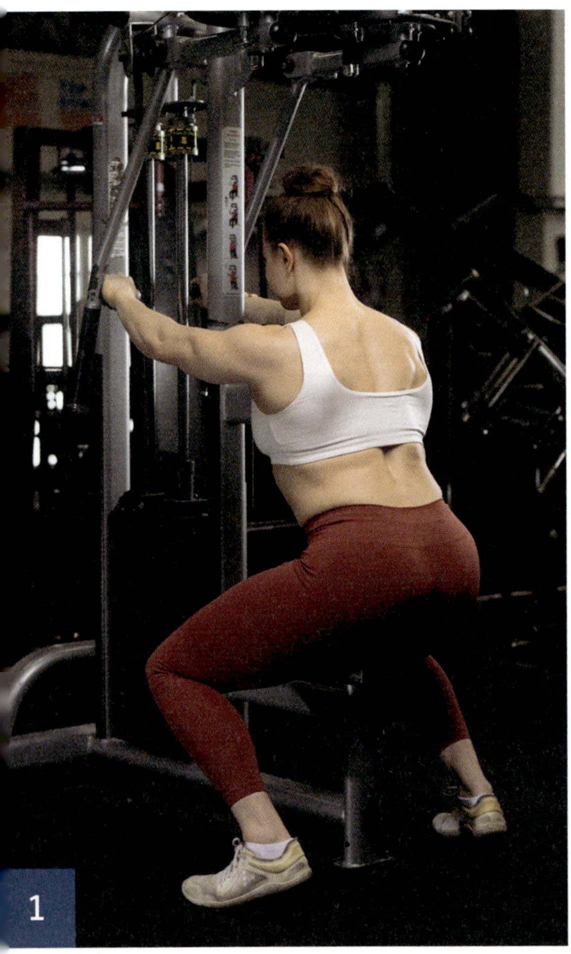
1

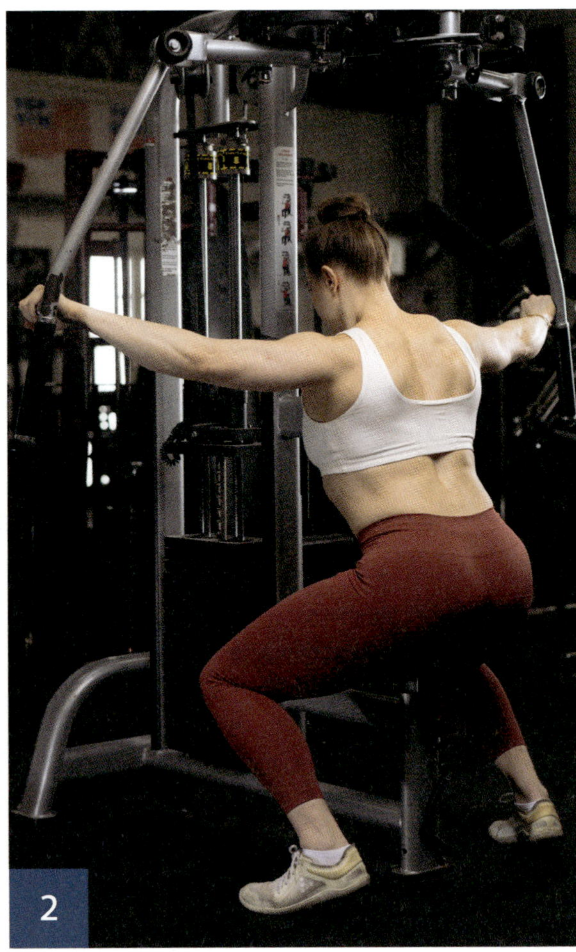
2

CABLE CRUNCH

1. Stelle dich vor einen Kabelzug. Greife das Seil etwa auf Kopfhöhe. Die Arme sind angewinkelt und bleiben fixiert. Beuge die Knie leicht.
2. Ziehe den Brustkorb zum Becken, der Rücken wird dabei rund. Komme langsam und kontrolliert zurück.

Hinweis: Führe die Bewegung nur mithilfe deiner Bauchmuskeln aus, die Hüfte bewegt sich nicht im Raum und die Arme bleiben passiv in ihrer angewinkelten Position fixiert.

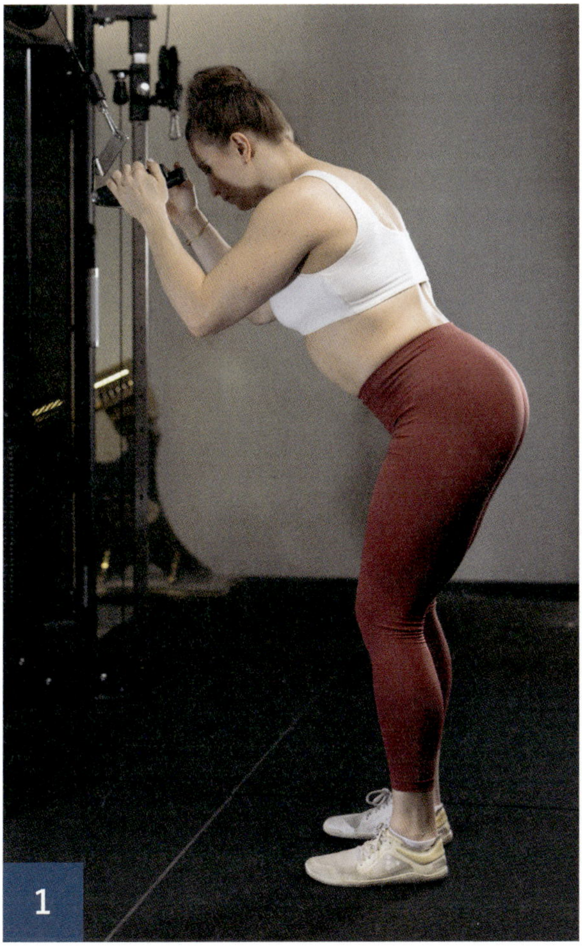

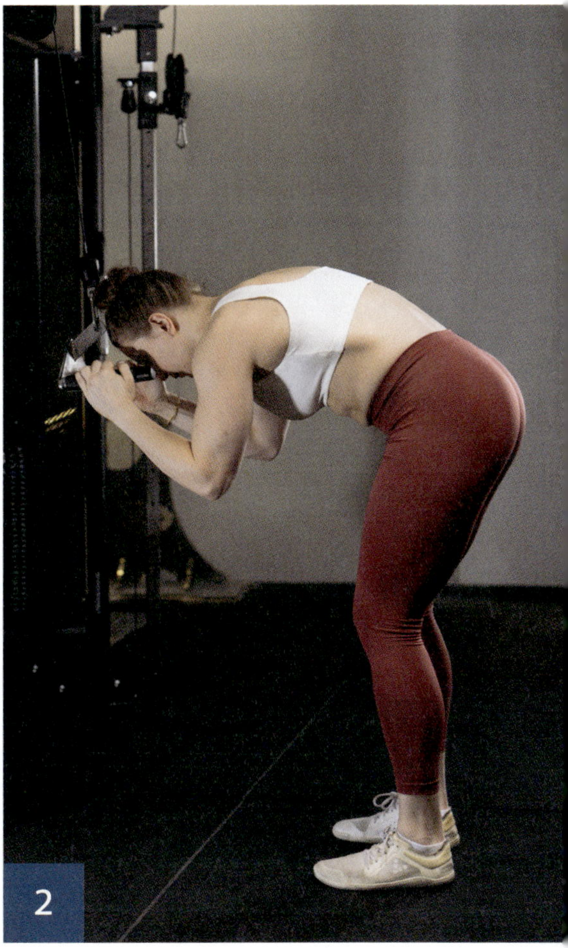

MACHINE CRUNCH

1. Setze dich aufrecht in die Maschine, fixiere die Füße unter den Polstern und greife die Griffe seitlich des Kopfs.
2. Führe dein Brustbein zu deinem Schambein und atme dabei leicht aus. Lasse die Bauchmuskeln aktiv. Halte die Position kurz und kehre dann langsam in die Ausgangsposition zurück.

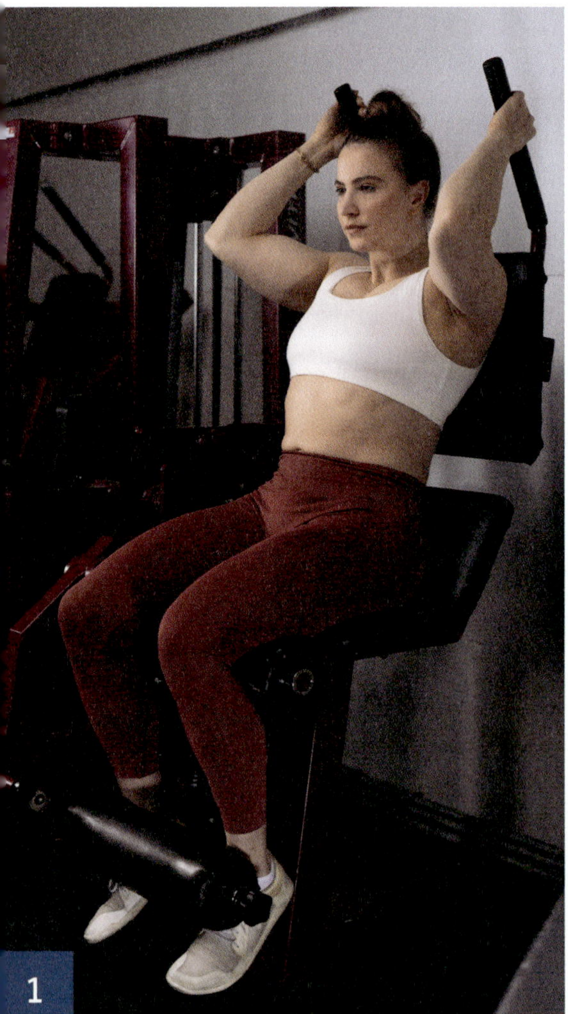

1

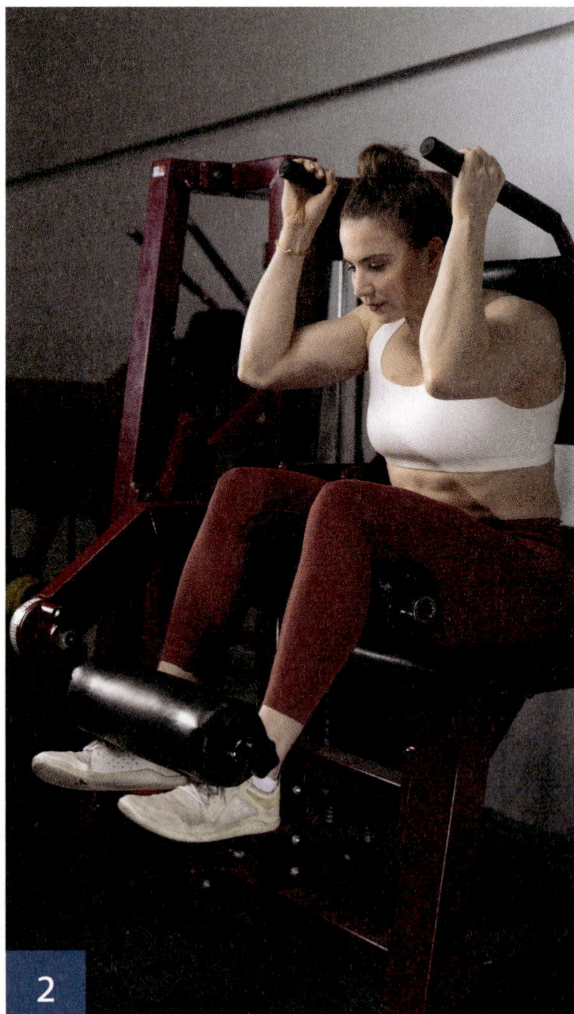

2

PLANK

Lege dich auf den Bauch. Stütze dich dann auf Unterarme und Zehenspitzen. Platziere die Ellenbogen unter den Schultern und drücke dich vom Boden weg. Der Körper bildet eine gerade Linie. Spanne Bauch und Gesäß an. Richte den Blick zum Boden.

Hinweis: Halte den gesamten Körper in einer Linie stabil, ohne Hohlkreuz oder Durchhängen. Halte die Position für die gewünschte Dauer.

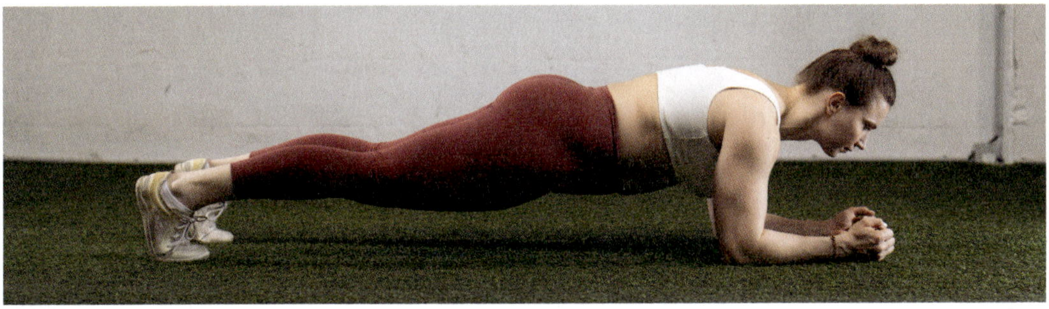

SIDE PLANK

Lege dich seitlich auf den Boden und stütze dich mit dem Unterarm ab. Platziere den Ellenbogen unter der Schulter, lege die Füße übereinander oder stelle sie leicht versetzt auf. Hebe das Becken an, bis der Körper eine Linie bildet. Spanne die seitlichen Bauchmuskeln und die Gesäßmuskulatur an.

Hinweis: Halte die Position stabil und atme ruhig.

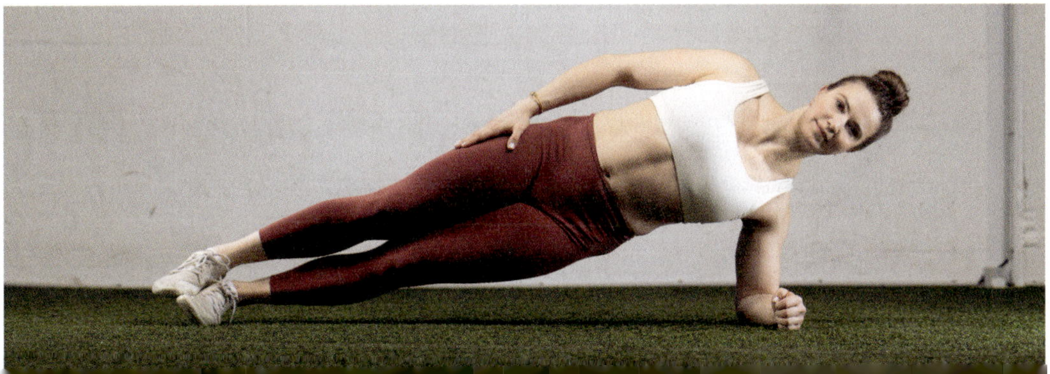

CORE

HANGING LEG RAISE

1. Hänge dich mit gestreckten Armen an eine Klimmzugstange, die Hände schulterbreit im Obergriff. Der Körper hängt ruhig und gestreckt nach unten.
2. Spanne den Bauch an, hebe die Beine gestreckt oder leicht gebeugt auf Hüfthöhe oder höher. Kurz die Position halten, dann langsam und kontrolliert absenken.

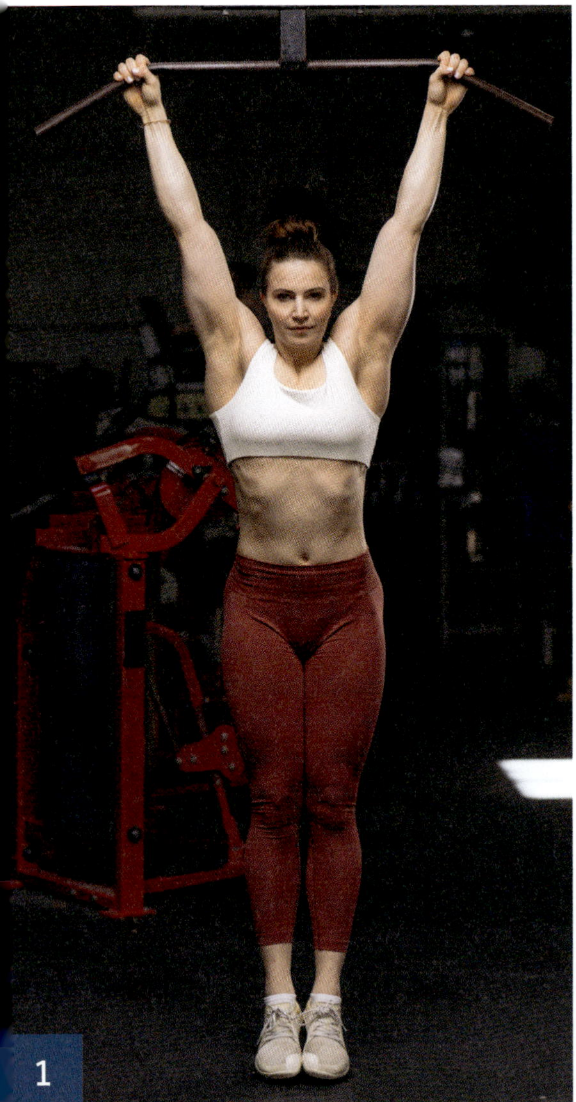

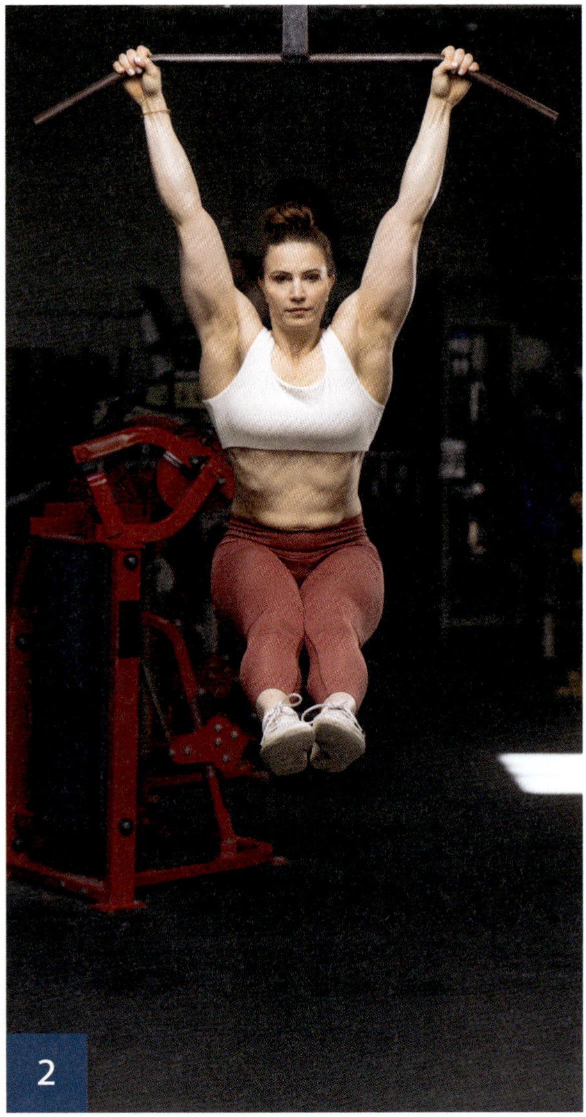

THORACIC EXTENSIONS ÜBER DEN FOAM ROLLER

1. Lege dich mit dem oberen Rücken auf den Foam Roller.
2. Lasse den Oberkörper langsam nach hinten sinken, strecke dabei die Brustwirbelsäule.

Hinweis: Vermeide Bewegungen über den unteren Rücken, da dieser Bereich hier nicht durch die Rippen gestützt wird.

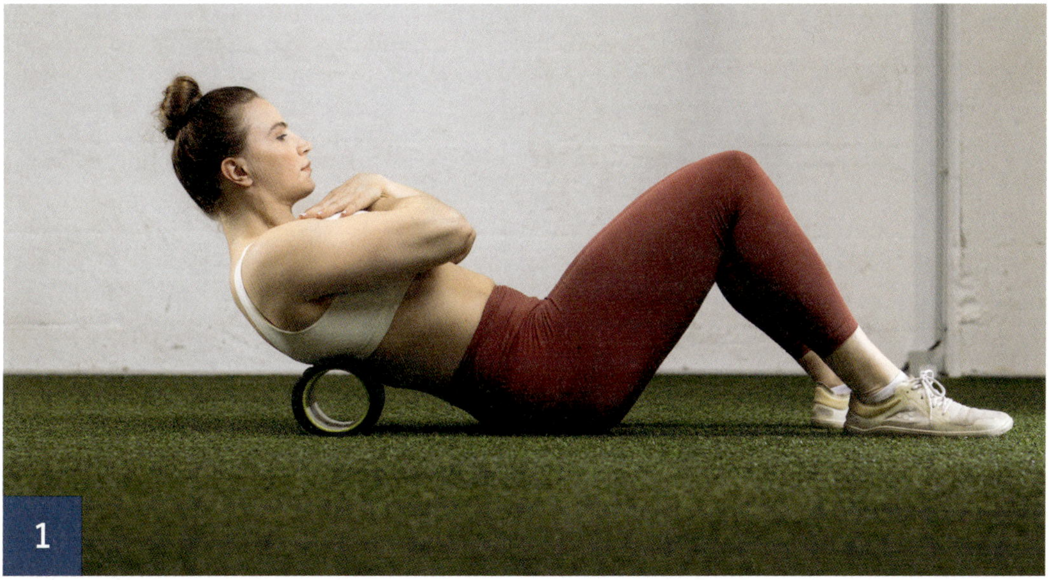

1

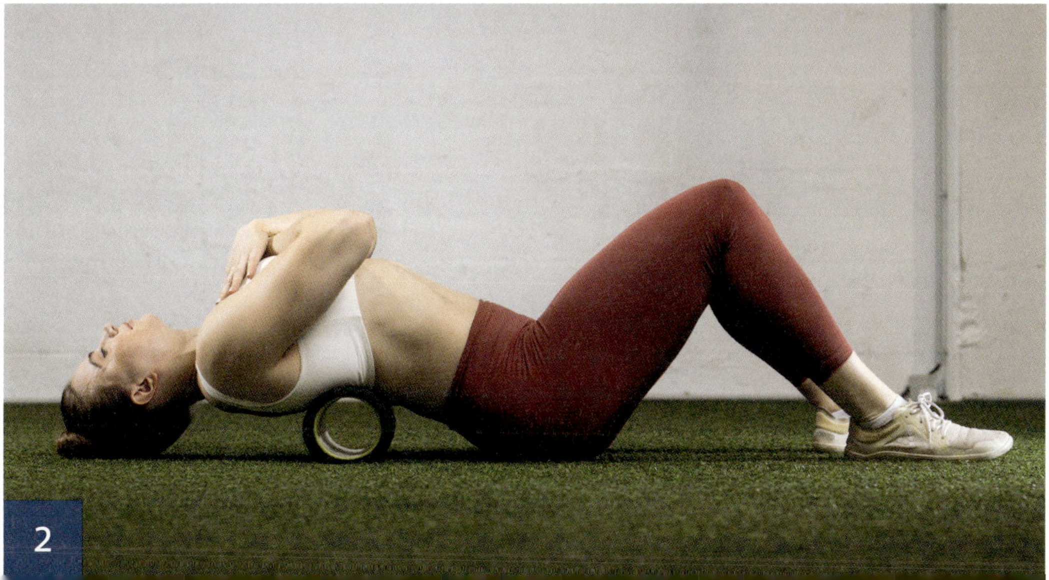

2

SCAPULA PUSH-UP

1. Starte in der Liegestützposition mit gestreckten Armen.
2. Senke den Brustkorb zwischen den Schulterblättern, Arme bleiben gestreckt. Dann drücke dich aktiv über die Schulterblätter wieder hoch.

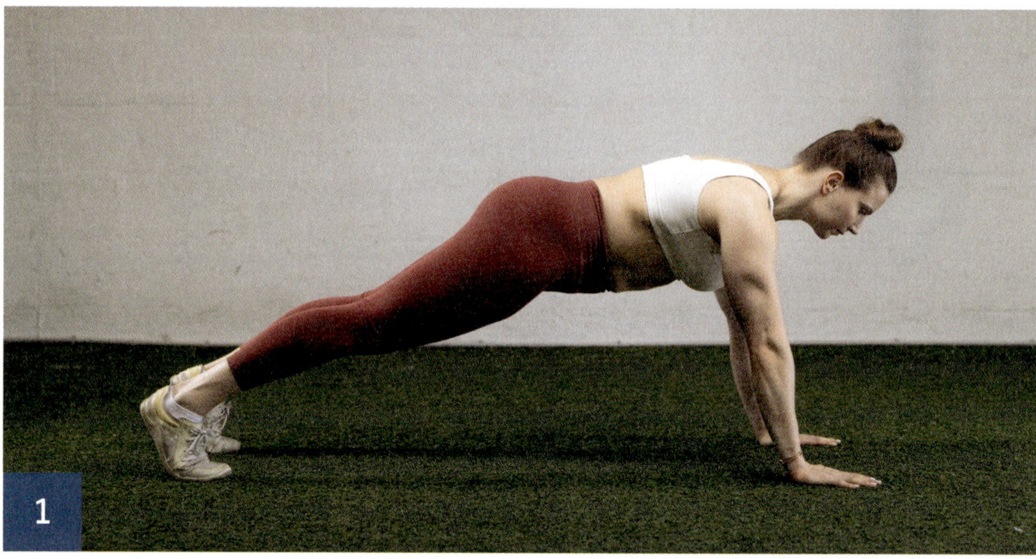

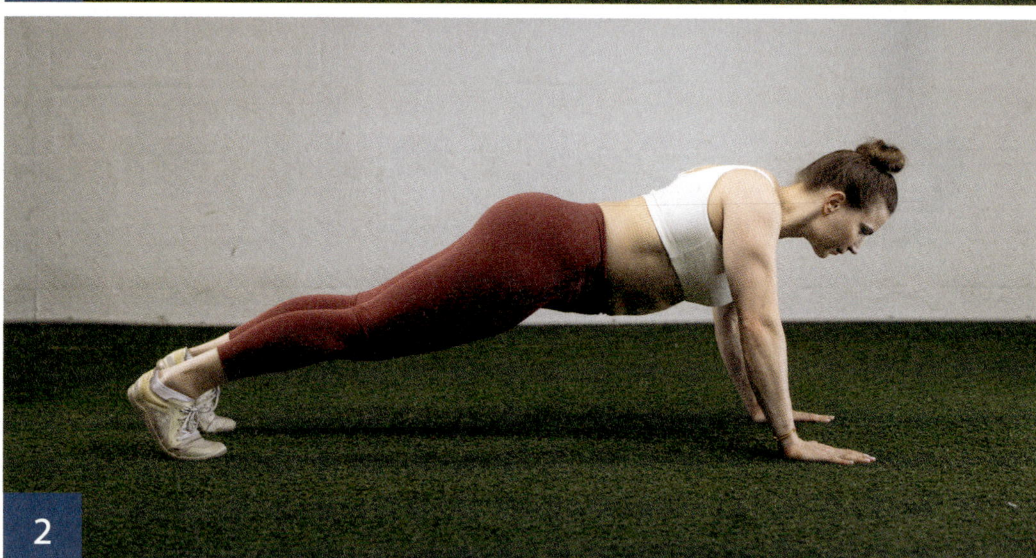

FACE PULL MIT BAND

1. Befestige ein Widerstandband auf Brusthöhe an einem festen Pfosten und greife es mit beiden Händen.
2. Ziehe das Seil kontrolliert zum Gesicht, Ellenbogen hoch und nach außen. Kurz halten, dann langsam zurück.

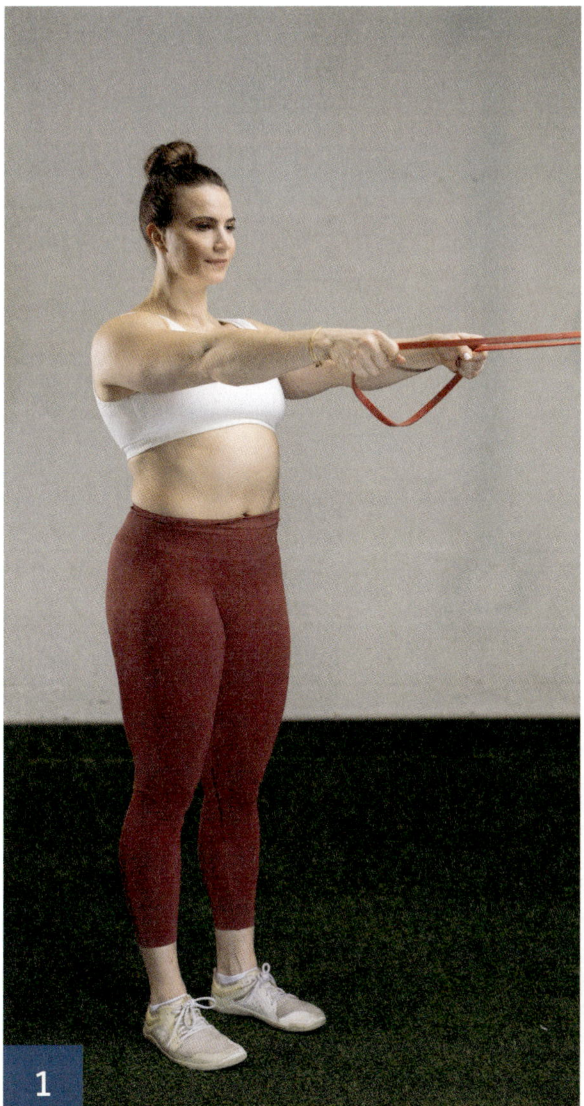

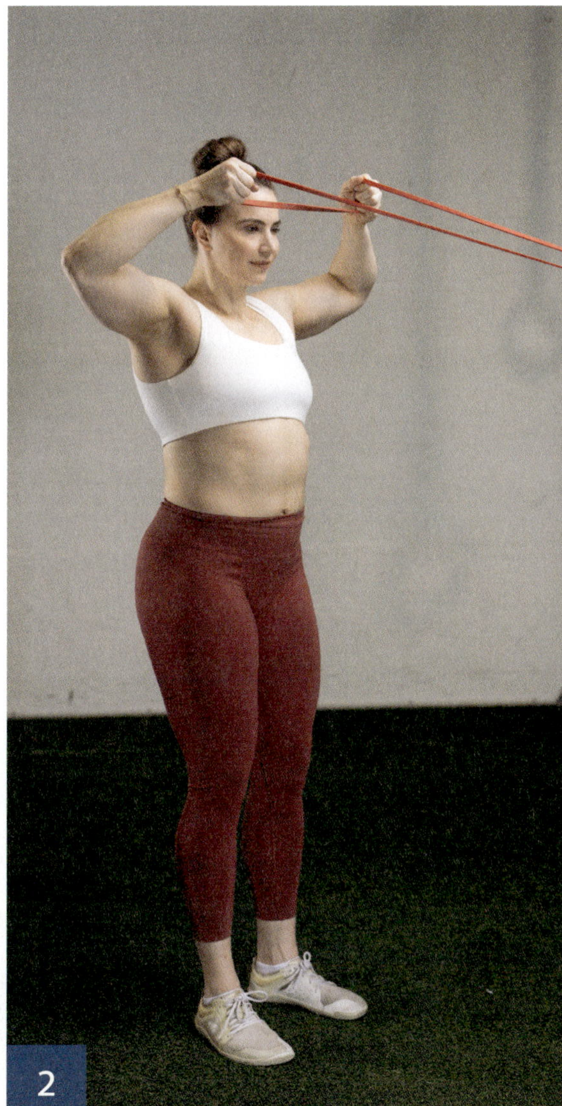

WARM-UP

PLANK TO DOWNWARD DOG

1. Beginne in der Plank-Position mit gestreckten Armen.
2. Schiebe das Gesäß nach oben und hinten in ein umgekehrtes V. Halte die Position kurz und komme dann kontrolliert zurück in die Plank-Position.

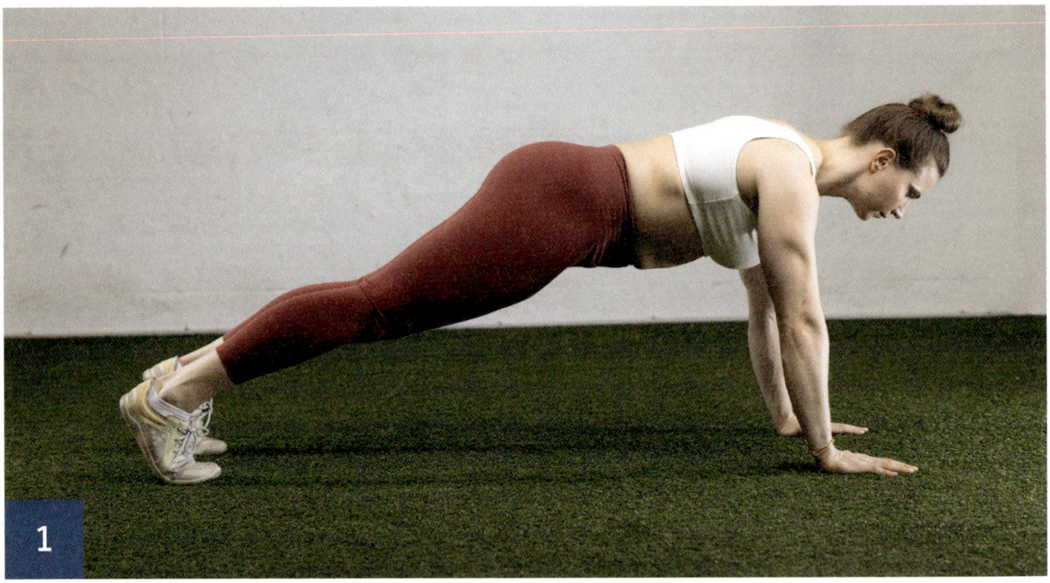

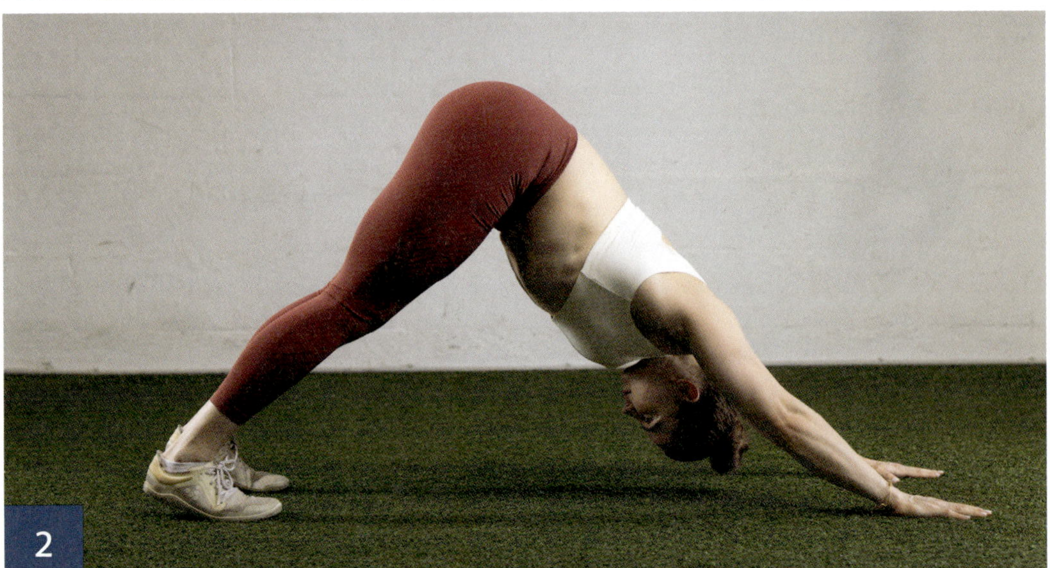

CAT/COW

1. Gehe in den Vierfüßlerstand. Atme ein, lasse den Rücken durchhängen. Hebe den Kopf.
2. Atme aus, runde den Rücken, ziehe das Kinn zur Brust. Fließend wiederholen.

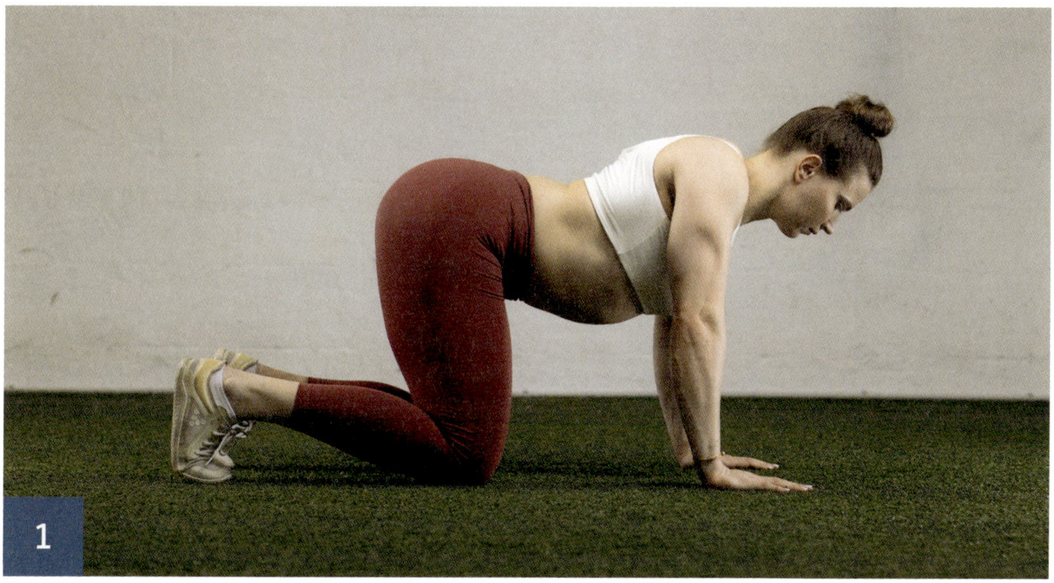

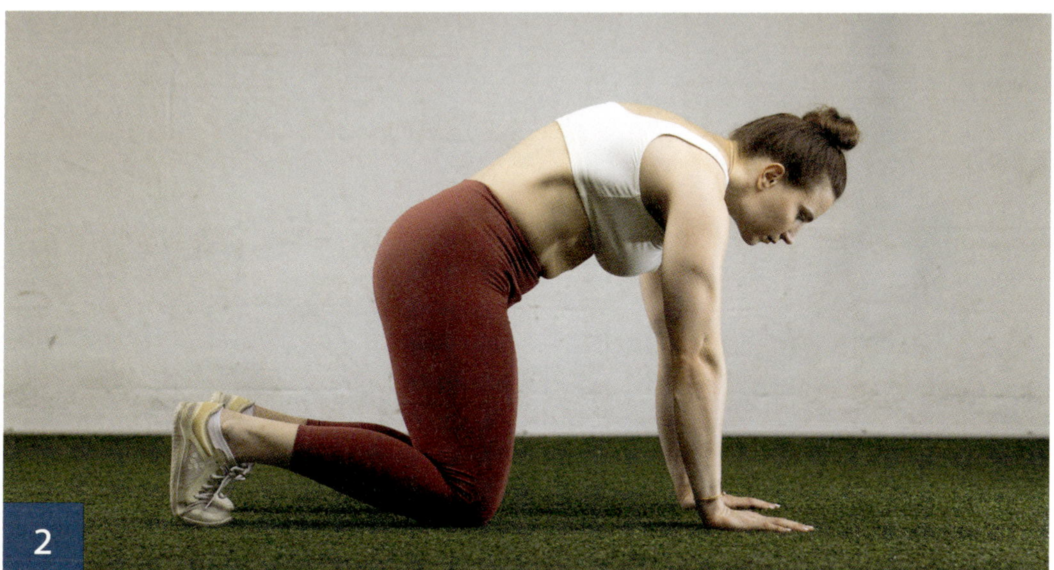

LUMBAR ROTATION

1. Lege dich auf den Rücken und hebe die Knie angewinkelt in die Luft.
2. Lasse die Knie langsam zu einer Seite fallen, die Schultern bleiben am Boden. Halte die Position kurz und wechsle dann über die Mitte zur anderen Seite.

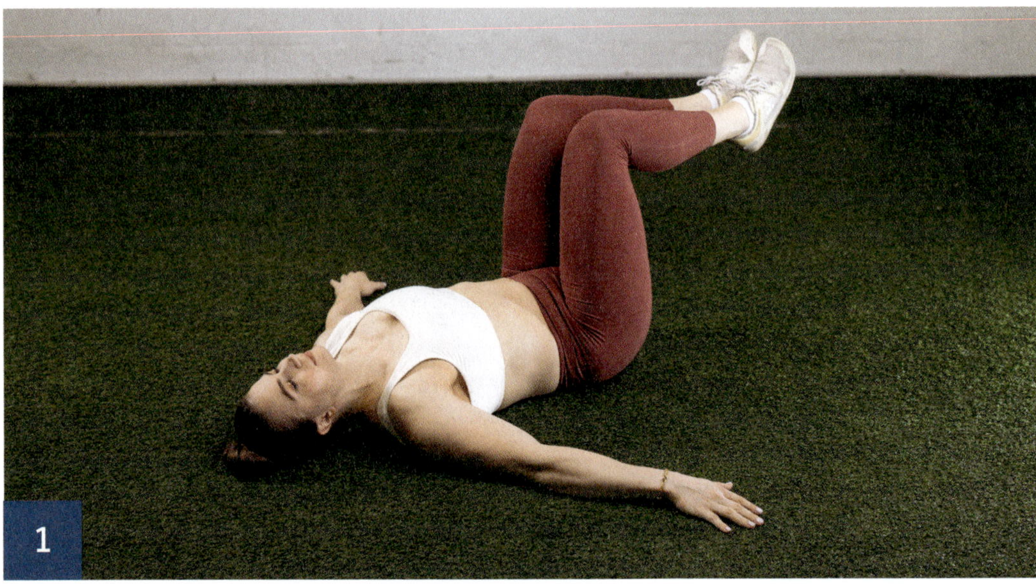

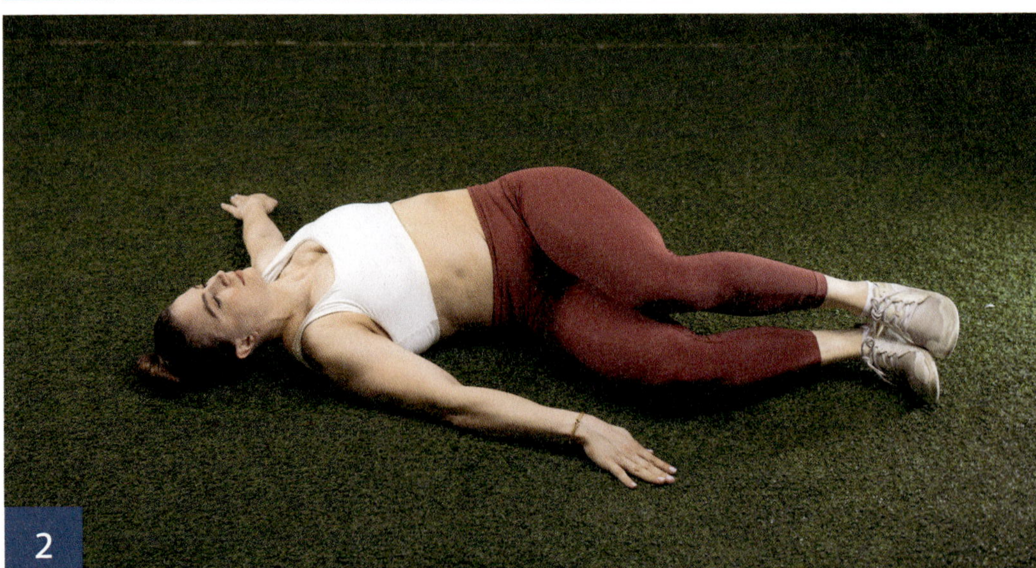

GLUTE BRIDGE

1. Lege dich auf den Rücken, stelle die Füße hüftbreit nah am Gesäß auf.
2. Drücke dich über die Fersen hoch, spanne oben das Gesäß an. Senke das Becken kontrolliert wieder ab.

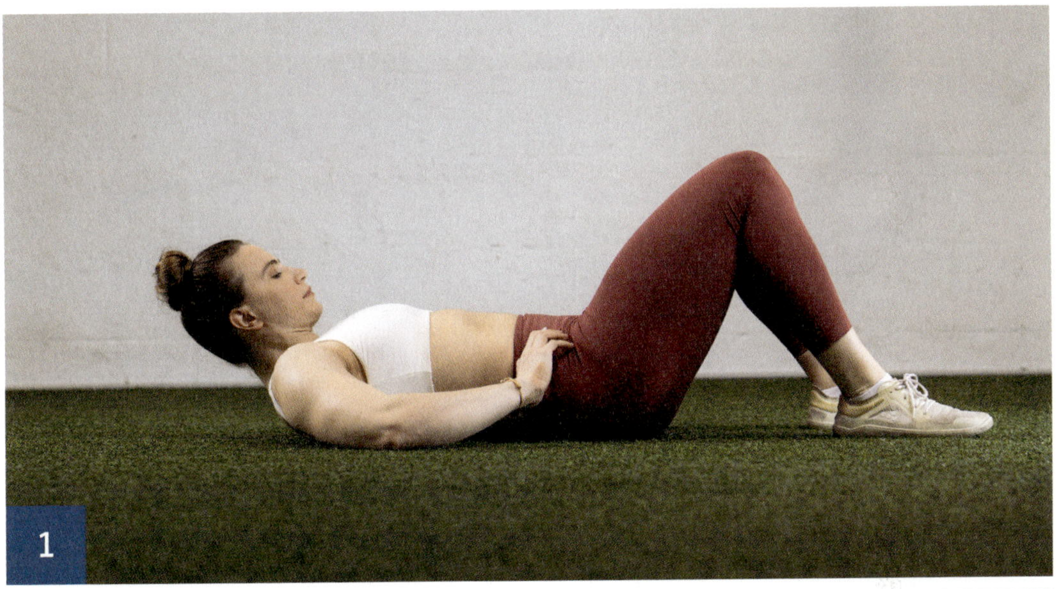

1

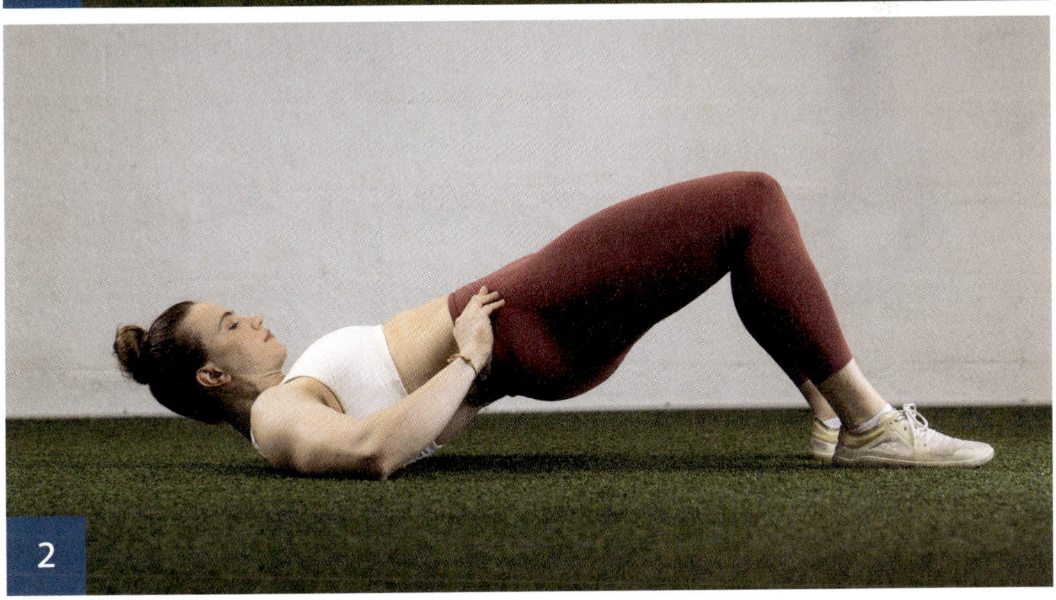

2

BODYWEIGHT SQUAT

1. Stelle dich schulterbreit hin, Fußspitzen leicht außen.
2. Schiebe das Gesäß zurück und beuge die Knie. Halte den Rücken gerade und die Brust aufrecht. Gehe tief in die Hocke und drücke dich kraftvoll über die Fersen wieder hoch.

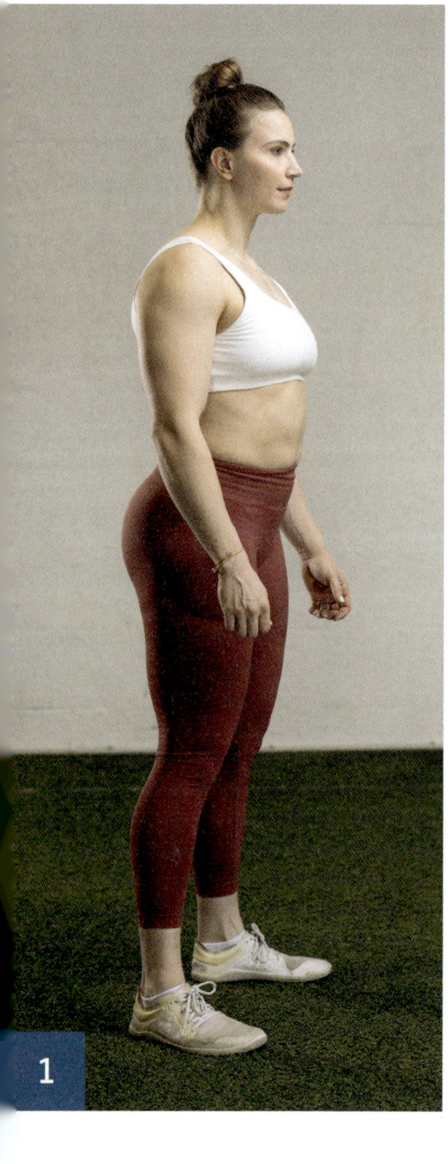

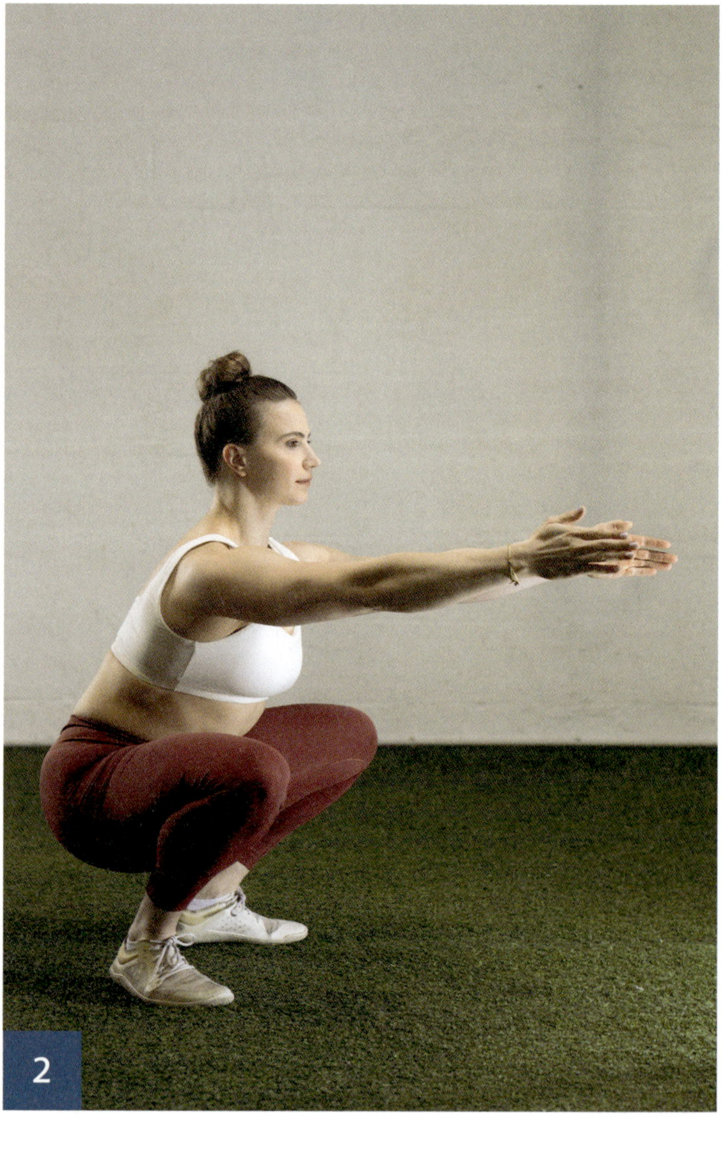

ANHANG

QUELLEN

Anderson, E. R. et al. (2009): »Comparison of the effects of two resistance training regimens on muscular and bone responses in premenopausal women«. *Medicine & Science in Sports & Exercise*, 41 (14). PMID: 20057999

Appell, Hans-Joachim & Stang-Voss, C. unter Mitarbeit von Niels Battermann (2008): *Funktionelle Anatomie* (4. Auflage). Springer

Barbat-Artigas, S. & Aubertin-Leheudre, M. (2012): »Behavioral compensatory adjustment to exercise intervention«. *Menopause: The Journal of The North American Menopause Society*, 19 (1), S. 6–7. doi.org/10.1097/gme.0b013e318235797d

Barakat, C. et al. (2019): »The effects of resistance training on muscle strength and hypertrophy in women: A systematic review and meta-analysis«. *Sports Medicine*, 49 (7), S. 1071–1090. doi.org/10.1007/s40279-019-01085-1

Barker, P. J. et al. (2014): »Anatomy and biomechanics of gluteus maximus and the thoracolumbar fascia at the sacroiliac joint«. *Journal of Anatomy*, 27 (2), S. 234–240. pubmed.ncbi.nlm.nih.gov/23959791/

Baz-Valle, E. et al. (2018): »Total number of sets as a training volume quantification method for muscle hypertrophy: A systematic review«. *Journal of strength and conditioning research, 35* (3), S. 870–878. pubmed.ncbi.nlm.nih.gov/30063555/

Beardsley, Chris (2017–2020): Diverse Artikel zu Trainingswissenschaften. Verfügbar auf: https://sandcresearch.medium.com/

- Warum ist progressive Überlastung essenziell für Hypertrophie?
- Wie kann man die beste Trainingsmethode für einzelne Muskeln identifizieren?
- Wie viele stimulierende Wiederholungen sind minimal für Hypertrophie?
- Warum funktioniert Periodisierung?
- Wann sind Kraftzuwächse spezifisch?
- Weitere Artikel zum Thema Kraft- und Muskelaufbau

Cardinale, M.; Newton, R. & Nosaka, K. (2011): *Strength And Conditioning*. John Wiley & Sons.

Chun, E.; Kim, H.; Suh, C., Kim, J.; Kim, D. & Kim, J. (2015): »Polymorphisms in neuropeptide genes and bone mineral density in Korean postmenopausal women«. *The Journal of The Menopause Society*, 22 (11), S. 1256–1263. doi.org/10.1097/gme.0000000000000454

Cohen, L.; Soares, C.; Vitonis, A.; Otto, M. & Harlow, B. (2006): »Risk for new onset of depression during the menopausal transition«. *Archives of General Psychiatry*, 63 (4), S. 385. doi.org/10.1001/archpsyc.63.4.385

Contreras, B. et al. (2014/2015): »A comparison of gluteus maximus, biceps femoris, and vastus lateralis electromyographic activity in the back squat and barbell hip thrust exercises«. *Journal of Applied Biomechanics*, 31 (6), S. 452–458. pubmed.ncbi.nlm.nih.gov/26214739/

Contreras, B. et al. (2016): »A comparison of gluteus maximus, biceps femoris, and vastus lateralis electromyography amplitude in the parallel, full, and front squat variations in resistance-trained females«. *Journal of Applied Biomechanics*, 32 (1), S. 16–22. pubmed.ncbi.nlm.nih.gov/26252837/

Coratella, G. et al. (2021): »The activation of gluteal, thigh, and lower back muscles in different squat variations performed by competitive bodybuilders: Implications for resistance training«. *International Journal of Environmental Research and Public Health*, 18 (2), S. 772. pubmed.ncbi.nlm.nih.gov/33477561/

Davis, S.; Panjari, M. & Stanczyk, F. (2011): »DHEA Replacement for Postmenopausal Women«. *The Journal of Clinical Endocrinology & Metabolism*, 96 (6), S. 1642–1653

De Souza, C. V.; Silva, R. C.; Silva, S. V. et al. (2020/2013): »The effects of power and strength training on bone mineral density in premenopausal women: A randomized prospective study«. *Journal of Strength & Conditioning Research/The Journal of Sports Medicine and Physical Fitness*, 54 (4), S. 428–436

De Souza, E. O.; Tricoli, V.; Rauch, J. et al. (2018): »Different patterns in muscular strength and hypertrophy adaptations in untrained individuals undergoing nonperiodized and periodized strength regimens«. *Journal of Strength & Conditioning Research*, 32 (5), S. 1238–1244

Denise Fernandes Moreira, L.; Fronza, F.; dos Santos, R. et al. (2013): »High-intensity aquatic exercises (HydrOS) improve physical function and reduce falls among postmenopausal women«. *Menopause*, 20 (10), S. 1012–1019

Evans, J. W. (2019): »Periodized resistance training for enhancing skeletal muscle hypertrophy and strength: a mini-review«. *Frontiers in Physiology*, 10, S. 13. doi: 10.3389/fphys.2019.00013

Examine: »Menopause«. Zuletzt aufgerufen am 01.05.2025. examine.com/conditions/menopause/

Ferreira, G. J. et al. (2019): »Effects of higher habitual protein intake on RT-induced changes in body composition and strength in untrained older women«. *Nutrition and health*, 25 (2), S. 103–112

Freedman, R. & Roehrs, T. (2007): »Sleep disturbance in menopause«. *Menopause*, 14 (5), S. 826–829. doi:10.1097/gme.0b013e3180321a22

Gracia, C.; Sammel, M.; Freeman, E. et al. (2005): »Defining menopause status: creation of a new definition to identify the early changes of the menopausal transition«. *Menopause*, 12 (2), S. 128–135

Grgic, J. et al. (2022): »Effects of resistance training performed to repetition failure or non-failure on muscular strength and hypertrophy: A systematic review and meta-analysis«. *Journal of Sport and Health Science*, 11 (2), S. 202–211. pubmed.ncbi.nlm.nih.gov/33497853/

Hackbert, L. & Heiman, J. (2002): »Acute Dehydroepiandrosterone (DHEA) Effects on Sexual Arousal in Postmenopausal Women«. *Journal of Women's Health & Gender-Based Medicine*, 11 (2), S. 155–162

Hammar, M. & Lindgren, R. (1990): »Does Physical Exercise Influence the Frequency of Postmenopausal Hot Flushes?« *Acta Obstetricia et Gynecologica Scandinavica*, 69 (5), S. 409–412

Hampson, E. & Morley, E. E. (2013): »Estradiol concentrations and working memory performance in women of reproductive age«. *Psychoneuroendocrinology* 38 (12), S. 2897–2904

Helms, E. R.; Aragon, A. A. & Fitschen, P. J. (2014): »Evidence-based recommendations for natural bodybuilding contest preparation: nutrition and supplementation«. *Journal of the International Society of Sports Nutrition*, 12 (11), S. 20

Helms, E. R.; Fitschen, P. J.; Aragon, A. A.; Cronin, J. & Schoenfeld, B. J. (2018): »Recommendations for natural bodybuilding contest preparation: resistance and cardiovascular training«. *The Journal of sports medicine and physical fitness*, 55 (3), S. 164–178

Schoenfeld, B. et al. (2018): »Evidence-based guidelines for resistance training volume to maximize muscle hypertrophy«. *Strength and Conditioning Journal*, 40 (4), S. 107–112

Helms, E. R.; Zinn, C.; Rowlands, D. S. & Brown, S. R. (2014): »A systematic review of dietary protein during caloric restriction in resistance trained lean athletes: A case for higher intakes«. *International Journal of Sport Nutrition and Exercise Metabolism*, 24 (2), S. 127–138. doi.org/10.1123/ijsnem.2013-0083

Helms, E. R.; Fitschen, P. J. & Aragon, A. A. (2015): »Protein intake and muscle hypertrophy: a meta-analysis«. *Journal of the International Society of Sports Nutrition*, 12, S. 10. doi.org/10.1186/s12970-015-0081-3

Helms, E. R. et al. (2019): *The muscle & strength pyramid: Training, Muscle and Strength Pyramids*, 2. Auflage

Hidaka, T. et al. (2002): »Treatment for patients with postmenopausal osteoporosis who have been placed on HRT and show a decrease in bone mineral density: effects of concomitant administration of vitamin K2«. *Journal of Bone and Mineral Metabolism*, 20 (4), S. 235–239

Hormone.org (2015): Menopause Map. Abgerufen am 1. Mai 2025. www.hormone.org/menopausemap/

Hormone.org (2015): Natural and Alternative Menopause Treatment | Hormone Health Network. Verfügbar unter: www.hormone.org/questions-and-answers/2012/complementary-and-alternative-medicine-for-menopausal-symptoms

Campbell, W. W. et al. (2009): »Resistance training preserves fat-free mass without impacting protein metabolism after weight loss in older women«. *Journal of Clinical Endocrinology & Metabolism*, 17 (7), S. 1332–1339

Im, E.; Ko, Y.; Chee, E. & Chee, W. (2015): »Cluster analysis of midlife women's sleep-related symptoms«. *Menopause* 22 (11), S. 1182–1189. doi:10.1097/gme.0000000000000460

Isenmann, E.; Kaluza, D.; Havers, T. et al. (2023): »Resistance training alters body composition in middle-aged women depending on menopause: A 20-week control trial«. *BMC Women's Health*, 23 (1), S. 526

Kang, S. Y. et al. (2016): »Modifying the hip abduction angle during bridging exercise can facilitate gluteus maximus activity«. *Manual Therapy*, 22. April 2016, S. 211–215. https://pubmed.ncbi.nlm.nih.gov/26778602/

Kraemer, W. J. et al. (2003): »Physiological changes with periodized resistance training in women tennis players«. *Medicine & Science in Sports & Exercise* 35 (1), S. 157–168

Kraemer, W. J.; Ratamess, N. A. & French, D. N. (2002): »Resistance training for health and performance«. *Current Sports Medicine Reports* 1 (3), S 165–171. pubmed.ncbi.nlm.nih.gov/12831709/

Labrie, F.; Bélanger, A.; Bélanger, P. et al. (2007): »Metabolism of DHEA in postmenopausal women following percutaneous administration«. *The Journal of Steroid Biochemistry and Molecular Biology*, 103 (2), S. 178–188

Batista Miranda, F. et al (2022): »The effects of strength training on functional fitness in middle-aged and older women: A systematic review and meta-analysis of a randomized control trials«. *Journal of Gerontology and Geriatrics*, 70 *(4)*. doi.org/10.36150/2499-6564-N508

McDonald, Lyle (2017*): The Women's Book: A Guide to Nutrition, Fat Loss and Muscle Gain*

Johnson, N. R. et al. (2022): »Evenness of dietary protein intake is positively associated with lean mass and strength in healthy women«. *Nutrition and Metabolic Insights*, 15, 11786388221101829

Medeiros, L. H. L.; Sandbakk, S. B.; Bertazone, T. M. A. & Bueno Júnior, C. R. (2022): »Comparison of periodization models of concurrent training in recreationally active postmenopausal women«. *Journal of Strength & Conditioning Research*, 36 (4), S. 977–983

Menopause.org (2015): Bioidentical Hormone Therapy, Menopause Relief | The North American Menopause Society. Verfügbar unter:
www.menopause.org/publications/clinical-practice-materials/bioidentical-hormone-therapy

Menopause.org (2015): Therapy for Osteoporosis. Verfügbar unter:
www.menopause.org/publications/clinical-practice-materials/therapy-for-osteoporosis

Moesgaard, L.; Beck, M. M.; Christiansen, L.; Aagaard, P. & Lundbye-Jensen, J. (2022): »Effects of periodization on strength and muscle hypertrophy in volume-equated resistance training programs: A systematic review and meta-analysis«. *Sports Medicine*, 52 (7), S. 1647–1666

Morton, R. W. et al. (2018): »Dose-response meta-analysis of protein supplementation on muscle mass and strength in healthy adults«. *British Journal of Sports Medicine* 52, S. 376–384

Myer, G. D.; Ford, K. R.; Paterno, M. V.; Nick, T. G. & Hewett, T. E. (2008): »The effects of generalized joint laxity on risk of anterior cruciate ligament injury in young female athletes«. *American Journal of Sports Medicine*, 36 (6), S. 1073–1080

Nadolsky, D. (2013): *Bone Health Can Make You or Literally Break You!*. Docswholiftcom. Verfügbar unter: docswholift.com/bone-health-can-make-you-or-literally-break-you/

Nuckols, Greg (2015–2023): Diverse Artikel zu Training und Menopause. Verfügbar unter:
www.strongerbyscience.com/

Nippard, Jeff (2025): *The Muscle Ladder: Get jacked using science.* Victory Belt Publishing

Paoli, A. et al. (2009): »The effect of stance width on the electromyographical activity of eight superficial thigh muscles during back squat with different bar loads«. *The Journal of Strength and Conditioning Research*, 23 (1), S. 246–250. pubmed.ncbi.nlm.nih.gov/19130646/

Pialoux, V.; Brown, A.; Leigh, R. et al. (2009): »Effect of cardiorespiratory fitness on vascular regulation and oxidative stress in postmenopausal women. *Hypertension*, 54 (5), S. 1014–1020. doi:10.1161/hypertensionaha.109.138917

Pialoux, V.; Brown, A.; Leigh, R.; Friedenreich, C. & Poulin, M. (2009): Effect of cardiorespiratory fitness on vascular regulation and oxidative stress in postmenopausal women«. *Hypertension*, 54 (5), S. 1014–1020. doi.org/10.1161/hypertensionaha.109.138917

Phillips, S. M. et al. (2022): »Protein intake to support muscle mass and function in healthy adults: systematic review and meta-analysis«. *American Journal of Clinical Nutrition*, 116 (5), S. 1207–1239. PMID: 35187864

Physio Bob Podcast (2023): Folge 47: Paulina Ioannidou – Rückkehr vom Sport nach Schwangerschaft vom 30. April 2023. open.spotify.com/episode/4kKOxysRUo8fH9bt1CrNez

Prevett, C.; Kimber, M. L.; Forner, L.; de Vivo, M. & Davenport, M. H. (2023): »Impact of heavy resistance training on pregnancy and postpartum health outcomes«. *International Urogynecology Journal*, 34 (2), S. 405–411. doi:10.1007/s00192-022-05393-1

Harvard Health Publishing (2015): Perimenopause: Rocky road to menopause – Harvard Health. Abgerufen am 1. Mai 2025 von

Pürzel, Andreas, Pürzel, Alexander (2019): *Trainingsplanung: Success is a choice*, 3. Auflage

Pürzel, Andreas (2024): *Fleisch & Maschine: Körperbau, Biomechanik, Gerätekunde*, 1. Auflage

Pürzel, Andreas (2015): *Training II: Rumpftraining, Hard-Core*, 2. Auflage

Pürzel, Andreas (2022): *Eat Right: Weniger Fett und mehr Muskelmasse*

Ioannidou, P. et al. (2024): »Analysis of combinatory effects of free weight resistance training and a high-protein diet on body composition and strength capacity in postmenopausal women – A 12-week randomized controlled trial«. *The journal of nutrition, health & aging*, 28 (10), S. 100349

Rhea, M. R. et al. (2003): »A meta-analysis to determine the dose response for strength development«. *Medicine and science in sports and exercise*, 35(3), S. 456–464

Radaelli, R. et al. (2015): »Dose-response of 1, 3, and 5 sets of resistance exercise on strength, local muscular endurance, and hypertrophy«. *Journal of strength and conditioning research*, 29 (5), S. 1349–1358

Scarpelli, T. L. et al. (2020): »Muscle Hypertrophy Response Is Affected by Previous Resistance Training Volume in Trained Individuals«. *Journal of Strength and Conditioning Research* 36 (4), S. 1153–1157

Schoenfeld, B. J. et al. (2013): »The effect of protein timing on muscle strength and hypertrophy: a meta-analysis«. *Journal of the International Society of Sports Nutrition*, 10 (1), S. 53

Schoenfeld, B. J. et al. (2016): »Effects of resistance training frequency on measures of muscle hypertrophy: A systematic review and meta-analysis«. *Sports Medicine*, 46 (11), S. 1689–1697. pubmed.ncbi.nlm.nih.gov/27102172/

Schoenfeld, B. J. et al. (2016): »Longer interset rest periods enhance muscle strength and hypertrophy in resistance-trained men«. *Journal of strength and conditioning research*, 30 (7), S. 1805–1812. pubmed.ncbi.nlm.nih.gov/26605807/

Schoenfeld, B. J. et al. (2019): »Resistance training volume enhances muscle hypertrophy but not strength in trained men«. *Medicine and science in sports and exercise*, 51 (1), S. 94–103

Schoenfeld, B. J. et al. (2022): »Does HMB enhance body composition in athletes? Systematic review & meta-analysis«. *Journal of Strength & Conditioning Research*, 36 (2), S. 585–592

Slaven, L. & Lee, C. (1997): »Mood and symptom reporting among middle-aged women: The relationship between menopausal status, hormone replacement therapy, and exercise participation«. *Health Psychology*, 16 (3), S. 203–208. doi:10.1037//0278-6133

Slemenda, C.; Longcope, C.; Peacock, M.; Hui, S. & Johnston, C. (1996): »Sex steroids, bone mass, and bone loss. A prospective study of pre-, peri-, and postmenopausal women«. *Journal of Clinical Investigation*, 97 (1), S. 14–21. /doi.org/10.1172/jci118382

Smith, Edward W. L. (1989): *Not Just Pumping Iron: On the Psychology of Lifting Weights*. Charles C. Thomas Publisher

Stefanick, M.; Mackey, S.; Sheehan, M.; Ellsworth, N.; Haskell, W. & Wood, P. (1998): »Effects of diet and exercise in men and postmenopausal women with low levels of HDL cholesterol and high levels of LDL cholesterol«. *New England Journal of Medicine*, 339 (1), S. 12–20. doi.org/10.1056/nejm199807023390103

Sung, E.; Han, A.; Hinrichs, T.; Vorgerd, M.; Manchado, C. & Platen, P. (2014): »Effects of follicular versus luteal phase-based strength training in young women«. *SpringerPlus* 3, S. 668

Sundström Poromaa, I. & Gingnell, M. (2014): »Menstrual cycle influence on cognitive function and emotion processing – from a reproductive perspective«. *Frontiers in Neuroscience* 8, S. 380

Valimaiki, M.; Farreronsminguella, J.; Halse, J. et al. (2007): »Effects of risedronate 5 mg/d on bone mineral density and bone turnover markers in late-postmenopausal women with osteopenia: A multinational, 24-month, randomized, double-blind, placebo-controlled, parallel-group, phase III trial«. *Clinical Therapeutics*, 29 (9), S. 1937–1949. doi.org/10.1016/j.clinthera.2007.09.017

Yang, P.; Ho, K.; Chen, H. & Chien, M. (2012): »Exercise training improves sleep quality in middle-aged and older adults with sleep problems: a systematic review«. *Journal of Physiotherapy*, 58 (3), S. 157–163. doi.org/10.1016/s1836-9553(12)70106-6

Zaroni, R. S. et al. (2019): »High Resistance-Training Frequency Enhances Muscle Thickness in Resistance-Trained Men«. *Journal of strength and conditioning research*, 33 Suppl 1, S. 140–S151

SACHREGISTER

ÜBUNGSREGISTER

TRAININGSPLÄNE ÜBERSICHT

ÜBER DIE AUTORIN

Lea Schreiner ist eine der erfolgreichsten Powerlifterinnen Deutschlands. Als achtfache Deutsche Meisterin, mehrfache Rekordhalterin in unterschiedlichen Gewichtsklassen und Europameisterin im Powerlifting hat sie sich nicht nur auf der Wettkampfbühne einen Namen gemacht, sondern auch als Trainerin, Content Creatorin und Autorin.

Mit dem Spitznamen »Der Kran« steht sie für Stärke, Ausdauer und den unerschütterlichen Willen, körperliche und mentale Grenzen zu verschieben. Ihre Leidenschaft gilt nicht nur dem maximalen Gewicht auf der Hantel, sondern auch der Weitergabe ihres Wissens.

Lea verbindet in ihrer Arbeit Erfahrung aus dem Spitzensport mit wissenschaftlich fundierten Ansätzen zu Training und Ernährung. Ihr Ziel ist es, Menschen dabei zu unterstützen, stärker zu werden – im Gym und im Alltag.

Abseits der Wettkämpfe setzt sie sich mit Herzblut dafür ein, Fitnesswissen zugänglich, verständlich und motivierend zu vermitteln. Dieses Buch ist Ausdruck ihrer Mission, andere auf ihrem Weg zu mehr Kraft, Selbstbewusstsein und einem gesunden Umgang mit Training und Ernährung zu begleiten.

Mehr von Lea findest du auf ihren Social-Media-Plattformen @leaschreiner_ und auf Youtube unter »Lea Schreiner«.

Bibliografische Information der Deutschen Nationalbibliothek
Die Deutsche Nationalbibliothek verzeichnet diese Publikation in der Deutschen Nationalbibliografie. Detaillierte bibliografische Daten sind im Internet über https://dnb.de abrufbar.

Für Fragen und Anregungen
info@m-vg.de

Wichtiger Hinweis
Dieses Buch ist für Lernzwecke gedacht. Es stellt keinen Ersatz für eine individuelle medizinische Beratung dar und sollte auch nicht als solcher benutzt werden. Wenn du medizinischen Rat einholen willst, konsultiere bitte einen qualifizierten Arzt. Der Verlag und die Autorin haften für keine nachteiligen Auswirkungen, die in einem direkten oder indirekten Zusammenhang mit den Informationen stehen, die in diesem Buch enthalten sind.

Ausschließlich zum Zweck der besseren Lesbarkeit wurde auf eine genderspezifische Schreibweise sowie eine Mehrfachbezeichnung verzichtet. Alle personenbezogenen Bezeichnungen sind somit geschlechtsneutral zu verstehen.

Originalausgabe
1. Auflage 2026

Türkenstraße 89
80799 München
Tel.: 089 651285-0

Redaktion: Susanne Schneider
Umschlaggestaltung: Karina Braun
Umschlagabbildung: Frank Widemann
Abbildungen im Innenteil: Markus Frühmann, außer: AdobeStock: /Sebastian Kaulitzki S. 15, 21; /Dee-sign S. 112; /Bulgakova Kristina S. 207; Shutterstock:/Halfpoint S. 9; /kichikimi S. 13; /VectorMine S. 35, 37; / maxtimofeev S. 195; /Halk-44 S. 221; Grafik Seite 159 von links oben nach rechts unten: Shutterstock/ mrbigphoto; Volodymyr TVERDOKHLIB; /Atstock Productions; /Lyashenko Egor; /Billion Photos; /Roman Samborskyi; /Africa Studio; /New Africa; /Andrey_Popov; /Pixel-Shot; /Max kegfire; /Pixel-Shot; /Oaisu; / earthphotostock; / 271 EAK MOTO; /SeventyFour; /staras; /milatas
Layout und Satz: Daniel Förster
Druck: Florjancic Tisk d.o.o., Slowenien
Printed in the EU

ISBN Print 978-3-7423-2887-8
ISBN E-Book (EPUB, Mobi) 978-3-7453-2659-8